How to ADHD：An Insider's Guide to Working with Your Brain (Not Against It)

ADHD生活終極指南

與注意力不足過動大腦和解

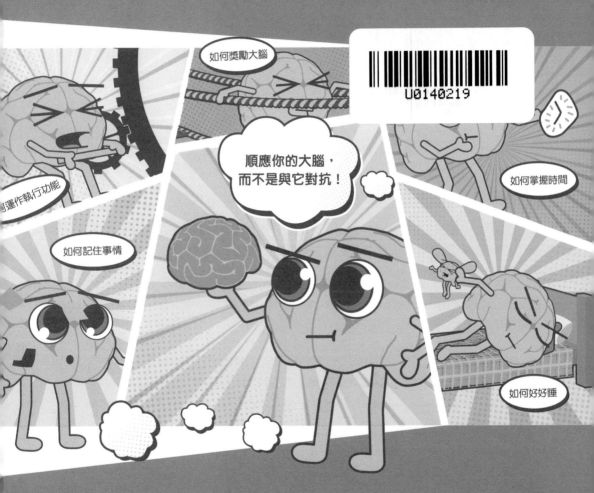

如何獎勵大腦

順應你的大腦，
而不是與它對抗！

如何掌握時間

如何運作執行功能

如何記住事情

如何好好睡

傑西卡·麥凱布
Jessica McCabe 著

許采齡 譯

獻給好奇、創新、容易心神漫遊的人。
獻給專案啓動者、風險承擔者、問題解決者。

獻給那些做得太多，
以及擔心自己做得還不夠的人。

獻給那些用不同方式做事的人，
因爲這是他們唯一知道的方法。

獻給過去的我的平行宇宙版本，
如果她在常去的社區大學圖書館中偶然發現這本書，
她可能會實現上大學的夢想。

獻給我的母親，如果她已了解這本書的內容，
她會更加容易理解和支持我。

獻給我的父親，他可能在這些書頁中找到自己。

獻給擁有ADHD大腦的人，以及愛著他們的人。
願這本書能夠賦予你力量，讓你成爲你自己，並實現你的目標。

目錄

— 前言 —

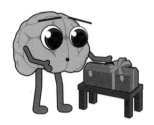

你寫作不是因為你想說些什麼；你寫作是因為你有話要說。
——法蘭西斯・史考特・費茲傑羅（F. Scott Fitzgerald）

哈囉，大腦！

你找到我的書了！是 一 本 書 ！讓我說說這是怎麼發生的呢？首先，我得先寫一本書。咦，為什麼身為有 ADHD（注意力不足過動症）的我，會做這麼長時間而且耗時的事情呢？因為我會丟東西和忘記東西，而我在過去 7 年中學到的事物太重要了，不能就那麼被丟掉。正如我將會在第一章解釋的，我創建 YouTube 頻道「How to ADHD」的初衷，正是把我學到所有關於 ADHD 的知識集中在一個地方，以便我需要時就能找到它們。

是的，多年過去了。在建立這頻道的過程中，我對有 ADHD 的人常遇到的無形障礙，以及我們面對這些障礙的選擇有了深入而詳細的了解。我在（幾乎）每週更新的影片中，分享了在我的經驗旅程中所學到的每一步，這些影片幫助了我和數百萬的其他人，學會與我們的大腦合作，而不是對抗它們。

事實上，我和我的團隊製作了如此多的影片，甚至我自己也被我們整理的資訊量壓得難以招架！有時我真希望我能翻到目錄，或者用鍵盤 Ctrl+F 搜索我的頻道，或我的大腦。

在上述想像能實現之前，我將我所學到最重要的訊息，也就是對我和我的社群成員來說最有幫助的東西，集結在一本書裡。一本有封面、目錄和索引的實體書。當我感到困惑時，這本書可以作為提醒我的工具。如果我不小心把它掉在公車上，就如同像那些被我搞丟一半的學校筆記本那樣，我可以買一本新的，無論我在世界任何地方。（哈囉，世界各國的大腦們！）

更重要的是，我想寫一本書，讓人們能夠體驗到他們看我的 TEDx 演講、狂看我的影片、在評論區閒逛，以及和我一起喝咖啡時的感受。如果可以的話，我想把在自己的旅程中發現的事物分享給其他人：對我們大腦運作方式的深刻理解、一種團結意識、一個工具箱，裡面裝滿了針對我們在實現目標時所面臨的具體挑戰而量身定製的策略。我希望能讓越來越多人看見我們的無形障礙，這樣我們就不會再因為絆倒而責怪自己，而是能夠了解如何應對這些障礙。我希望，能在一本書中做到這一切。

> 可以把本書視為 ADHD 的使用者指南，裡頭充滿了洞見、研究、策略和驗證，既解釋又考慮到我們大腦的運作方式。

這是一個志向遠大的專案，而我不確定該如何實現它，但我很確定，在創作過程中我多次認為這根本不可能。但我利用正在寫的這本書推動自己完成這個目標，每當感到沮喪時，我著手利用這些工具、閱讀每一章結尾的軼事，然後……這本書就這樣誕生了！

你現在手中的這本書，是我曾經需要但尚未出現的書。也許，這也是你曾經需要但沒有的書。

可以把本書視為 ADHD 的使用者指南，裡頭充滿了洞見、研究、策略和驗證，既解釋又考慮到我們大腦的運作方式。你不會在這裡找到管理 ADHD 的終極解決方案，但會找到我從相關社群、ADHD 專家、親身經歷和研究中收集到的工具清單。你還會發現對於為什麼我們需要這些策略的深入探討，這樣你就能選擇適合你獨特生活和大腦的策略。我在這些章節中分享的訊息和策略，旨在賦予有 ADHD 的人力量、啟發和支持那些愛著 ADHD 患者的人所付

出的努力，並且對於任何人都是有幫助的、有豐富洞見的。

如何使用這本書

這本書是由有 ADHD 大腦的人寫給有 ADHD 的讀者們。話雖如此，ADHD 的大腦往往難以閱讀書籍。我們容易分心（或感到無聊）、忘記剛剛讀過的內容、找不到自己讀到哪裡，或者盯著一大段文字看了 5 分鐘，卻無法真正讀進去。

基於這些原因，我決定以「ADHD 友善」的方式來寫這本書。頁面有大量的空白，段落很短，拿在手裡感覺也很好。我還在整本書加入了許多閱讀的「捷徑」：有引言、要點和粗體小標題，讓你可以快速瀏覽這些內容就能抓住主要觀點。我與我的（非常有耐心的）編輯密切合作，盡可能使這本充滿資訊的書對 ADHD 友善。

我在書中引用了來自「How to ADHD」社群中「大腦」的話。他們分享了自己的親身經歷，包括如何找到方法克服障礙，以及如何與自己的大腦合作，以便你在需要時可以參考這些工具的應用方法。我還把章節設計成可以按順序閱讀，也可以跳到你感興趣的部分而不會錯過重要訊息。（畢竟，我們是基於興趣的學習者！）

幾乎每一章都分為 4 個部分。

1. 親身經歷

在每章的開頭，我會描述我對該章主題的親身經歷，這些經歷通常與有 ADHD 的人能產生共鳴。有時我會在這部分稍微文學化，可能會使用隱喻、誇飾或笑話來增加閱讀的趣味性（老實說，寫起來也更有趣）。如果你不喜歡這種風格，或者你較喜歡不假修飾的直白語言，而不是需要深入思索的象徵性語言，並且只想了解事實的話，可以快速瀏覽（或跳過）每章的開頭介紹。

這些部分有時會涉及情感上沉重的話題，特別是在「如何感受」、「如何心動」和「如何與人相處」各章開頭的部分。對我來說，誠實地分享我的經歷非常重要，因為我們在這些領域面臨的困難可能會非常痛苦，但如有需要，可以隨時暫停或跳到其他部分。

2. 我學到什麼

在本節中，我將分享在自己的經驗中對我幫助最大的資訊，以及在我的社群中引起共鳴的資訊。如果你喜歡我講座風格影片那種簡單易懂的科學知識傳播，那麼這一節的內容就相當適合你。

我彙整了來自可信來源的事實和見解，例如經過同儕審查的研究、ADHD教練、醫師和研究人員撰寫的書籍，以及與該領域專家的對話。儘管如此，這些主題還有非常非常多的知識是我無法在一本書中全部涵蓋的，而且隨時都有最新的研究發表。如果你對這些主題特別感興趣，請將本書資訊視為更深入學習的起點，並查看第 294 頁提供的 QR 碼或連結中引用的文獻，進行更進一步的探索。

3. 工具箱

在每一章的工具箱中，你會找到適合 ADHD 大腦工作的策略，而不是與之對抗。工具箱裡的策略都是有研究基礎的，通常由 ADHD 教練推薦，並且對我的社群和我本人都很有幫助。每個工具箱都有 4-5 個主要有實證基礎的策略（工具），以及每個工具的幾種使用方法。

值得注意的是，這些工具都不是能無痛消除 ADHD 障礙的魔杖。每個人都有一些經常使用的工具，以及一些偶爾才使用的工具。而在某些日子裡，我們似乎用什麼工具都不起作用。我希望在你讀完本書後，將擁有一個充滿選擇的個人工具箱。根據我的經驗，這比一個工具箱裡什麼都沒有，只有一張寫著「再努力一點」的便利貼更好。即使你從未使用過其中一些工具，它們也會在

你需要時為你提供幫助。

在第 289 頁，你會找到一個閃亮亮的工具箱頁面，你可以任意影印、撕下來，或直接在書上寫下來。在這個頁面上，你可以列出 3 個想嘗試的工具，並寫下你承諾會嘗試多久的時間（有些策略需要時間才能變得熟悉和常規化，足以使我們的生活更簡單），以及你出於什麼目的去嘗試。僅限制 3 個工具是有原因的，我花了超過 7 年時間建立了這個工具箱，並每週學習一個工具，即使有時會感到不堪負荷。我們的大腦總是想做所有事情，但我建議你慢慢增加工具，直到你對目前嘗試的工具感到舒適（或者決定討厭它們）。

4. 結尾軼事

在花費數月甚至數年時間研究特定主題後，我對主題的看法經常會改變。因此在每章的最後一節，我將分享這種觀點的轉變。我寫下這些故事是為了提醒你（和我自己），對任何議題都不應只有單一的看法，我們總能學到些新東西，不只是新資訊，還有看待它的新方式。這正是擁有大腦最棒的事情之一。

是書嗎？沒錯，是書

是的，如上述所說。《ADHD 生活終極指南（How to ADHD）》這本書整個旅程的開端是個一人專案，試圖了解如何更有效地與自己的大腦合作。

隨著時間的推移，很快地變成了一個多人專案團隊，我的社群成員甚至在我想開口詢問之前，就先主動參與協助。我從與大腦、心＊、ADHD 專家和研究人員的交流之中，學到了很多我在這本書寫下的內容。

多年來，我們分享了關於 ADHD 的深刻討論，認為變「正常」並不是一

個貼近實際的目標，正常發揮功能才是。矛盾的是，有時為了正常發揮功能，反而需要以*不那麼*（神經）典型的方式行事，這樣我們才能為自己以及所愛的人，成為心理更健康、更快樂、更慷慨的人。

我將所學到的一切回饋給讀者們。我對這本書的成果感到非常自豪。感謝你閱讀這些頁面，讓你的大腦能夠隨心所欲地探索這本書。這本書是為你的大腦而寫的，我希望你的大腦能夠喜歡它。你是在這第一次認識我們的嗎？

哈囉，大腦！
歡迎加入這個社群。

---

* 我稱我的觀眾為「大腦」（哈囉，大腦！），因為是他們的大腦將他們帶來我的 YouTube 頻道，此外，他們來這裡為的是了解自己的大腦。當人們進入我的頻道是因為愛 ADHD 的人並希望更了解他們時，我稱這些人為「心」（哈囉，心！），因為他們的心引領著他們來到那裡（除了你在本書可以學到的內容之外，我還為了「心」寫出整整一章，請參閱第 224 頁）。

── 關於語言的說明 ──

談到語言，我優先重視的是

近用性 *。我們社群中許多人都遇過近用（接近與使用）的問題，例如接近有關我們大腦運作的資訊、近用我們所需的支持、接近彼此的聯繫，甚至近用自己以及自己的意見。有些語言會降低或剝奪近用性，我個人不使用，也不允許在我的社群中使用這些語言：攻擊、羞辱或拒絕談論的語言。

便利設施；「損傷」解釋了我們可能需要什麼，以及在哪些方面可能會遇到困難；基於研究的術語如「反應抑制」、「發散性思維」和「工作記憶」，讓我們和我們的醫療照護提供者，能夠獲得關於我們相對於神經典型大腦的缺陷和優勢的資訊，使我們能獲得適合自己需求的治療。像「厄運螺旋」和「大腦奶昔」這類口語化語言，使我們能夠更容易地討論我們面臨的挑戰，並幫助我們建立社群，特別是對於那些沒有念過研究所的人。

人們用一些語言來識別自己或他們所愛的人：身分優先語言、個人優先語言，或像「神經多樣性」或「神經典型」這樣的術語。人們熱烈地討論哪種類型的語言較合適，有些社群甚至禁止使用某個術語，包括人們如何稱呼自己。我並不這樣做。

---

* 譯註：原文 accessibility 在中文沒有標準譯法，亦可作可及性、無障礙。因本段內容與資訊傳播較相關，因而採用媒體素養中常探討的「近用」一詞，即「接近使用」。

雖然我們使用的語言很重要，但嚴格強制使用特定語言，可能會剝奪那些最需要它的人的近用性，例如，那些認知彈性最差或記憶力最差，且無法「正確」理解的人，或者那些生活在對 ADHD 認識最少的地區的人。這可能會疏遠或孤立那些更習慣使用不同術語來描述自己，或者在自我認同和自我接納旅程中處於不同階段的人。更甚者，有些人可能會惡意地使用「正確」的語言來主動地污名化我們的社群，而另一些人則可能在認可和支持的情境下使用「不正確」的語言。

我的策略是使用個人偏好的語言，我稱之為「大腦主人的選擇」。因此，當特定社群有明顯的偏好時，我也使用該社群較傾向使用的語言。在我們的社群中，人們經常使用不同的術語來指涉同一件事物。在這情況下，我交替使用這些不同的術語。

最終，我的希望是通過教育和理解來消除圍繞著 ADHD 的潛在污名，並使擁有 ADHD 的經歷足夠正常化，以至無論使用哪種特定語言，都可以被視為尊重。就像我可以被描述為「一位擁有綠眼睛的女孩」，或「一位綠眼睛女孩」，而沒有任何人會看輕我，包括我自己。我希望在這本書中使用的語言，能夠幫助推進這一目標。

> 我的策略是使用個人偏好的語言，我稱之為「大腦主人的選擇」。

談到我如何稱呼我自己，我會根據上下文語境切換使用個人優先和身分優先的語言。我也喜歡非正式的、社群共同創造的網路用語，如「神經辣味」，尤其是在談論我的焦慮或創傷時。我花了一些時間才適應我目前使用的某些詞語。我曾長時間避開「障礙／失能」這個詞彙，健全主義（歧視身障者）在我們的社會中根深蒂固，而我內化了很多這樣的觀念。但對我而言，更大的問題是我覺得自己「不夠障礙」，無法主張這種身分以及隨之而來的保護與便利。我花了很長的時間才明白，是我內化的健全主義觀念告訴我，我「應該」沒有它們也能活得好好的。

我的希望是，使用「障礙」這個詞能幫助我放下我已內化的健全主義觀念，

並幫助他人接受自己,並獲得他們所需的支持與保護。不管有用與否,許多事情都可以被視為身障,甚至包括懷孕。根據美國身心障礙者法(ADA),「障礙」意味著你有「身理或心理的損傷導致嚴重限制一項或多項主要生活活動」,其中可能包括專注、工作或溝通。對我來說,學習並接受這一點很有幫助。

至於人們對身心障礙的污名和是否願意公開談論自己的障礙?我已經有一定的心理準備。

我與母親共同擁有「身心障礙者」這個身分。她天生右腿比左腿短,經過幾次不成功的手術後,她使用特製鞋、拐杖或輪椅來移動。母親同時是一名才華橫溢的學前特教及幼兒園老師,也是我認識過最強大、最有能力的女人。當她被告知無法參與她關心的活動時語帶困惑的聲音,仍在我耳畔繚繞著……「你說因為我拄著拐杖就不能在那個房間裡教書?這什麼意思?鋪點地毯啊!」(對方真的照做了!)

我母親對任何好奇的人都會坦率地談論她的障礙。在雜貨店裡,孩子們會目瞪口呆地盯著她,當孩子問「你的腿怎麼了?」之類的問題時,他們的父母會羞紅了臉,急忙把孩子拉走,並開始責罵他們。

我媽會回答:「不……讓他們問!」她會耐心地解釋她的傷疤,向他們展示如何觸摸它們(「看到了嗎?沒事的!」*),並幫助他們了解她的行動輔具是如何運作的。

母親知道這些解釋可以使她的經歷對孩子來說正常化,並幫助他們理解身體運作的方式存在差異。她知道這樣的自我暴露,可以消除導致對「不同」人群產生偏見的污名。她鼓勵每一個好奇的人參與這些對話,無論他們有多尷尬。

> 語言是透過對話逐步進化的。

這是因為她知道,雖然人們可能總是以不同的方式溝通,但語言是透過對話逐步進化的。

作為一名訓練有素的語言治療師,我母親的工作是幫助身心障礙學生學習溝通,並鼓勵使用輔助溝通系統(AAC)來滿足每位學生的需求,為他們提供

在學習說話的同時，有一條讓自己的聲音被聽見、需求得到滿足的途徑。

她知道，與大眾觀點和外界的擔憂相反，這些不同的溝通方式並不會使她的學生學習說話變得困難，它們反而是一條通往學習說話的道路。從五歲開始，我每年夏天都在她的課堂裡做義工，她的課堂規則也指導著我自己的工作：我們來這裡是為了學習，我們為差異創造空間，讓所有聲音都有機會被聽見。

我母親為她的學生示範語言，並讓他們盡其所能地回應，這樣增加了他們的安全感和效能，使他們更容易留在對話中，並隨著時間的推移學習如何以更細緻的方式進行溝通。這是我的母親──麥凱布女士，或她許多學生稱之為「阿貝卡」。她的行動，無論在教室內或教室外都成為我的榜樣。從母親身上學到且銘記在心的事，我現在仍繼續執行著，無論是在這本書中，或是在書頁之外。

---

* 當你遇到身心障礙者時，最好先詢問他們的偏好：是否可以提問、是否可以觸摸他們的服務犬或行動輔具、他們希望你提供哪些類型的支援。每個人的需求和偏好都不同，重要的是不要先假設。

第 1 章
── 搞砸每件事的能力 ──

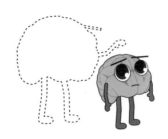

做自己！但不是那樣的自己！

——社會

潛力

　　人生路上，我總是覺得自己沒有辦法成為該成為的那個人。

　　小時候，媽媽會送我到學校。我的頭髮總是綁得整整齊齊，穿著剛從烘乾機裡取出來乾淨又溫暖的外套，安靜地讀著新書。而一天課程結束時，爸爸會來接我。我變得髒兮兮、頭髮亂蓬蓬的，書包拉鍊敞開又亂七八糟，焦慮地顫抖著，因為我忘記帶回外套了。

　　我去學校的時候看起來像是該成為的那個人。我回到家時，看起來像是……我自己。

　　然而，我不是任何人期待的樣子。

　　當你 8 歲時，人們期待你能自己穿衣服、綁好鞋帶，還有保持書包拉鍊拉上之類基本的事情。當你 30 歲時，人們期待你能準時上班、支付帳單，還有在車子沒油之前加滿油。

　　我從來都不擅長達到這些基本的期待。

但，我卻能超越期待。

在學校，我每年都要參加標準化測驗。這些測驗評估我在每個年級的科目表現。在三年級時，我的閱讀理解成績是「PHS」。我問老師這是什麼意思。她不知道，於是問了校長。校長告訴我們是「Post high school （高中以上）」的縮寫（我真的很喜歡閱讀）。

> 老師給我的回饋跟我一輩子聽到的一樣：
> 「*你潛力無限！*」

在高中時，有一次要寫一篇文章，我不記得題目是什麼，但我決定要好好做研究。我決定去一個鴨場買一些鴨蛋，孵化這些蛋，把小鴨養大，然後教牠們在我的浴缸裡游泳。順帶一提，這不是為了科學展覽的專題。我是為了*英文課*而這麼做的。我不確定為什麼我覺得我必須這麼做，但當我在班上報告時，我是唯一一個帶著三隻小鴨在校園裡走來走去的學生。

期待

我*有時*能夠超越期待，但這卻讓我和周遭的人更加沮喪，特別是當我無法滿足基本的期望時。

做一個好女兒

作為女兒，我應該讓我的父母感到驕傲。

但我很難滿足我父母對我的大部分期望：打掃你的房間，完成你的功課，有良好的餐桌禮儀。所以我試圖用其他方式來贏得他們的尊重。

當我上中學時，我媽媽在一場車禍中倖存，但兩個朋友卻喪生了。事故造成她的背椎骨折，並且無法完全康復。由於兩個駕駛都沒有保險，而我媽媽是一位特殊教育教師，因此突然間無法工作。我們家從原本經濟富裕變得一無所有。因此，即使還沒有完全康復，媽媽也必須盡快回去工作。

我 15 歲開始踏入演藝圈，因為在洛杉磯長大，我知道演戲是一條能讓我

這個年紀的人賺足夠的錢支持家人的道路。我不想讓媽媽再出去工作了，顯然她的身體狀況造成她許多痛苦。我無法消除她身體的疼痛，但我可以試著讓她的生活變得輕鬆些。

當我父母的婚姻出現問題時，我試圖扮演心理諮商師的角色。

當我弟弟面臨嚴重的心理健康問題時，我試圖在他和父母之間調解。有時，我甚至親自擔任父母的角色

經過一段時間的心理諮商，我現在了解這樣做並不健康。但我當時非常渴望成為一個好女兒，我想要竭盡所能減輕媽媽的負擔，因為我覺得自己是一個「不好帶」的孩子。

上課專心

身為學生，當然得知道上課在講什麼。

在國小的時候，因為我還算聰明，就算我盯著窗外發呆或者在考試時分心也能逃過責罰。我們整天都待在同一個教室裡，而且有貼紙圖表和獎品來激勵我做功課。但到了中學以後，我要自己激勵自己去完成功課、帶正確的書到正確的課堂、自己管理作業，我的學業生活就開始失控了。

因為我遭到太多困境，大約 12 歲時，媽媽帶我去看醫師，我被診斷為患有注意力缺失症（attention-deficit disorder, ADD）。* 醫師開了每天服用的興奮劑給我，可以幫助我集中注意力。我的平均成績一口氣提高了一分，而我除了這個藥以外並沒有額外做任何其他事情。我原本的努力付出突然間有效了。在我認識的每個人看來，我的 ADD 已經成功治癒，問題應該得到解決。

同時，藥物也在我身上加諸了新的期望。「別再鬼混了，你準備好要上學了嗎？」後面總是跟著問：「你吃藥了嗎？」現在，我覺得我沒有理由不能成

---

* 這只是故事的簡略版本。實際上，她帶我去看了一位醫師，他說我不可能有 ADD，因為我「太聰明了」。我媽媽對這位醫師的意見表示感謝，並要求尋求專科醫師的看診。那位專家知道「不夠聰明」不在症狀清單上，因此給了我一個正確的診斷。

為每個人所期望的樣子：全部拿Ａ的優等生，「老師看到會高興」的那種。

除了完成我的學校作業和找時間參加課外活動之外，我還需要記得每個月預約醫師、去看診、拿藥，並在兩天內帶著處方箋去藥局拿藥，然後在適當的時間服藥（在我起床後，如果我那晚還想睡覺就不能太晚吃藥）。

當我的藥效消退或者忘記吃藥時，我的狀況會比之前還糟。

拿到大學文憑

作為一名優秀的學生，我本應該大學畢業。

儘管我錯過了申請大學的每一個截止日期，但我在社區大學入學考試中表現得非常出色。我的輔導員告訴我她並不擔心，我可以輕鬆地轉學就讀四年制大學。

不知怎麼地，雖然她對我很有信心，但我還是沒有完成另一個期望：制定修足畢業學分的計畫。我想主修新聞，但我沒有選寫作課程，我選了擊劍課，還有前文提到的音樂相關課程、芭蕾、歌劇，還有義大利文，這樣我就可以理解我在歌劇中唱的內容。有一個學期，我決定選修統計學，這是我畢業前的必修課程，我卻忘記及時選這門課程＊，但教授告訴我仍然要去上課。他說，一旦我完成了這門課程，下個學期正式選修這門課時，他會給我這學期得到的成績。

統計學*很硬*。我每堂課都會出席，每天花兩個小時做功課，還考了滿分。然而，下個學期，我又忘了選這門課。接下來的一年，每當我在校園看到這位教授，我都在找地方躲他。一年後，當我鼓起勇氣承認自己的錯誤，問教授我還能否選修他的課並拿到那個Ａ時，他告訴我已經間隔太久了，我需要重新上課。我感到非常沮喪，不久之後就退學了。從統計上來看，我知道我近期內能夠畢業的機率並不大。

＊ 說實話，忘記及時選課是我最後上了許多不必要的課程的主要原因之一。因為提前選課的學生把必修課的名額都搶光了，所以只剩下這些課程。

功成名就

無法在學業上發揮潛力，所以我試著從事業著手。

大學退學後，我決定再次嘗試演戲。我的戲劇老師之前介紹他的演員經紀人給我，他是相信我的。

我對演戲的投入方式和對其他事情的努力一樣，全心全意！除非我分心了，或者必須做一些無聊的事情，比如背台詞、聽別人說話，或是靜止不動。然而，當演員百分之九十的時間都是在做這些事。

我的演藝生涯初期算是成功，但隨著時間的過去，機會越來越少。（提醒：接下來是針對飲食失調的直白討論。如果你想跳過，可以直接翻到下一頁。）

我的經紀人想讓我的演藝事業有所進展，於是建議我：「減個 5 公斤，我們就能幫你安排一個試播集！」我嘗試過新的飲食或不同的運動，但我從未能夠持續堅持到真的見效。我感到沮喪然後放棄，或是因為支付我負擔不起的私人教練費用，或是購買食物乾燥機和其他設備以便追隨最新的飲食方式而花光錢。我不確定我是否符合飲食失調的標準，但我肯定有飲食的失調問題。（詳見「關於飲食的幾件事」）

我將我的羞恥和挫折帶進了試鏡室。我沒有減掉 5 公斤。我看到其他競爭者走進來，我覺得她們比我更苗條更漂亮，或者看起來信心十足。而我甚至連台詞都記不起來。

我會為了準備一個角色花上幾天的時間，結果在試鏡呈現後卻只能跟選角導演說：「很抱歉浪費您的時間。」

我不僅在演藝事業上遭遇挫折。從我離開大學後的 10 年裡，或離職，或被解雇，共計 15 份工作，並放棄了*好幾個*職業。

我在工作表現上時好時壞，有時候我表現得特別出色。我的第一份工作是在給有錢人住的養老院中服務，我注意到他們點餐方式很混亂，所以我建立了一個系統。我會提早上班，不論多晚，都待到完成所有的雜務後才會離開，如果需要加班，我也都會配合。

　　然而在另一份工作中，我中午離開去見男朋友然後就沒有再回去了。我想他們可能已經開除我了，但我不確定。如果我記得沒錯的話，他們打電話給我時我沒有接，然後我再也沒去過那家麥當勞。

照顧好你的家，以及家裡的每個人

　　作為 90 年代的孩子，我看著我的媽媽撫養了 3 個小孩，同時還得工作、保持家裡的整潔、管理財務，並且每晚都為家人準備晚餐。

　　30 歲時，我甚至連車子都無法保持乾淨。我的手套箱裡塞滿了未付的停車罰單。我的演藝事業停滯不前，靠打零工當服務生支付房租。

　　我家亂成這樣讓我覺得很丟臉。有時我真的受不了了，媽媽就會過來幫我打掃。*我媽媽行動不便且有慢性疼痛！她拄著拐杖，把物品們放到它們應該放的地方、洗碗，還幫我清理車子。我明明身體很健康，為什麼這些事我自己做不到呢？* *

　　為了證明自己是成熟的女人，我嫁給了交往已久的男友。我策劃了一場美麗的婚禮，報了舞蹈課程，找到了完美的婚紗禮服，並記住了華爾滋的舞步。而這段婚姻只持續了 4 個月。

　　和我同齡的女性擁有光鮮亮麗的事業，穩定的關係和完美的指甲。而我，身無分文，離了婚，在餐廳當服務生，所以我的手傷痕累累（在晚餐高峰時段要切檸檬是很難的，因為你低估了這段時間需要的數量，而你又笨手笨腳！但是，嘿，那是我的工作，不得不做。潔西，*別偷懶……*）。

---

* 我們稍後會再回來討論這件事。請參閱第四章「如何運作（關於執行功能）」。

我學到什麼

我知道自己並不是應該成為的那個人，至少不是一貫如此。與其找到原因，我接受並內化了其他人給我的解釋。

我是「不負責任的」

「負責任的人會堅持到底」我想。「他們不會推託、拖延或逃避他們應該做的事情。」但是我呢？我花了我負擔不了的錢，買了不需要或找不到的東西……然後忘記付帳單。我上課、開會和工作都遲到或是準備不足。當我分心或壓力過大時，我就做不到原本答應朋友要做的事。

印象中沒有人曾當面說我不負責任，但我有聽過大家在其他人以類似方式失敗時所說的話。以此類推，很容易想像大家對我的觀感。

我真是「一團糟」

從小到大，我有個綽號叫做「髒髒潔西」，而我確實名副其實。我的房間通常看起來像是爆炸過一般，我的書包和書桌總是亂七八糟，我經常把東西撒到自己身上。

即使後來沒有人再這樣叫我，但亂七八糟的習慣卻難以改變。我害怕有人來家裡作客，因為我不希望別人看到我家的狀態。當朋友問我是否可以載他們回家時，我的決定從來不是基於他們需要去多遠，或者那天我還有什麼其他計畫，而是基於前座有多少東西，以及我是否能夠趕快把它們塞進後座，讓他們不會有機會乾等在路邊 5 分鐘，批評我有多邋遢。

我的思緒、情緒和言語同樣亂七八糟。我常常搞混應該在哪裡與哪個人會面，結果在錯誤的時間或地點出現。在各種關係中，我也會搞亂順序，比如在開始約會之前確定你喜歡這個人；或者我會向完全陌生的人透露過多訊息，而忘記向我在乎的人提及重要的事情。

我想成為一個又酷又有趣的朋友和女友。我想顯得有條理、談吐風趣且簡

潔，但我總是情緒激動、想法過多，當我試圖表達時，話總是一股腦兒湧出，最後總是帶著一連串的道歉。「對不起，我真是一團糟。」

我很「粗心」

我的老師們是第一個指出我「粗心」的人。我經常忘記交作業、錯過截止日期、忘記帶午餐。我的考試卷上老師用紅筆在旁邊標註著「粗心的錯誤」。我是那個拼字比賽總是得第二名的孩子，但如果「真正用心讀書」的話，我「本來能做得更好」。如果「真的專心聽課」的話，我本可以答對問題。

成年後，這種小錯誤帶來了更嚴重的後果。我面試了一個公司的工作，進展順利，公司提供給我的薪水比我以往的收入都要高。我迅速接受了他們的錄取，他們也開始為我清理辦公桌。我將擁有一輛公司車！我將成為一個真正的成年人！我當時非常興奮，直到我接到了一通電話。

他們對我進行了背景調查，結果發現我的駕照被吊銷了。他們無法雇用我，因為他們不能讓我開公司車。

駕照會被吊銷是由於幾個月前的一個壞掉的車尾燈。我修理了尾燈，但我忘了繳罰單……又是一個「粗心的錯誤」。

這些信念總是揮之不去

即使我現在更明白了自己的處境，有時候還是會對自己說這些負面的話。即使我已經知道這些判斷是多麼不準確，即使我現在了解造成我一直跌倒和自責的隱形障礙背後的生物學原理，但這些判斷在數十年的神經迴路不斷刺激與相連中，早已變得十分穩固。

當我寫下這一段時，我預定要主持一個線上小組討論，而我已經花了好幾個月準備。我沒仔細看行事曆，結果忘記我應該要提早半小時上線。當我意識到我的錯誤時，我急忙跑到辦公室，晚了 15 分鐘才進入視訊會議，鬆了一口

氣，至少我還來得及在會議開始前出現……但我高興得太早，我發現我的筆電電力只剩下 3%，而我忘了*帶充電器*。

我知道這會給人什麼觀感，我知道大家會怎麼想。

「她真不負責任」，我想像他們會這麼說，當我在我的亂七八糟的背包裡翻找，壓抑著淚水，希望我搞錯了，希望我的充電器在背包的某處…可惜沒有。

「她一定是因為不在乎。」

但我非常在乎，而且我極其渴望成為我應該成為的那個人。我已經努力過了。事實上，我已經試過了所有由好心的老師、醫師、朋友、父母、專業人士以及網絡上的陌生人給我的建議，還有我自己學到的一切。我已經從這章列出的大部分不適應狀況的應對策略中蛻變，但我還是把這些列進來，因為當我們沒有得到支持，也沒有適合自己的策略時，許多人都是這樣度過一生的。以下我最初使用的一套「工具」。

工具箱

歸根結底，我曾經不斷地使用以下這 5 種策略：

1. 否認

很少有人知道我陷入多深的泥濘之中，因為我很懂得假裝沒事。我用焦慮來掩飾我的健忘。（*我有做那件事嗎？最好再檢查一下，再檢查一次。*）我戴上開心的面具來掩飾我的焦慮。（*我很好，一切都好。*）我假裝記得別人的名字，同時在腦袋中苦思線索。我假裝我絕對已經開始進行下週要交的專案。我假裝我有足夠預算，絕對有能力負擔得起那天的晚餐。我假裝我沒有需求，或者至少沒有滿足這些需求也沒關係。我假裝我沒有忘記帶筆電去上課，我只是*更喜歡*手寫筆記。我假裝我不需要幫助。

2. 道歉

如果有人發現我真的無法達到基本期望值，我還可以跪求原諒。但事情演變成，我經常為那些根本不是我的錯誤而道歉，因為*我會假設那是我的錯。因為每次總是我的錯*。我為他們感到不快而道歉，並接受隨之而來的道德評斷。畢竟，我「不應該」在這把年紀了還不會，我應該要更懂事才對。這一定是我的錯。

3. 懇求

我懇求。為了求原諒、求貸款、求另一次機會、求延後截止日期。求不要開罰單、求上司不要解雇我、求不要用我家裡或車子的狀況來評斷我這個人。我甚至求救，當最終真的火燒屁股的時候。求一次「彌補」的機會，求「下次做得更好」。

4. 嘗試下次做得更好

如果我無法達到期望，我可以試圖超越期望。我可以過度給予、過度工作、過度計畫。忘了給某人買一份價值 30 美元的生日禮物？用一張 100 美元的禮品卡補救。上班遲到了 15 分鐘？我可以多留兩個小時。我整夜不睡，只是為了不再讓人失望。我列了清單，以及列出了幫助我追蹤這些清單的清單。我提前數小時準備出門，只是希望能有一點機會準時到達。我思索一切可能出錯的事情，並試圖找出這些狀況的解決方式。當然，總是會有所遺漏。

5. 更加努力

我永遠不會忘記在許多成績單上，在「有很大潛力」評語之後看到的一句話：「需要更加努力。」所以當我沒有發揮我的潛力時，我就會更加努力。但隨著生活變得更加複雜，不僅僅是功課，還有更多事情要做，認為自己總是不夠努力的這種想法變得陰魂不散。

我「不夠努力」

我一直覺得我應該多做一點，藉著藥物治療讓我能夠做到。15 歲上高中時，我修兒童書籍讀寫的課程、參加游泳隊訓練、 在當地速食店打工、交一大堆男朋友，同時還努力成為一名專業女演員。即使服用藥物，我也不斷挑戰自己的大腦和身體能承受的極限。

長大後，我一直保持同樣的節奏。讓我有更多事情可以做，為了我的事業、為了我的父母、為了我的伴侶、為了我的朋友、為了我的財務健康、為了我的外表、為了我的未來。我逼迫自己去找第二份（或第三份）工作、完成額外的運動、上某堂課、幫某人的忙。我閱讀自我成長類書籍、參加相關研討會，以及嘗試所有人建議的各種組織策略。每當有人需要我做某事時，我的需求都被拋諸腦後。當我做不到我想做的事情時，我會責備自己：「別再懶惰了！你真沒毅力！你太容易放棄了！」

看到我徒勞無功的樣子，一位朋友問我：「你是否問過自己有沒有更簡單的方法來做這件事？」

我看著他說：「沒有，我只是習慣了事情總是這麼難。」

> 我只是習慣了事情總是這麼難。

我越是試圖滿足每個人的期望，我越是無法做到。我試著更努力，動作更快，直到我的努力變得瘋狂。我會一邊開車一邊記台詞，同時一邊化妝。我一邊工作一邊吃飯。我本來是跟朋友出去，但同時我在傳訊息給男友，因為我剛跟他吵架。或者，我在約定時間的前一刻突然跟朋友取消而跑去加班。我唯一停下來的那次，是因為我身體真的不堪負荷，直接累暈過去。

最後，我精疲力竭了。

唯一還沒試過的事

32 歲時，我身無分文，離婚了，還和我媽一起住。我的信用很差。我記不起上一次什麼時候和朋友見面，甚至我也不確定他們是否還真的在乎我。

我的大腦仿佛罷工了。我筋疲力盡。我感到幻滅。我已經什麼都不在乎了。我不知道如何繼續前進。我不知道如何做得更好，讓每個人都開心，或者減掉那 5 公斤。我只知道我做什麼都沒用。

我已準備好接受現實，我就是無法成為大家都想要我成為的那個人。我不再是一個擁有無限潛能的人。我正在迅速成為一個沒有發揮潛力的人。

我太努力想成為別人期望的自己，卻從未真正了解我*自己真正的樣子*。我以為我在努力「發揮潛力」和「成為最好的自己」，但實際上我所做的是拼命成為*別人的樣子*。

第一個改變我的想法，認為我不用為了成功而改變我自己的人，不是心理治療師或醫師，也不是我的媽媽。而是艾莉森・羅伯森，一位演員生活教練。

當時，為了我的演藝事業，我已經努力了十幾年。

我參加了她的一個演員工作坊，在那裡她說明了她身為生活教練可以提供的幫助，並讓我們問她問題。

我舉手發問：「我怎樣才能減掉 5 公斤？」

她對我微笑說：「為什麼呢？你不需要減掉 5 公斤呀。」

我搖了搖頭：「你不明白，我真的需要。如果我想成為一個成功的女演員，我需要減掉 5 公斤。我該怎麼做呢？」

事後回想，我真正在問的是：「我該如何滿足經紀人對我的期望？我該如何成為大家覺得我應該成為的那個人？」

她回答：「你不需要變得更小。你需要變得更大才對。」我不懂她的意思。

「你認為你需要變得小一點，所以你讓自己變得小一點。也許 10 年前這樣做是有道理的，當時你試圖扮演一個十幾歲的少女，但現在你是一個成熟的女人了。佔點空間是沒問題的。」

這個答案讓我很生氣，我確信她是錯的。

但仔細想，我發覺她是第一個告訴我，我不必努力達成就算我盡最大努力也做不到的事情的人。我決定要聽聽她還有什麼話要說，即使我只負擔得起幾次會談。

我帶著我所有的生活費來到了第一次會談，問道：「那麼，我需要做些什麼？」

「什麼都不需要」她說。

「*什麼都不需要？這是什麼意思？*」

艾莉森要我停下所有的事情。停止上表演課，停止去試鏡，停止減肥，停止讀自我成長類書籍，停止幫其他人救火，停止彌補我在事業、友情、愛情中流逝的時光。

「我們還不知道你需要在哪裡投入精力。」

經歷了一生的努力，突然要我停止所有努力，這讓人感到害怕。這樣做好像不對，但我已經試過所有其他方法了。

所以，儘管我認為自己已經落後別人許多，儘管感覺上我*沒有時間*停下來，但我停下來了。沒有試鏡，不打電話給我的經紀人，不節食，不試圖彌補我過去在家人與朋友關係中造成的失誤。

這真的有用。

在那*感覺像一輩子*這麼長的一個月裡，我終於了解我該在哪裡投入精力。

我不必做所有我認為我需要做的事情來取得成功。我終於明白這樣是行不通的。如果可能做得到，早就成功了。我花了這麼久的時間，但只是累死自己而已。因此，我領悟到，我需要先弄清楚，到底為*什麼不行*，明明身邊的每個人都一直告訴我這應該可行的。

我帶著一個想法回到了艾莉森那裡。「我需要努力搞清楚是什麼阻礙了我，以及該怎麼辦。」她同意了。

　　「我小時候被診斷出患有 ADD，所以也許有什麼相關之處？偶爾，我碰到過一些有幫助的策略，但只維持一時，因為我不再使用這個方式，然後當我想再次使用時，便找不到了。也許我可以弄清楚我的困境，找到解決的方式，然後將這些策略放在一個我不會找不到的地方。」

　　「例如，一本筆記本？」

　　我搖了搖頭。我總是弄丟筆記本。我什麼都能弄丟。

　　「YouTube。」

　　我知道我不會弄丟 YouTube。

　　艾莉森的建議對我來說非常有效，我在這本書的最末頁（290 頁）加入了一張許可證，讓你也可以跟我一樣這樣做。每當你付出的努力沒有起作用時，你有權利可以 *暫時停下來*。

第 2 章

~~ADD~~ ADHD 生活終極指南

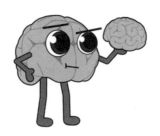

我們知道我們是什麼，但不知道我們可能成為什麼。
——奧菲莉亞，《哈姆雷特》（Hamlet），威廉·莎士比亞
（William Shakespeare）著

我沒有 ADD

當我開始我的 YouTube 頻道時，我原本要取名為「ADD 生活指南」，但我發現的第一件事就是，我實際上並沒有 ADD。

什麼？現在全部都叫做 ADHD ？！

我想到了有關 ADHD 的刻板印象，像霸子·辛普森這樣精力充沛的男孩；相較之下，我只是望著窗外做白日夢。說我有*過動症感覺*⋯⋯怪怪的。

很快地我了解到，ADHD 的症狀表現型態其中一種是「不專注主顯（注意力不足）型」。我發現過動可能因生理性別而有不同的表現樣貌，可能是極度沈迷於某套書籍，或者在課堂上插話，甚或是說話時速度很快詞與詞之間沒有間隔。

ADHD 也可以同時有注意力不足和過動的兩種症狀，這被稱為「混合表現型」。

這樣啊。

我下一次看診時，我問醫師我是哪種表現型。他瞥了一眼他的《DSM》（《精神疾病診斷與統計手冊》）。

「你看到你抖腳的樣子嗎？是的，你有混合型的 ADHD。」他瞄了一眼手錶，開處方箋給我。「下個月見？」

醫師，謝謝你。

我再回去 Google 搜尋看看。

執行功能？那是什麼？工作記憶？什麼意思啊！動機缺乏？哦，天啊。

或許我所面對的一切不純然發生在我的腦袋裡。更確切地說——我並不是在幻想，我是*真的*陷入困境。（從技術上來說，是在我的腦袋裡沒錯，因為那裡有我的大腦。）

原來我會經常遲到、無法保持整潔、花錢「不負責任」，以及感覺一團亂，這一切都與 20 年前被診斷出的狀況有關。

> 20 年來每 1 到 3 個月都去看診，卻從來沒有一位醫師告訴我這些。

我知道我很難集中注意力，所以我服用了藥物，但當我讀到執行功能困難（我不知道我有）有關的 ADHD（我也是不知道我有）的資料時，我很納悶我怎麼可能 20 年來每 1 到 3 個月都去看診，卻從來沒有一位醫師告訴我這些。

我鬆了一口氣，但同時也感到憤怒、欣喜、悲傷，*原來我是無辜的。* ADHD 比我想像中還要複雜。我找到了一篇又一篇討論相關策略以及解釋為何會需要這些策略的文章。你可能會認為了解大腦的功能障礙會讓人沮喪，但對我來說，這些資訊給了我希望。如果這些是真正的障礙，那麼一定也會有真正的解決方案。

在我最早期的影片中，我每週探討 ADHD 其中一個面向：我研究並解釋一個跟 ADHD 相關的困境，並提出一種可能有幫助的策略。

從 ADHD 專家和研究人員那裡獲得這些關於我的大腦的知識，讓我有了

就像讀取印表機上的錯誤代碼，並真正知道這些錯誤代碼的含義一樣！

一種前所未有的力量。我終於可以確切地了解這些相關的缺陷，這意味著我現在可以「看到」這些看不見但不斷將我絆倒的障礙，做記號，並學會如何駕馭。這就像讀取印表機上的錯誤代碼，並真正知道這些錯誤代碼的含義一樣！如果我知道是缺紙了，我就可以重新補充紙匣，這比拍打印表機有用多了。這*絕對*比「再多多加油」更有效。

我從所學到的知識中找到了喜悅和認同，但也感到悲傷。如果我早點知道這些資訊，我原本可以避免多少痛苦呢？我可以避免多少段失敗的感情？我是否能夠完成大學學業？我是否能夠省下用來買那些看似無濟於事的自我成長類書籍的錢？* 我是否能夠成為一個更好的女兒？

有時候，我坐在那裡讀著研究論文，眼淚就這樣流淌下來，哀悼過去的自己。那個小女孩認為自己做錯了一切，卻不知道自己面臨了什麼樣的障礙。她前半輩子都在責怪自己，而根據研究人員和 ADHD 專家的說法，對於患有 ADHD 的人來說，這些問題是*完全正常*的。

但是，我的悲傷被我的熱情所淹沒，我有著強烈的決心告訴大家我所學到的知識。世界上我最不喜歡的事情就是無謂的痛苦，但如果我可以利用我的經歷來幫助其他人，讓他們避免這些痛苦，如果我的痛苦是有意義的，那麼我可以接受自己的後悔。

我在餐廳向我的客人介紹這個頻道。我送給他們舒壓小物和安靜瓶，並請他們訂閱我的頻道。

我學習網路行銷相關知識，並開始舉辦便利貼和舒壓小物的贈品活動，鼓勵大家觀看我的頻道，吸引更多人獲得他們所需的資訊。這些同時也是我自己需要的。我以前不清楚我需要知道這些，因為我以為我很了解自己的狀況。

---

* 對，我有發現諷刺之處，我自己在寫的就是一本自我成長類書籍，但是這本書有考量到我 ADHD 的狀況！

　　我不僅僅是在*學習* ADHD 的相關資訊，我也是在*消除*我自從診斷以來積累的所有假設和誤解。對於我所發現的內容，我感到興奮（有時也感到震驚和一些悲傷），而觀眾給我的評論顯示，他們同樣感到興奮，但也感到困惑。「為什麼我從來不知道這些？」、「我也有 ADHD，為什麼沒有人跟我說這些呢？」甚至還有人問道：「等等……*我是不是也有* ADHD ？」

　　為什麼大家對這麼一個眾所皆知的狀況知道的這麼少？為什麼即使經過多年甚至幾十年的診斷和治療，我們許多人仍然遭遇種種困難？為什麼有這麼多人是從某間大學中輟生的 YouTube 頻道，才初次了解到他們的病情？

我學到什麼

　　對 ADHD 有所誤解的人極多，無論是有 ADHD 的人，還是專門治療 ADHD 的人都如此。

　　為什麼呢？進行研究，以及發表經過同儕審查的論文需要時間，新訊息傳遞給需要的人更需要時間。這表示，我們對 ADHD 的許多所謂的了解（以及我們的醫師了解的）已經過時。

　　許多人還認為 ADHD 沒有其他心理疾病那麼嚴重，甚至醫療專業人員都不常接收相關教育資訊。畢竟，當我們聽到 ADHD 症狀的描述，一定會覺得每個人偶爾都經歷過相似的狀況。「每個人或多或少都有點 ADHD 吧？」這種玩笑似的評語，以及朋友或親戚（他們自己也可能有 ADHD，只是沒有被診斷出來，因為這是家族遺傳）不在意的態度，似乎是在說 ADHD 只是一種滑稽的怪僻。「哇，你看，有蝴蝶！」

　　此外，錯誤訊息無所不在。關於 ADHD 的錯誤訊息在社群媒體和口耳相傳中，通常傳播得比正確的訊息還快。人們往往傾向於接受簡單的答案，而事實上……讓人煩心的是，真相通常都比較複雜。

　　即使真相常常較為複雜，但如此才能更準確地了解你自己（或親友）的心

理健康狀態。開始說明最新的相關資訊前，我們先來更正一些關於 ADHD 常見的誤解。

ADHD 並不代表注意力不足

ADHD 這個名字其實不太適合，因為「注意力不足」暗示著缺乏注意力。然而，我們的大腦有時候可以相當專注，尤其是在我們感興趣的事物上，比如愛好、心儀對象、電動等等。問題在於，我們無法控制專注的強度或專注的對象（我們將在第三章更深入地探討這個議題）。因為這個誤解，有些人可能不會去就診，因為他們是可以專心的，雖然只是有時候。

你不必看起來過動才有 ADHD

許多人認為，如果你看起來不過動，那你一定沒有 ADHD。因此很多人沒有被診斷出來，且那些最初被診斷為 ADD 的人（嗨！我在這）也會覺得疑惑，想知道他們怎麼可能有 ADHD（注意力不足／過動症）。不專注主顯型 ADHD 有 3 種表現型：

- 注意力不足／過動症—不專注主顯型（ADHD-PI）
- 注意力不足／過動症—過動／衝動主顯型（ADHD-HI）
- 綜合表現型（ADHD-C）

大多數有 ADHD 的人都是綜合表現型，這表示著他們有足夠的不專注表現和過動／衝動型症狀，所以兩種兼具。

然而，對於注意力不足／過動症—不專注主顯型，你並不需要有任何過動的症狀才能符合診斷的標準（因為結果發現是相同的疾病，不同的表現型）。此外，即使那些有過動和衝動相關症狀的人，也不總是反應在身體上。言語上的過動也是一種，這是女孩和女性中過動症常見的表現方式之一（我經常被說

我講話速度太快）。身體上的過動也經常演變為精神上的不安，此外，症狀的表現可能會隨著時間而改變。

總之，ADHD 呈現的症狀*可能*是一個精力充沛的孩子，也可能是一個成年人因為思緒狂湧而無法入睡，或者是一個孩子盯著窗外做白日夢。

ADHD 是一種神經系統的問題，而非行為問題

雖然以前普遍認為 ADHD 是一種跟行為有關的狀況（看起來確實很像），但現在大家已了解，與 ADHD 相關的行為問題其實與神經系統的問題有關。

ADHD 是一種神經發展障礙，反應著神經系統，包括大腦的發育與運作方式的不同。

大腦發育和結構上的基本差異，導致行為上的差異。這就是為什麼對於神經典型的人有效的行為策略，但放在 ADHD 患者身上常常失效。我們會出現這樣的行為是有*不同原因*的。

研究顯示，與神經典型孩童相比，「懲罰」對 ADHD 孩子的效果較差 *，而立即給予正面回應和直接的獎勵更加有效。與懲罰不同，獎勵可以解決 ADHD 固有的動機缺乏問題（詳見第 7 章「如何獎勵你的大腦」）。

ADHD 造成嚴重影響

單一的 ADHD 症狀看起來可能「沒什麼大不了」，但對 ADHD 患者面臨的困擾*程度*及*面對的持續性*確實是個大問題。

ADHD 每天甚至無時無刻都影響著我們生活的各方各面。儘管我個人非常重視自己 ADHD 大腦的一些特質，但總體而言，尤其是在未治療的情況下，ADHD 患者的生活狀況更糟，我們更有可能離婚、被解雇和發生車禍。

---

* 這也是為什麼當有 ADHD 的孩子行為不端時，家長被陌生人批評會感到如此沮喪的原因之一。看起來他們可能需要的是管教，但實際上他們需要的是*支持*。

著名的 ADHD 研究專家，心理學家羅素‧巴克利醫師（Dr. Russell Barkley）的研究顯示，ADHD 對壽命有顯著負面影響，*平均減少 12.7 年*。ADHD 使我們的生活更艱難，也更短暫。而當這種影響與性別、種族、社經地位以及共病的心理健康狀況（其中許多狀況在 ADHD 患者中更為常見）結合在一起時，結果愈發嚴重（詳見第11章「是什麼讓ADHD族群生活更艱難」）。

這些因素及其相互作用，使 ADHD 比大家想像中更嚴重，絕對不僅僅是一個可愛的怪癖而已。

沒有「單一的」解決方案

每次去就診時，醫師都會問我的興奮劑藥物是否對我有效（是的），以及是否有任何負面副作用（沒有）。然後他們再給我處方箋，讓我繼續服用。ADHD 治好了！但實際上沒有完全治好。

借用我們團隊成員（同樣也叫潔西卡）的話說：「沒有什麼神奇的彩虹獨角獸工具可以解決你所有的 ADHD 困擾。」

根據研究，最佳的 ADHD 治療方法需有多重模式，包含多種治療選擇。

事實上，美國國立精神衛生研究院（National Institute of Mental Health）進行了一項大規模的 ADHD 治療研究（並給予了一個同樣盛大的名稱）——注意力不足過動症多重模式治療研究（Multimodal Treatment of Attention Deficit Hyperactivity Disorder Study，簡稱 MTA 研究）。MTA 研究發現，僅靠藥物不足以有效治療 ADHD，最成功的治療是將療法和藥物結合起來。

MTA 研究只提供了兩種治療選項，但實際上有許多方法可以有效治療 ADHD。多重模式治療方法可以包括以下選項：

· 藥物治療

興奮劑藥物是最常見的 ADHD 治療方法，但其實也有非興奮劑的選擇。每個人的大腦都不同，因此可能需要不斷嘗試才能找到合適的藥物和劑量。藥物治療通常對 ADHD 非常有效，在所有治療 ADHD 的方法中，藥物治療是最快生效，效果也最顯著的。然而，這些效果是暫時的，藥效過後就會消失，但對許多人來說，藥物大大地改善專注力、生產力，甚至情緒調節方面的問題。

· 心理教育

心理教育是指幫助人們理解和應對其心理健康狀況的訊息和教育。不僅限於 ADHD，多項診斷的研究顯示，心理教育對個人和家庭成員都有顯著的益處。心理教育還能增進自我覺察，對我們這些在這方面有困難的人來說非常有幫助。事實證明，心裡教育能幫助你更了解如何與你的大腦共處……誰知道呢？

· 技能訓練

技能訓練可以著重於很多不同的面向，例如社交技能、育兒技能、生活技能和組織技能，都有助於 ADHD 患者及其照顧者都有益處。對於有 ADHD 孩童的父母，父母管教訓練（parent management training, PMT）可以幫助他們學會如何用一種考慮並支持 ADHD 困境的方式教養孩子。對於成年人，技能訓練則是職業發展、個人財務、溝通、目標設定和優先順序等面向的 ADHD 指導訓練。

· 心理治療

多種心理治療已被證實對 ADHD 高度有效，包括認知行為療法（cognitive behavioral therapy, CBT）、辯證行為療法（dialectical behavioral therapy, DBT）和接納與承諾治療（acceptance and commitment therapy, ACT）。這

些療法能幫助我們釐清無益的思維模式，改善功能障礙與情緒管理的問題。當你與諮商心理師建立良好的諮商關係，願意相信他們能幫助你達成目標時，會產生最好的治療效果。*

・教練

ADHD 教練專門教導 ADHD 族群該負起哪些責任、提供相關指導與知識，以及減少 ADHD 相關的功能障礙的實用策略，他們可以在設定和實現目標方面提供極大的幫助。通常，ADHD 教練自己也有 ADHD，這表示他們擁有豐富的個人經驗，以及 ADHD 的相關知識，並專門與 ADHD 客戶合作。

・社會支持

ADHD 患者要面對*相當多的挑戰*。要有效控管 ADHD 的最重要方式之一，是來自家庭、朋友、工作或學校以及同儕的支持。與其他有 ADHD 的人聯繫尤其有幫助，因為我們的大腦運作方式和世界上大多數人不同，和同溫層在一起可以讓自己明白，原來我們遇到的困難是很正常的。在第 10 章「如何與人們交往」中，我會詳細討論如何建立支持網絡。在第 12 章「給愛著大腦的心：如何與 ADHD 親友共處」，則會說明如何支持你關心的人，就算你關心的是自己也可以。

相當可惜的是，常常有一些障礙阻擋了這些方法。幸好，許多專業人士提供免費資源，而我也是透過挖掘這些資源才開始了解自己的 ADHD。

---

* 當我們的諮商心理師對 ADHD 和導致我們經驗的重要因素有深入了解時，治療過程會更順利，因為他們可能更能理解我們的困難並提供有效的指導。

許多人都在與 ADHD *對抗*

除了我的家人，我不認識其他 ADHD 患者，所以我猜想周圍所有人都是神經典型（後來我學會了不要預設立場）。

我學到的越多，就在我的頻道上分享得越多。我在頻道上分享得越多，就越發現到我並不孤單。

來自世界各地的人在聽到我公開談論我的 ADHD 後，開始評論並公開分享他們自己因為 ADHD 症狀而遭遇的困境。這是第一次，我不需要向那些看著我像看到有什麼缺陷或怪異的人解釋，為什麼我會無法順利完成某件事。聽到我分享的故事，許多人表示有同感，並說「我也是！」

ADHD 比我想像的更常見，這種困難是*真實存在的*，而且不只是我自己陷入這樣的困境。

如果這種情況這麼普遍 *，那麼大家都躲到哪裡去了？這麼多人有困難怎麼都沒有被察覺也沒人提出來呢？原因何在？

對於 ADHD 的異樣眼光

許多有 ADHD 的人因為周圍對 ADHD 的異樣眼光（誤解和誤傳），而不願透露他們的診斷結果。儘管是非法的，但來自雇主、教授，甚至醫療專業人士的歧視仍然存在。有些人甚至不知道自己有 ADHD；許多父母要麼不讓孩子接受評估，要麼不告訴孩子他們診斷結果，因為他們不知道一旦有了這個「標籤」會發生什麼事（更多內容請參見第 11 章「是什麼讓 ADHD 族群生活更艱難」）。

對於治療 ADHD 的藥物也存在嚴重污名，有些人對服用這些藥物的人會存有偏見和歧視。有 ADHD 的人甚至會感到需要隱瞞他們服藥的事實，連對

---

* 根據研究，3%~8% 的人有 ADHD。（編按：據衛生福利部心理健康司 2023 年 10 月發布的資料顯示，台灣 ADHD 盛行率為 9.02%，但就醫診斷率僅 1.62%，接受完整治療率僅約 1%。）

最親近的人也不說。ADHD 孩子的父母在網路上、在他們面前，甚至在醫療人員面前，被指責為了讓孩子聽話而「給孩子用藥」。我曾在一集節目中分享了一封寫給我媽媽的信，真心感謝她「給我用藥」，不久之後我就在網路上看到一張我的照片，額頭上寫著「邪惡」兩個字。

我們被要求與神經典型的同儕一樣（並因未達標準而受懲罰）

無論我們的障礙程度如何，也無論我們是否正在接受治療和／或得到特殊協助，有 ADHD 的人通常被期望達到與神經典型同儕相同的標準，當我們做不到時則會受到懲罰。

因此，我們學會掩飾自己的 ADHD 行為，並在公眾場合中做大家所期望的事情——保持安靜、坐好、*集中注意力*。接下來我們卻得付出代價——情緒崩潰、感到筋疲力盡、茫然地盯著牆壁，或長時間滑社群網站以重新充電。

即使別人知道我們患有 ADHD，我們也常被教導要隱藏我們的困難，而不是想辦法有效地應對。

我們可能透過暴飲暴食來壓抑過度的情緒。

我們可能強迫自己安靜坐好，即使這樣會導致我們無法集中注意力上課。

當有人要來訪時，我們可能會在慌亂中匆忙打掃房子，但他們離開後我常常就找不到東西了。（為什麼我會把可用的煎鍋放在床底下？）

我們可能會為了能準時交報告而熬夜卻睡過頭，反而錯過了這堂課。

這常常演變成焦慮症、憂鬱症，或兩者兼有。許多人透過酒精或其他藥物做不適當的自我藥療，而這些狀況可能會掩蓋 ADHD 的症狀。

包括我們自己，沒有人意識到我們有多努力奮戰

我們很多個別症狀都是「每個人有時都會遇到」的問題，因此，我們認為我們所面臨的困難是正常的。

同樣地，其他人也可能沒有意識到我們有多費力，因為他們看到的行為只

是冰山一角。我們拼命地達到神經典型的期望，可能看起來一切都還好，即使實際情況並非如此。從外表看不出來我們要多努力才能達到一般人的期望值。

當我在大學時，大家眼中的我是一個自立的學生，獲得成績優秀獎，在校內打工，還有一個男朋友。

但沒有人看到的是，我每天午餐只吃檸檬餅乾，選修的課跟我畢業學分無關，並根據誰能幫我做數學作業來選擇男朋友。

後來我了解到，我生活中的其他人也有類似的冰山一角的經歷。那些人有令人印象深刻的成就，而且生活看似比我有條理得多，他們多年後告訴我：「嘿，你知道嗎！我有 ADHD ！」並向我傾吐他們在表面之下的種種掙扎。

ADHD 患者也可以成為*極度*成功的人士。我曾與患有 ADHD 的藝人、醫師和執行長交談過。但關鍵是要明白，成功並不意味著他們沒有 ADHD，或是 ADHD 對他們沒有影響。我們能夠有偉大的成就，但如果沒有得到適當的幫助，我們往往會在生活的其他方面或自身上付出巨大代價。

對於那些能夠獲得所有所需支持的人來說，ADHD 可能感覺像是一種超能力。他們可以沈浸於自己的創造力和極度專注力之中，而不用擔心自己被各種生活瑣事淹沒。

對於那些沒有得到足夠幫助的人來說，ADHD 可能是一場噩夢。受到家人與朋友間的批評與羞辱，他們需要不斷為自己辯護。他們在工作中精疲力盡，對於大家都說「應該」很容易的事情上，他們卻一直受挫。他們得花更多時間才能成功，而付出的代價也更大。

❝ 肖恩，39 歲，美國加州

　　過去 20 年裡，我一直覺得自己有 ADHD，但直到看了潔西卡的頻道並開始學習，我才了解到就診的重要性。兩個月前我被診斷出 ADHD，現在正在嘗試藥物治療。這個診斷對我來說非常重要，因為我現在深刻地理解了我人生中遇到的困難的本質。其他 ADHD 患者的團結，可能比藥物更有幫助（但不要拿走我的藥，它們也很有幫助！）

❝ 丹尼爾，36 歲，美國堪薩斯州

　　我成年後才被診斷出患有 ADHD。我是大學教授，有一次我有一個月的時間來準備一門很有挑戰性的課程，結果，我反而花了一整天在辦公桌前一口氣看完了一整季網飛（Netflix）節目。我覺得自己有憂鬱症，於是找了諮商心理師。

　　她幾乎是馬上就問我是否曾懷疑自己有 ADHD。我回顧了自己的生活，開始想起一些事情，比如我第一次擁有汽車的那一年裡，把汽車鑰匙鎖在車內 8 次。我還記得唯一一次被留校察看，是因為我忘記給家長簽我的全 A 成績單。」

　　我的諮商心理師根據診斷標準幫我進行了評估。我去找了我的家庭醫師，他同意諮商心理師的結論。這個診斷讓我如釋重負。

❝ 布洛迪，26 歲，美國賓州

　　當我因為 ADHD 症狀在生活中遭遇困難時，很難向別人解釋，因為我不想要一直跳針，不斷重複說明『嗨，我有 ADHD，你知道我有 ADHD 嗎？』我也不想聽起來像是在找藉口。我知道自己有 ADHD 後，花了一年的時間才真正搞清楚這意味著什麼。我知道其他人可能無法理解我這種大腦的運作方式，因此要完全坦承這件事是很困難的。話雖如此，我還是試著要坦誠，同時，我也要對周遭受到我症狀影響的人負起責任。但這仍然很難。

"吉兒，32 歲，美國維吉尼亞州

我 7 歲時被診斷出 ADHD，但直到 14 歲時，才真正知道這是一種醫學疾病（我當時認為這只是一種性格特質）。我以為每天晚上花好幾個小時做作業是正常的。我以為本來所有事情就是會這麼難。老師一直覺得我教不會，並且覺得我拖慢進度，因為我無法把事情做好，這些我都以為是正常的。

我不是 ADHD 的典型代表。我看起來相當整潔和有條理，但我的腦袋裡卻是一團亂。成年後，從腦中這一團混亂中找出所需的東西，需要花費大量的時間和精力。」

我最近意識到，我這一輩子都在看著別人因為我動作不夠快或理解不夠快而感到挫敗，這可能永遠不會改變。我預期會有這種反應，因此我不會怨懟他們，也不會因此討厭我自己，如此一來，我的生活變得愉快許多。

工具箱

現在我明白為什麼我以前應對 ADHD 的方法對我效果不佳了。更加努力，並無法說明我已經非常努力了，也無法解釋*我有 ADHD* 的這個事實，這影響了我生活的許多方面，遠比我意識到的要嚴重。現在我理解了這一點，我採取了完全不同的方法來應對我的困境，這也是我推薦給任何有 ADHD 的人的方法。

1. 認真對待 ADHD

我們很容易忽視看不見的障礙，但 ADHD 可能具有極大的破壞性。現在可能還不明顯，但這些隱性的障礙可能會阻止我們達成目標，即使我們盡最大的努力也沒用。

即使是「輕度」* ADHD 也會顯著影響我們生活的各個方面。（如果沒有，這就不會符合診斷標準。）

對於 ADHD 有多棒的保證，或假裝我們面臨的困難不存在，可能會讓我們當下感覺良好。然而，無論我們是否承認，這些障礙依然存在，就像我們在逃避的作業一樣。如果我們能夠接受和理解真實的自己，而不是覺得自己應該成為什麼樣子，我們的自我認知會更強，也會感受到自己更有力量。

有些人認為承認自己的障礙表示給自己設限，而我發現事實恰恰相反。學會認識這些障礙並找到駕馭的方法，使我更能如常工作，而非降低我的效能。

認真對待 ADHD 首先要從「承認」開始。唯一能夠認識和應對我們挑戰的方法，是誠實面對它們，無論是否認為這些挑戰「夠嚴重」。如果我們否認問題的嚴重性，認為我們「不是真的需要」幫助，那麼我在這本書中列出的任何治療、策略、特殊措施或環境改變，都不會有多大幫助。

2. 與其他擁有 ADHD 大腦的人連結

儘管我可以透過閱讀研究資料了解並正視自己的障礙，但與其他有 ADHD 的人相處，更能讓我覺得這是正常的。

當我們分享那些讓我們感到羞愧的困難，和那些被他人認為幼稚的需求時，奇妙的事情發生了。（貼紙獎勵表對成年人也有效！）

我們所「應該成為」的刻板形象逐漸消失，留下的是我們真實的樣子：好奇、充滿激情、發散性思考的我們，在一個並非為我們量身打造的世界中掙扎著生存。

在自己身上，我只看到了缺陷，我看不到 ADHD 的特質如何能成為優勢。但在他人身上，我卻看得到。他們很有趣、關愛他人、迷人、慷慨、有創意、

---

* 這是臨床語言與日常語言含意不同的一個例子，即使使用相同的詞彙。想像把「困難等級」分為 1 到 10，一般的困難是 1 到 7。確診 ADHD 會是 8 到 10，「輕度」ADHD 是 8，其實這也已經是個大問題了！

滑稽、充滿熱情、雄心勃勃。而且，他們和我一樣。

　　因為我如此喜歡他們，我終於開始喜歡自己。也許，儘管人生對我來說很難，我也有我存在的價值。

　　和那些大腦運作方式與你相似的人共度時光是一種難以置信的體驗。羞愧感開始消失，我們開始透過彼此的眼睛看待自己。作為那個有趣、有才華、好奇或雄心勃勃的人，這些困難是完全正常的，因為雖然它們對神經典型者來說可能不合理，但對於有 ADHD 的人來說，這是正常的。

3. 順應你的大腦，而不是與之對抗

　　每當你感覺到事情進行得不順利時，不要更努力地嘗試，而是換個方式。

　　嘗試不同的方法從學會順應你的大腦開始。我們這些有 ADHD 的人常常在不強迫自己按照「正確」（即神經典型）方式做事時，效率會更高。當我們的大腦好好運作時，我們的表現可以非常出色。多花一點時間找出一種適合你大腦的工作方式，即使看起來跟平常不一樣也沒關係。

　　以下是我順應自己大腦的方式：

- 專注於對我有用的方法，而不是「應該」怎麼做。
- 建立一個策略工具箱來處理對我來說很困難的任務。
- 在我的大腦工作效率最佳的時段，進行最具挑戰性的工作。
- 盡可能選擇適合 ADHD 的產品和服務。
- 要求提供我所需的工具／特殊便利設施，或者自己準備。
- 將任務視為一種協商。我需要什麼才能完成這件事？我的大腦需要什麼才能做到這點？

繼續加油

　　在我整個人生中，我一直不斷地在失敗，次數非常多，也非常頻繁，因此，在我建立自己的頻道時，我充滿了自我懷疑。腦海中總有個聲音在不停地告訴

我：「你做不到的。你會失敗的。你終究會放棄，就像你過去一樣。」

在剛起步的時候，我還在兼職當餐廳服務生，不放棄真的很難，因為我經常會遇到各種障礙。

有幾週，我的進度落後，需要找人代班工作才有辦法趕上。

有時候，我沒有注意到相機的電池已經沒電了。但因為我還是得去上班，只能半夜，有時凌晨一兩點才有辦法重拍影片。

有一次，我因為某個研究主題太讓我痛苦，幾個星期都無法寫出腳本。

還有一次，我嘗試用蒸氣熨斗從下方燙平我的新背景幕，結果熨斗的蓋子掉下來，滾燙的熱水澆到我的臉上。那天我本來要拍攝，卻因臉部燙傷進了急診室。

過程中遇到各種不順與挫折，但我堅持了下來，一部分是因為我非常在乎我所做的事情，另一部分是因為我想要證明那個負面聲音是錯的。

然而，有一週，我再也無法與那個聲音爭辯。拍攝和剪輯的時間都到了，我連腳本都還沒有寫出來。我不是快失敗，我是*已經失敗了*。我在推特上正式宣告了這次的失敗，跟我的粉絲說：「也許那個聲音是對的，也許我真的做不到。」

我等待我的粉絲同意我的說法，同意我可以不用再堅守承諾幫助他們。我以為他們會告訴我現在去做其他事也沒關係。也許他們會責罵我，我也覺得我活該。

然而，我卻收到了鼓勵。

「什麼？不，你做得很好，繼續加油。」

繼續加油。

……我從未想過這也是一個選擇。

聽起來很荒謬，但在與 ADHD 鬥爭的過程中，我一直認為遊戲結束前，就是只能失敗這麼多次。在我用盡時間，消耗所有對我的體諒之前。在我被解雇或有人不再做我朋友之前，在我讓人失望的次數達到極限之前，在我放棄之

> 我以為他們會告訴我現在去做其他事也沒關係。

前。一旦你真的*徹底失敗*，你就必須接受現實，轉而嘗試其他事情。一切都是這樣發展的不是嗎？

我本來已經得到了停止的許可。現在，我期待的是放棄的許可。

但我得到的是繼續前進的許可。

因為粉絲的鼓勵，我想到我可以做一個影片，內容是關於成功不是避免失敗，而是儘管失敗仍然繼續前進。

這是否意味著你應該一直嘗試那些你不斷失敗的事情？

不，有時我們失敗是因為某些事情不適合我們。繼續撞牆只會讓你頭疼，毫無進展。

但是，如果某件事對你很重要，即使你失敗了，你還是*可以*繼續前進。失敗並不代表你是一個失敗者。我之前很害怕失敗，因為我認為失敗就是成功的相反。但並非如此，失敗只是在這過程中會發生，而且也*即將發生*的事。

當失敗堆積如山時，讓我們能夠繼續前進的是他人的鼓勵。就像你在機台遊戲中用來繼續遊戲的硬幣。

有時，有人說了一句如此完美、如此有力的話，就像是一個神奇的硬幣…讓你可以一次又一次地使用它。

自從那天起，我又遭到幾次徹底且不可否認的失敗。每當羞恥和絕望幾乎讓我無法前進時，我就會使用那枚神奇的硬幣，那是某個粉絲給我的，他告訴我，我做得很好。「*繼續加油。*」

如果有人認為自己不重要，或者認為鼓勵他們相信的人不會產生影響。請知道，如果沒有那些人的鼓勵，你手中的這本書是不會存在的。

我希望這本書能讓你口袋裡裝滿硬幣。

現在，我把我的神奇硬幣借給你。

你做得很好，*繼續加油*。

> 我得到的是繼續前進的許可。

> 失敗並不代表你是一個失敗者。

第 3 章
缺乏專注與過度專注

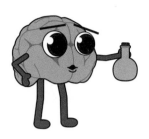

我不能怪現代科技讓我分心，畢竟我曾花無數小時看著氣球消失在雲中。

——科爾森・懷特黑德（Colson Whitehead）

專注

「潔西卡，專心！」

大家常要我專心、注意，好像這是我可以選擇或可以做的事情，一件我應該能夠輕易做到的事情。

但對我來說，專注並不是一個動詞，而是一個名詞。這不是我能*做*的事情，而是一隻我一次又一次想*捕捉*但卻難以捉摸又不知是否確實存在的生物。我好像一直不斷在追尋這隻神話般的生物，這隻魔法生物與我的命運交織在一起，卻又愛惡作劇，喜歡玩捉迷藏。牠就是「專注獸」。

大多數時候，我沒有足夠的專注力（*名詞*）來讓我能夠專注（*動詞*）。至少，當時不論我想做什麼，都無法專心。當我終於找到專注獸，我很快學會好好

> 對我來說，專注並不是一個動詞，而是一個名詞。這不是我能做的事情，而是一隻我一次次想捕捉但卻難以捉摸又不知是否確實存在的生物。

利用牠。

小時候，我會試著在課堂上專心聽老師講課。我很熱愛學習，但沒多久，文字和日期就會混在一起。我至今仍記得當我沒有專心時被點名回答問題的恐懼，老師知道我沒有專心，全班也即將發現。接踵而來的是羞愧。

「*對不起，我剛剛分心了。*」

當我被告知要專心時，我實際上聽到的是，我應該停止找尋我的專注獸，假裝我已經找到了。就像電影《聖杯傳奇》（Monty Python and the Holy Grail）中那些騎士一樣，我好像也騎上了一隻專注獸，但實際上，專注獸卻根本不存在。

這感覺很荒謬，但至少假裝專心在某種程度上是可行的。我可以靠把指甲掐進掌心來安靜坐好，我可以盯著我的書看。實際上，我像顆馬鈴薯一樣專心，至少這樣能避免我在上課時被點到，讓老師滿意，也讓我不會被罵。

當我真的專心或開始找到專注力時，表面上看起來我根本不像在專心。我可能在吃東西，或在玩我的頭髮。我可能在聽音樂，身體隨著搖擺或舞動。可能我的眼睛是閉著的。也許我在傳訊息給朋友，因為我迫不及待地想分享我剛學到的東西。如果我在課堂

> 當我真的專心或開始找到專注力時，表面上看起來我根本不像在專心。

上，我可能每 5 秒鐘就會舉手問問題，或是拿起手機查詢剛學到的知識。

在故事中，你可以施法捕捉和馴服一隻魔法生物。我也試著創造自己的魔法，嘗試不同的材料和咒語。偶爾，如果我碰巧找到正確的組合，並且沒有人打斷我施法，我的專注獸就會出現。我不會被任何事物分散注意力，例如鐘錶的滴答聲、椅子的吱嘎聲、衣服上的標籤，然後我可以長時間騎著我的專注獸，向我的目標前進。

不幸的是，這個魔法需要一些奇怪的材料，而且配方似乎每次都會變。有

一次，我是在穿著人偶裝，吃著動物餅乾，坐在鞦韆上的時候成功施展了專注咒語。但下次，鞦韆磨痛了我的手，人偶裝太熱了，而動物餅乾則讓我想到我一直都想去動物園。（嘿，最近的動物園在哪裡？我應該查一下！）像許多初學的魔法師一樣，我的咒語有時會失效。

> 有時候，不是我在施咒馴服專注獸，而是牠在對我施咒。

　　有時候，不是我在施咒馴服專注獸，而是牠在對我施咒。我坐下來，幾個小時後才回過神來，發現我已和椅子合為一體，錯過了午餐，卻規劃好了整個婚禮（但是我根本沒訂婚）。我的筆電幾乎沒電了，到處貼滿了便利貼，我收到了 17 封訊息，卻完全沒聽到鈴聲。如果我耗盡了精力，自然地從這種狀態中解脫出來，如果我有機會好好駕馭這隻專注獸，那就太棒了。反之，如果我錯過了上班時間或與朋友的午餐約會，那就麻煩了。諷刺的是，我不僅要學會如何追捕專注獸，還要學會如何駕馭牠，以免我撞上阻礙。

　　在我被診斷出注意力不足並接受了興奮劑藥物治療後，就像有人遞給我一瓶魔藥。「讓專注出現，持續時間：4-6 小時。」

　　有東西能讓我專注，即使是在*無聊的*事情上？這簡直是魔法。

　　終於，我不必再耗費所有精力去追捕專注獸，也不用因為用盡咒語（或動物餅乾）來召喚專注獸而精疲力盡。我現在*擁有*了這隻專注獸，我可以把力氣用在*駕馭*牠上面。

　　然而，藥物並不是完美的解決方案。當專注的魔力發揮時，我仍然要注意我正在做什麼。有一次，藥物在我邊泡澡邊滑手機時發揮作用，結果我在浴缸裡待了 4 個小時。

　　有時候，我買不起藥物，因為我沒有保險，或者我的新保險沒有包含支付這些藥物。偶爾，藥房沒有庫存，或者我到藥房時無法取藥，因為這些是管制藥品，而我忘了帶身份證。（我提過我有 ADHD 嗎？）我可能會忘記預約看診拿處方箋（管制藥品，不能直接拿藥）。有時候，我甚至找不到願意開

ADHD 藥物的醫師。

當我沒有藥物時，一切似乎比以前更模糊。有了專注魔藥，並沒有讓我變得更擅長施展專注咒語，反而讓我失去了練習的機會。我習慣了在我需要時擁有專注力，因此再度需要尋找專注時，我感到更加沮喪和挫折。

我很感激我可以找到一種對我有效且大部份時候很好取得的「魔藥」。但我不喜歡沒有藥時感到如此無助。專注問題是一場持久戰，我已經非常厭倦這場戰鬥。所以當我開始深入研究 ADHD 時，我的第一個重點就是專注。

我學到什麼

20 年來，我一直以為自己缺乏注意力。我指的是，這是我的診斷名稱：注意力缺失症（attention deficit disorder）。大腦需要滿滿的注意力才能正常運作，所以我的注意力應該是不足，對吧？

錯了。事實是，我們的注意力其實很充足，我們缺乏的是調節注意力的能力。你知道蜥蜴無法自行調節體溫嗎？ ADHD 的大腦在調節注意力（以及情緒、睡眠等方面也有困難，我們稍後會詳細說明。）

控制注意力的能力，也稱為由上往下的注意力控制，是靠前額葉皮質控制。這是大腦最後發育的部分，而對於有 ADHD 的人來說，這部分發育得更慢。而即使它完全發育後，仍然是受損的。

這就是為什麼我們常常需要厲害的魔法或魔藥來幫助我們發揮專注力。我們很容易顯得不專心是因為我們閉著眼睛，或是在塗鴉，或是在桌上亂動東西。但事實上，我們經常這樣做是因為我們在努力找到專注的方法。就像蜥蜴通過外部環境調節體溫一樣，我們也試圖通過外部手段來調節我們的注意力。

就像有人把門開著

在我看過的第一個關於 ADHD 的影片中，一位名為「就是珍」（Just

Jen）的女性描述了她的醫師對專注力的解釋：就像一扇永遠敞開的門。其他人可以關上門專心工作，但在 ADHD 的大腦中，這扇門讓*所有東西*都進來了。我們無法忽視那些其他人可能置之不理的事物。

還記得老師經常說的「專心看著你自己的功課」嗎？在實驗室研究中，科學家使用眼球追蹤來測量 ADHD 患者在執行任務時轉移注意力的頻率，結果是，*我們真的無法一直看著我們自己的功課*。至少，無法像那些和我們同年齡但沒有 ADHD 的人那麼專注。

不僅是外部干擾很難忽視，我們的大腦也很難「關上門」來阻擋焦慮、負面思想或突然冒出的靈感。記住事情對我們來說也很困難（參見第 8 章「忘記與記住之間，如何自處」）。有時，分散我們注意力的，正是我們為了記住或傳達一些我們不想忘記的事情而所做的努力。

有些時候，專注更像是一條隧道

敞開分心之門的相反面是過度專注（hyperfocus）。我們是*如此*投入，以至於沒有注意到隧道之外的任何事情，而且我們常常無法轉移注意力。許多沒有診斷出來的情況就是因為過度專注的現象，比方說，大家認為某人不可能有 ADHD，因為他們「想專心的時候」真的可以非常專注。

過度專注是 ADHD 大腦典型的注意力調節問題。我們並不是選擇極度專注於某件事，我們是被吸進去的。當這種情況發生時，我們會忘記時間，直到事情完成，筋疲力盡或者有人或某事把我們拉出來才會停止。

有時，過度專注對我們來說效果很好，有時則不然。*

過度專注於需要完成的論文，且沒有其他地方需要去時？太棒了。

過度專注於閱讀一本書，結果錯過了這本書的讀書會？就不怎麼好了。†

---

* 羅素・巴克利醫師稱這種情況為固著現象（perseveration），無法從我們甚至不想做的事情中抽身，或無法停止做這些事情。

† 這是真人真事。我有 ADHD 的姑姑蘇茜告訴我，她剛經歷了這種窘境。「我真的很期待討論那本書！」

由於專注對我們來說非常困難，所以當我們過度專注於應該做的事情時，感覺就像得到了一張可以免費掙脫困境的神奇卡片。這一次，我們終於不用與自己的大腦搏鬥！

然而，重要的是要記住*任何*專注都是有代價的。時間可能在不知不覺就流逝，但如果我們的大腦連續工作 10 個小時，隔天我們還是要付出代價，而且可能變得更難專注。

我們的專注力是基於興趣

ADHD 患者的大腦經常處於刺激不足的狀態，這就是為什麼治療需要使用興奮劑藥物。當某件事對我們來說不夠有趣時，我們就很難集中注意力，就算這件事是我們很想學會或很想做好也是一樣。

影集《公園與休憩》（Parks and Recreation）中有一個片段完美地說明了這一現象。可愛的傻瓜安迪・杜爾打斷了他上司的說明，熱情地說：「我剛剛沒有非常專心聽你說我們要做什麼，但我一定會全力以赴！只要你能用更有趣的方式再說一遍。」

安迪並不是故意不專心聽他的上司說話。他的大腦可能正處於腦科學家稱之為預設模式網絡（default mode network, DMN）的狀態。它處於自動駕駛狀態，好像在「聽」但實際上沒在聽，注意力四處遊蕩，尋找更有趣的事物。他突然插話看似搞笑，但其實相當有見地：他在為自己爭取一種能讓他專注於上級指示的方法。

預設模式網絡在 ADHD 患者的大腦中，比在神經典型大腦中更活躍＊。這種傾向不是選擇的結果，而是由於我們的大腦結構。ADHD 患者的大腦中預設模式網絡的灰質比神經典型大腦中的更多。正因為如此，這部分大腦更容易

＊ 「神經典型」泛指無神經學特異表現。在我讀過的研究中，關於 ADHD 的解釋我最喜歡的其中之一就是「慢性心神漫遊」(chronic mind wandering)。

被啟動並保持活躍狀態，讓分心和胡思亂想的機會變多。這也是為什麼 ADHD 患者更擅長發散性思維！

發散性思維（名詞）

一種透過探索多種可能的解決方案，或從一個想法跳到另一個想法來產生創意的認知過程。發散性思維通常是自發的，很少是線性的，並且往往能產生豐富且獨特的想法。

我們經常不確定該聚焦在哪裡

除了難以調節注意力外，我們對於安排哪件事要優先處理也有困難。我們很難辨別需要完成任務的這個信號跟其他所有的雜訊。

如果有某件事顯得特別緊急，我們就比較容易將其視為優先事項。我們可能會專注於這件事，但常常因此忽略其他更重要的事情。

當緊急程度不明確，所有信號聽起來都差不多時，就容易卡住。我們這些有 ADHD 的人常會有決策癱瘓（decision paralysis） 的狀況。我們會試圖縮小選擇範圍，這個過程需要聚斂性思考（convergent thinking），然而我們具有發散性思維的大腦卻不斷給出更多選項，最後就是選擇困難，瀕臨崩潰。*

反過來說，如果所有需要做的事情都很緊急，我們可能會想一次把所有的事完成，但結果通常好壞參半。

---

* 擔心選擇錯誤以及對時間感知的困難也會造成影響。

關於一心多用（Multitasking）

相較於神經典型的同儕，ADHD 患者比較會一心多用。然而，不幸的是，研究顯示一心多用並沒有我們想像中的節省時間。

一心多用感覺好像很厲害，但事實上，大腦無法真正同時專注於多項任務。我們在同時處理多項任務時，實際上要麼是其中一個任務不需要我們的注意力，要麼是我們在不同任務之間快速切換注意力。每次注意力的轉移都會耗費一點時間，而當我們從一個任務切換回另一個任務時，重新集中注意力可能需要耗費 25 分鐘之久。

一心多用時犯錯的機會也會增加，而我們也更有可能完全忘記其中一個任務。對於不需要我們全神貫注的任務（比如一邊看重播的輕鬆喜劇一邊摺衣服），一心多用效果還不錯。這讓事情變得比較不那麼無聊，我們也會更願意去完成這些任務。（更多相關內容，請參見第 7 章「如何獎勵你的大腦」）然而，在需要注意力的任務上（比如一邊做一道從未做過的菜，一邊教孩子做微積分作業），則可能成為一場滑稽的災難。

干擾無處不在

我們生活在一個隨身攜帶閃亮亮超級電腦的世界，我們隨時可以讀取最新出版的書籍，同時還能打電動。我們的手錶跟手機發出聲響，網頁不斷彈出其他視窗，無論是否有 ADHD，我們的周圍都充斥著各種分散注意力的刺激物。

有這麼多讓人分心的事物，就算是沒有 ADHD 的人也難以集中注意力，如愛德華・哈洛威爾醫師（Dr. Ned Hallowell）所說，他們擁有「注意力缺乏特質」，這與 ADHD 不同。根據哈洛威爾醫師的說法，如果你這個注意力有困難的人放棄了現代社會的所有干擾，去農場生活，最終找回了平靜，那麼你

就沒有 ADHD。如果你到了農場後感到無聊，決定辦一場嘉年華⋯恭喜你，你就是我們的一員。

❝ 考恩，33 歲，比利時

> 「正常的狀況下」，我的專注力就像要擠出最後一點牙膏一樣。如果事情不是非常有趣或具挑戰性，要專心實在是很耗費精力。

❝ 約書亞，31 歲，德國

> 對於有 ADHD 的腦袋來說，專注需要很多策略或工具。這就像扛著一桶水上山。如果有工具（水桶），這是可行的，但非常耗費精力。開始很困難，停下來卻很容易。

❝ 米瑞安，30 歲，加拿大

> 專注和過度專注的區別就像騎腳踏車和搭乘子彈列車。兩者都能把我帶到目的地，但前者得耗費體力，而後者則非常輕鬆。

工具箱

該怎麼做才能讓大腦運作得更好呢？如果 ADHD 藥物對你有用，它們的確能夠起到奇效，是個不錯的起點，因為它們能夠提供大腦所需的刺激，讓我們更有效地調節專注力。但藥物並不適合每個人，通常在一天的結束（甚至中途）就會失效，而且並非總是有用。

因此，我發現發展其他幫助提升專注力的工具是至關重要的。這樣，當你需要（或有人要求你）專注時，你就有多種選擇。我的好朋友，中學老師喬・梅萊卡 - 沃伊特（Jo Meleca-Voigt）教她的學生用專注這個字（FOCUS）作為首字母縮略詞來理解專注：找出原因，使用策略（Figure Out the Cause, and Use a Strategy）。這將專注從一個名詞，這個我們不一定擁有的東西，變成了一個動詞，一件我們實際上可以做到的事情。*

1. 加強信號並減少雜訊

由於通知我們該做什麼事的「信號」很容易混到其他「雜訊」中，因此我們需要加強信號並減少周圍的雜訊。這樣，我們就能更清楚地聚焦於需要專注的事情，並且在不可避免地走神時，更容易回到正軌。

- **創造明確的提示**：ADHD 大腦比神經典型的大腦對環境的提示更為敏感。我們可以利用這一點，故意在視線內加入提醒我們應該做什麼的標記，並將其他不希望做的事的提示移出視線範圍。（更多內容請參見 146 頁的「謹慎地使用提示」）。

- **鋪設軌道**：在開始做事之前，先思考你想完成的事情的順序，可以讓你在面對無數干擾時更容易留在軌道上。我們的運營總監 J2 稱這為「放置骨牌」。有很多方法可以做到這一點，包括列出清單、查看行事曆，或者在起床前想像一下你希望這一天如何進行。

- **用干擾對抗干擾**：好好選一個適當的「干擾物」，例如音樂、電視節目或使用小玩具。這可以為我們的大腦提供足夠的刺激，如此，我們就不需要分心去尋找其他更具吸引力的東西。

---

* 關於老師如何幫助學生進行這個過程，喬提供了以下說明。詳情請掃描 294 頁的 QR Code。

"大衛，47 歲，加拿大

> 我會遛狗、冥想，然後寫日記（把焦慮寫在紙上，以免『忘記』），喝咖啡，並確保我有一個安靜和私密的工作空間。這樣我能集中注意力大約 4 個小時（直到午餐時間）才會真的開始分心。

"麥克，33 歲，美國蒙大拿州

> 我很難專心，但藥物能幫助我清除妨礙專注的事物，這使我更容易進入過度專注狀態。番茄鐘（幫助將任務分成可完成的小部分的定時器或應用程式）有助於克服『切換／開始』問題。我可以欺騙自己做某事 10 分鐘。

"娜塔莎，25 歲，美國佛羅里達州

> 將刺激油箱加滿。邊洗碗邊聽播客（podcast）或邊打掃邊聽音樂來增加刺激，但要找到平衡。你需要填補『空白』，透過增加所需的刺激來讓油箱剛好是滿的，這有助於我集中注意力。如果我在做一個需要高度專注的任務，我會加入低刺激物（如純音樂），反之亦然。這樣我的大腦就沒有空間去分心了。

2. 練習不帶批判地轉移注意力

我們的大腦充滿混亂，我們的思緒會四處飄移，沒有人能完全控制自己的思想，而對於有 ADHD 的人來說，更是難上加難。幸運的是，我們可以使用許多策略來（溫和地）將注意力帶回當下。

- **練習正念**：正念是一種有意識地將注意力帶回到當下的活動、想法或感受的練習，並且不帶批判地以好奇心觀察。例如，當你在洗碗時，你可以注意到水在你手上的感覺；如果你在逃避洗碗，你可以注意這讓你產

生的感受。「嗯,有趣,繼續吧。」練習正念可以提昇自我覺察,並增強我們在需要時重新轉移注意力的能力。

- **加裝一些緩衝措施**:我最喜歡的低技術方法是建一個「正在做」和「不做」的清單,分別寫在便利貼上。將這兩張清單放在工作區域內可以看到的地方,這樣當你偏離正軌時便可以注意到。你也可以設置物理屏障。我在煮飯時會一直分心,於是我在廚房放一個嬰兒安全門欄。我知道一旦走出廚房,我會忘記爐子上的鍋子。碰到這個物理屏障是一個極好的提醒,能讓我記住我應該要做的事,並將注意力帶回來。

- **如果突然想到要做什麼,先記在紙上**:如果你突然想到某件*需要做*的事,先把這件事寫在一個「停車場」清單上,而不是立刻去處理它。你可以在完成手頭正在做的事之後再查看你寫下的內容,看看這件事是否真的需要立即處理。通常,在回顧那些突然冒出的事情時,你可能會意識到這件事並不像你當初想的那麼重要。這個策略有助於增強我們的延遲分心能力,即在回應分心之前等待的能力,這樣你就可以專心在任務上,尤其是當這個任務是我們的大腦不想做的事的時候。

"瑪達萊恩,24 歲,加拿大

> 我每天都會進行 5 分鐘的冥想和 10 分鐘的簡單瑜伽。這是一種練習。當我分心時,我現在更能夠覺察到正在發生的事情,注意我的呼吸,然後慢慢地把注意力轉回到我想要專注的事情上。

"尼基,35 歲,美國

> 我在家裡到處放彈力手環。每當我做一些忘記可能會危險的事情時,比如做飯,我就戴上手環。我一定會分心,然後忘記我正在做什麼,但當我開始玩弄手環時,我就會想起來了。

> 我會拿一個小筆記本，寫下任何讓我分心的事情（我每個房間都有放筆記本）。然後，我把這些小筆記放在我的辦公桌上。當我找到十幾分鐘的空閒時間時，我會翻看這些內容，並毫不留情地丟掉絕大多數的紀錄。

3. 為（過度）專注騰出空間，並設置護欄

過度專注是一把雙面刃。當我們處於這種狀態時，我們可以全身心地投入到一項任務中，忘記其他一切。但是，同樣地，當我們處於這種狀態時，我們就是全心全意地投入，完全忘記其他所有事情。給自己足夠的時間進入過度專注狀態，並設置一些護欄，以幫助我們在需要時退出，這樣可以讓我們充分利用這種狀態而不至於陷入困境。

- **創造適合過度專注的條件**：不同的大腦以不同的方式進入過度專注狀態，但我們大多數人都需要一定的專屬時間，以及有利於長時間專注工作的環境。在工作之前，我會避免做讓大腦轉向其他事情的活動，並故意讓大腦集中在我希望它專注的任務上。*

- **設立結束時間**：即使你可以長時間進入過度專注狀態，也不代表繼續工作到極限對你有益。有時候，限制自己過度專注的時間，設定一個結束時間來讓自己開始為睡覺、進食或其他身體需求做準備，可以幫助你在第二天也保持高效能。這樣一來，狀態好的日子會增加，整體生產力也會提高。總之，要記得設個鬧鐘提醒自己。

- **給自己留下一些「麵包屑」**：在某些情況下，我們知道必須停下來，但

---

* 這顯然並不一定都會成功。我目前正在學習在無法專注時設置「調節器」，這些調節器是一些可以短時間內完成的活動，幫助我從一項任務中解脫出來，進入下一項任務。

擔心停下來後無法再次開始。當過度專注時間即將結束時，利用剩餘的一些精神能量寫下這兩點：*1. 我剛才做了什麼？2. 如果能繼續，我會做什麼？* 這些提示就像童話故事《糖果屋》主角一路留下的麵包屑，可以讓你第二天更容易重新進入這項任務，除非這些麵包屑被吃掉了。

" 彼特，32 歲，美國亞利桑那州

> 只要有適合的音樂（節奏明快但不過於強烈的音樂，電玩音樂效果很好）和環境（燈光柔和，沒有其他人的噪音干擾，沒有訊息通知聲），我很容易可以進入過度專注狀態。

" 米瑞安，30 歲，加拿大

> 當我進入過度專注狀態時，除非我事先設好鬧鐘，否則我根本不會停下來。我會一直讀書或做其他事情，直到完成或被某件大事驚醒。在我深思時，除非有完全意想不到的聲音吵醒我，不然我什麼也聽不見。

4. 活動身體

大家會鼓勵我們安靜坐好才能專心，但一般來說，在日常生活中加入活動，更容易讓我們集中注意力。

- **運動**：運動會產生多巴胺（dopamine）和正腎上腺素（nerepinephrine），這些都是刺激藥物用來幫助專注的化學物質。運動後提升專注力的效果，通常可以持續約 1 小時，所以如果你要進行需要高度集中精神的工作，事先運動一下會有幫助！

- **選擇不同的「座位」**：邊走路邊工作，例如使用有桌下跑步機的站立式書桌，是一種可以「動來動去」，又同時獲得運動益處的方式。特殊座

椅如瑜伽球、搖椅或旋轉椅，或健身腳踏車椅，可以提供額外的刺激幫助集中注意力。你甚至可以在普通椅子上加裝彈力帶！根據我們當天大腦的需求變換座位方式，通常很有幫助。*

- **去另一個房間**：當專注變得困難時，移動到另一個房間、建築物，甚至是另一個地區（我在亞利桑那州的一間度假屋裡寫了這一章），可以幫助你重置和重新集中注意力。有時候，能夠集中注意力是因為缺少干擾；有時候則是因為新鮮感！

" **安娜·路易莎，26 歲，巴西**

　　我在移動中可以專心。可以是在公車上、走路時，或是吊床上。如果我在移動，我就能集中注意力。通常，當我需要讀一篇很難的論文時，我會在晚上錄下自己讀論文的聲音，然後在日常運動時聽。
　　我以前會邊走邊看書，但後來撞到了一棵樹，嗯，可以這麼說，眉毛上的傷口足以讓我學到教訓。

" **艾莉森，44 歲，美國維吉尼亞州**

　　我選擇教職是因為我可以四處走動，移動的時候我可以更專心。線上教學讓我很痛苦，因為我必須一直坐著。還好，我工作時桌子底下放一台滑步機，讓我可以活動活動。

---

* 我最喜歡的一間教室裡，桌椅靠近老師，周圍還擺放著沙發。當我需要表現專心時，我會坐在桌子旁；在我感到高度焦慮或當我極度投入時，我可以在沙發上放鬆。能夠根據當天的需求選擇座位方式讓我感到自信，在這裡，我學到的比在其他教室中來得多很多。

5. 讓大腦休息

專注需要能量，任何形式的專注都會有這種消耗。對於 ADHD 來說，「大腦狀況差的日子」是常見的，有時雖然可以（且必須）強撐過去，但也需要考慮這樣做的利弊。如果大腦需要休息，有時最好的做法就是給它一個休息的機會，這樣之後才能好好集中注意力。

- **腦力休息**：如果你感覺精神能量正在減少，但仍想繼續，可以考慮進行一個有限時間的「腦力休息」。散步、玩一個輕鬆的遊戲，或者只是盯著窗外看一會兒，都可能是保持生產力、避免大腦疲憊和暴躁的關鍵。（睡眠也是一個很好的腦力休息，詳見第 5 章「睡眠無聊，但有用」。）

- **計畫暫時遠離工作**：如果你有一個長期且認知密集的項目（如期末考試複習或寫報告），確保你能安排時間暫時遠離它。午休時去公園走走，或報名參加健身課程。把事情放在抽屜裡一週，不僅能讓大腦有機會充電，暫時遠離壓力源也有助於防止倦怠。

- **暫停自我調節**：許多有 ADHD 的人覺得自己「不擅長放鬆」，因為在嘗試放鬆時，常常會做其他事情。我學到的是，對我們來說，暫停自我調節本身就是一種休息。有時候，讓你的大腦做它想做的事，即使那是開始一個新項目，比強迫自己專注於放鬆活動更能讓你休息。

"露西拉，30 歲，墨西哥

> 在大學時期，我唯一能寫作業的方法就是看浪漫喜劇。我工作 20 分鐘，然後看 15 分鐘左右，然後再回去寫。有點像番茄鐘的做法，但一定要看那種情節很容易跟上且我還沒看過的電影。

> 我在下課時間會進行「腦力休息」。如果不這樣做，我就無法再把更多資訊塞進腦袋裡。我會看貓咪影片或到外面散步，這些方法效果非常好。我在休息後能記住的內容明顯比不休息時多得多。

> 這可能聽起來有點反直覺，但我讓大腦休息的方法是做一些身體上有挑戰且重複的動作，這樣我的大腦會因為身體忙於運動而停止「狂歡」。例如划船，有時候只是做一些循環或間歇運動都有效。之後，就有一小段相對安靜的時間。

雜訊有其價值

在一次與記者阿魯希・阿格尼（Aarushi Agni）的訪談中，我自豪地解釋了如何增強信號並減少雜訊。我描述了我如何佈置環境來幫助自己專注：使用不同的電腦來玩遊戲和工作；限制我的待辦事項清單，以免多到我直接放棄；並在桌上貼上「正在做」和「不做」的便條紙。

她點點頭，若有所思。「但有時候，雜訊會變成信號。」

「這是什麼意思？」我問。

她向我解釋，有時在進行某個任務時，她分心想到的事會成為她未來*想要*專注的新計畫。想到這其中的諷刺，她笑了出來。

我緩緩地點頭，恍然大悟。

有一次，我本來應該要工作但我卻在看推特，剛好看到了有人問大家最喜歡的音樂劇是哪部。有人說《魔法黑森林》（Into the Woods）。我從未看過這部劇，於是就決定那天改成看這部劇，而不是做我該做的事。這真的是一部

超棒的電影！最後，我錄製了一段類似於影評的影片，這至今仍是我最自豪的成就之一。

雖然專注很重要，但分心也有其價值。創新就藏在這些分心的時刻中，而我已經忘記了這一點。回想起來，我發現自己追求專注的過程中，創造力大大減少。

當我剛開始經營頻道時，我的大腦大多時間是自由奔放的，可以隨意發揮。我那時想出了許多比喻，包括「紙怪」（Paper Monster）用來形容堆積如山的信件和紙張雜物、「（神奇的）鼓勵硬幣」（(Magical) Quarters of Encouragement），以及「動機橋」（Motivation Bridge）。我打扮成《駭客任務》中的角色，來解釋為什麼我們會專注於不重要的事。我做了手指偶推倒骨牌，來演譯日常習慣如何運作。我戴著「功課帽」（Homework Hat）跳舞，還在鏡頭前吃大披薩。隨著我變得更擅長控制專注力，我的效率提高了……但我失去了之前那種創意。

> 雖然專注很重要，但分心也有其價值。

如果你的大腦不能隨意漫遊，它就無法帶回一些意想不到的東西。如果你在農田裡種玉米，收成的就是玉米。但如果你去採集食物，或甚至只是漫步在森林裡，可能會找到漿果、蘑菇，甚至是精靈（有可能吧？）。我們的大腦*很擅長*發散性思維，能夠想出很多點子、新的組合方式和創新的解決方案。這就是為什麼我們有很多人成為發明家、早期科技採用者、行業領導者和顛覆者。而在不斷追求提高專注力的過程中，我們可能會忘記留給自己一些創意空間。

追求未擁有的事物時，對於已擁有的東西感到理所當然是正常的。但，這是有代價的。如果你不騰出時間來「洗澡」，就無法激發出「洗澡時突然想到的好點子」。

現在我試著讓自己找到平衡點。我有需要專注時使用的工具，但也留給自己一些時間去隨意漫遊。我已經可以好好馴服我的專注獸，我知道如何引導牠。然而，有時我會讓牠帶我去牠想去的地方，好讓牠帶來驚喜。我很期待我

們會一起發現什麼有趣的事物。

　　無論我們在旅程中的哪個階段，我們的大腦都會四處漫遊，不過沒關係。

　　我們（最終）總是能將思緒再次拉回來。

第 4 章
── 運作與衆不同的執行功能 ──

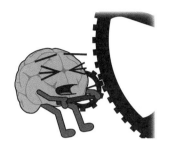

既然你不需要完美無缺，你可以表現不錯就好。

——約翰・史坦貝克（John Steinbeck），《伊甸之東》（East of Eden）

ADHD 的新年

我準備搬進一個新的辦公室，於是我發現自己再次陷入每次開學時都會有的幻想——*終於能夠變得井然有序，終於能把事情「做對」。*

我幻想，*這一次*，我會成為那個我應該成為的人，我的位置會看起來像它應該呈現的樣子。這次一定會完美，為什麼不呢？我正從零開始。*

開學第一週，我感到幸福，覺得前途一片光明，我會花整整一週來整理我的背包、新的活頁夾、標籤、計畫本，還有所有我認為需要的資料夾，讓自己變得更有條理。媽媽會教我如何整理資料夾並解釋如何維持整齊。但開學兩週後，這一切都不重要了。我找不到*任何東西*，我的書包底部會有被遺忘的作業皺巴巴地粘在爆米花上，媽媽*經常*需要把整個書包倒出來，幫我重新整理。

---

* 問題是，我其實並不是真的從零開始。我帶著我的習慣、我的日常作息和我的大腦一起來，我也把我的混亂帶來了，只是你還沒看到而已。

到底發生了什麼事？我無法解釋。那些系統就是崩潰了。

成年後，我用新的皮包、公寓和書桌來慶祝我的 ADHD 新年。還有新的興趣、友情、事業和信用卡。我搬進新地方，買了整理箱和清潔用品，把所有東西都放在適當的位置，覺得很自豪。兩週後，所有表面都堆滿了雜物，水槽也滿了，我每天會花好幾個小時找我明明*剛剛有看到*的東西。

有時我會發現一套新方法，那也會提供一個新的開始。「好吧，我的財務狀況是一團糟沒錯，以前試過的所有方法都沒用，但我還沒試過*這個*系統，也許這次會有用。」

每個我建立的生活雜事管理系統幾乎都會立即崩潰，通常是因為以下原因的某種組合：我忘記使用、我忘記怎麼使用、我把它弄丟了、我覺得無聊了、我忘記它的存在、我把它放在一個非常重要的地方但現在找不到了、我答應自己稍後會更新（但我沒有）、我分心了、我摔壞手機而且資料沒有備份、我不小心刪除了應用程式或忘記了密碼、我負擔不起了、生活中有計畫之外的事情發生——我生病了，或者在應該打掃／做飯／整理的那天去了朋友家，然後再也沒回頭做那些事情。

> 我不知道怎麼讓生活變得有條理，但是卻努力做到，這其中一定是有代價的。

當一套系統崩潰時，原本這個系統應該幫助我管理的事情也隨之崩潰。我的物品、我的時間、我的人際關係、我的財務狀況。

在某些情況下（以及我生活中的某些領域），我會非常有條理，近乎完美，而且可以一直保持，但那只是因為我拼命地保護我制定的這套體系，達到了強迫症的程度。不管我有多累，我都會按照近藤麻理惠（Marie Kondo）的方式折衣服，因為我知道一旦我不這樣做，一切都會崩潰。不，我不能和大家一起出去吃晚餐，因為那會打亂我制定的膳食計畫。有時，將彩色鉛筆按照顏色排列似乎是唯一能阻止混亂的方法。所以，不，抱歉，你不能借用我的彩色鉛筆。事實上，連我自己也不會拿來用。

我不知道怎麼讓生活變得有條理，但是卻努力做到，這其中一定是有代價

的。我可以做到，只要生活中不要有預想不到的事情發生，所以我不讓生活發生變化。這當然違背了保持有條理的初衷——讓生活變得更輕鬆。但這是我認為不得不做的妥協。

我學到什麼

回顧過去，我發現我對有條理的需求是，試圖在看似失控的生活中尋找某種控制感的方法。我不斷嘗試找到系統和規則來控制混亂，幫助我在需要的時候做該做的事。我感覺自己一團糟，而面對一團糟時你會怎麼做？你會整理。

我雜亂無章的程度就像滾雪球般越滾越大。我找不到東西，所以就會遲到，因為快遲到了匆匆忙忙，東西就隨便亂放，我跟自己說我等一下會重新整理，結果我完全忘了這件事。我沒辦法正常工作，因為大家都告訴我要有條理一點才能運作，所以我投入了大量的時間、精力、金錢和其他資源來嘗試變得有條理。

事實恰恰相反，與我們大多數人被告知的不同：那些有 ADHD 的我們難以正常工作的原因，並不是因為我們還沒找到合適的方法以及／或無法「堅持下去」。實際上，正好相反。我們很難堅持做到，我們的物品、時間、行動、情緒和言語「溢出」到周圍的人身上，是因為我們有執行功能的問題。

什麼是執行功能 (executive function)？

執行功能（EF）就像是大腦的執行長。這是一組自上而下的認知過程（執行功能），幫助我們自我調節，以便我們能夠有效地計畫、決定事情的優先順序，並持續努力實現長期目標。

執行功能（名詞）

一組自上而下的認知過程（執行功能），幫助我們自我調節，以便能
夠有效地計畫、決定事情的優先順序，並持續努力實現長期目標。

這些認知過程源自於前額葉皮質，這是大腦最後發育完成的部分。大多數
的人執行功能系統在 25 歲之前完成發育。這就是為什麼我們將許多需要執行
功能的技能與「成年」聯繫在一起，例如管理職業生涯、做出正確決定、按時
支付帳單，以及安全駕駛。

雖然許多組織、財務和專案管理系統旨在支持執行功能，但它們也*依賴*使
用者本身的執行功能。

你可能已經看出我要說什麼了。

ADHD 大腦中的執行功能受損

當我剛開始做這個頻道時，我以為我唯一的缺陷是我的注意力不集中（現
在我明白這其實是注意力調節困難，詳見 36 頁的「我學到什麼」）。但事實
並非如此，ADHD 的困難大體上是因為執行功能障礙。

ADHD 大腦中常見的執行功能障礙包括：

反應抑制（Response Inhibition）

反應抑制指的是抑制那些干擾目標或在特定情境下不合適（或不再合適）
的行為。反應抑制在刺激和行動之間，創造了心理和時間上的空間。你是否曾
經在老師剛問完問題時沒舉手就大聲說出答案，會議剛開始時就離開座位，不
經思考想到什麼就說什麼，或者即使知道應該停止卻依然繼續過度分享（或過
度解釋）？這些行為都是*反應抑制*受損常見且令人沮喪的結果——刺激發生

了，我們就立即做出反應。

工作記憶（Working Memory）

工作記憶指的是我們能夠暫時在腦中保留資訊，操作它並產生反應或行動的能力。例如，當你在準備晚餐時，你可能會使用工作記憶來記住你在冰箱裡看到的食材，想出如何混合搭配這些食材，然後決定要做什麼菜。*（我們會在第八章「如何記住事情」中了解更多關於工作記憶的內容）

心向轉移（Set-Shifting）

心向轉移指的是我們在不同認知需求的任務之間切換的能力，例如閱讀食譜並按食譜做菜，或在談話中從說話者切換到聆聽者。當我們在需要集中注意力的任務間一心多用時，我們靠的就是心向轉移的能力，它讓我們在需求改變時保持彈性。對於 ADHD 患者而言，心向轉移的能力通常受損程度是中度，需要在任務之間切換的情況下，我們運轉的速度通常比較慢，也可能會犯較多錯誤。

這些執行功能共同作用來幫助我們好好運作。

研究發現，心向轉移功能損傷可能是由於工作記憶和反應抑制的缺陷。例如，我們要寫電子郵件給上司，但剛剛在傳訊息給朋友。此時我們可能無法記住正在切換回來的任務（寫電子郵件給上司）的「規則」，仍然固守於剛才專注的任務（傳訊息給朋友）規則上，很難快速而準確地進行任務切換。

這些都在在解釋了為何我在學生時期無法有條理地做事。在 5 到 10 分鐘的下課時間內，我必須停止記筆記，弄清楚回家作業是什麼，找出我的計畫本並把作業項目記下來，把書收起來，去我的置物櫃，記住我的密碼並拿出下一

---

* 或者如果你像我一樣，這會讓你的工作記憶超載，那麼你可以叫外送或直接吃罐頭鷹嘴豆。

堂課需要的用品，然後到下一堂課的教室上課。完成所有這些任務並將我的東西整理好，需要一定程度的執行功能，而我當時還未完全發展這些功能。

執行功能在 ADHD 大腦中發展較慢

人類制定出來的系統，大多假設使用者具有正常程度的執行功能，即目標年齡族群或受眾一般該有的正常水準。如果系統是為兒童設計的，它可能會很簡單或設計成在家長或老師的幫助下使用。如果是為大學生設計的，它可能假設使用者的執行功能系統已經幾乎發展完全。

人們會期望一個 18 歲要上大學的人，擁有 18 歲應有的執行功能能力。他們可能還不擅長經營公司，但應該能夠應付選課這類的事情。

對於 ADHD 患者來說，這種情況通常不成立。

ADHD 患者的執行功能發展延遲，可延遲達 *30%*。這表示你送去上大學的 18 歲孩子，其執行功能可能相當於 12 歲的水平。

這也是為什麼 ADHD 患者看起來會顯得「幼稚」。我們看起來好像故意不守規矩，但其實並非如此。當我們沒有遵循指示或達到期望時，並不一定表示我們不理解這些期望，也不代表我們不想達到這些期望。通常是因為我們（至今或此刻）還沒有足夠的執行功能來有效完成這些事情。

「熱」和「冷」的執行功能系統

我們在情急之下的行為或言語，常常與我們事先*計畫*的或建議給別人的有所不同。這是因為有兩種神經通路支持著幫助我們做決策和達成目標的執行功能系統。

「熱」執行功能系統指的是情感和動機過程。當情緒高漲或情況緊急時，這個系統就會啟動。

而當我們不處於情急狀態或情況不嚴重時，「冷」執行功能系統會接管，我們的決策會更具邏輯性。「冷」執行功能指的是一些認知過程，如反應抑制、

工作記憶和心向轉移。

我們可以快速在這兩個系統之間切換，兩者可以同時活躍，不過通常其中一個會壓過另一個。

這對每個人來說都是如此。

但對於有 ADHD 的人來說，了解這一點尤為重要。雖然執行功能障礙解釋了我們遭遇許多困難的原因，但這並不能完全描繪出全貌。否則，ADHD 就只會被稱為執行功能障礙了。

有 ADHD 的人情緒通常較為激動（參見第 9 章「感受、調整與運用你的情緒」）。激發我們動機的過程也有所不同，這使我們更傾向於選擇即時的小獎勵，而非延遲的大獎勵（參見第 7 章「如何獎勵你的大腦」）。

成功的問題解決能力（使用冷執行功能）很大一部分受到個人的動機和情感影響（即熱執行功能）。

這說明了為什麼當我在建立和剛開始維持我的組織系統時若遭遇困難，我還是能夠成功地解決問題。我對建立這些系統感到興奮，並立即享受到看到一切井然有序的獎勵。

這也解釋了為什麼當我在課堂之間奔波時，會做出把報告隨便塞進書包這種客觀上不合理的選擇。我告訴自己（與以往的經驗相反），我「以後」會整理。我當下的感受是來自於趕下一堂課的壓力和擔心遲到的後果。

很多人，不論是否有 ADHD，當熱執行功能系統占主導時，都會做出並不完全合乎邏輯的選擇。

但研究表明，透過反思、情境化和抽象分析來利用冷執行功能，即使在情緒和動機推動我們做出衝動決策的時候，還是可以更容易做出理性的決定。而這些技能是可以學習的。

約書亞，31 歲，德國

因為有 ADHD，我的每一天都不一樣。我有非常棒的日子，也有糟糕透頂的日子，但很少有「普通」的日子。我要麼有一大堆想法，要麼腦袋一片空白。我大部分時間都完全沒效率，但在極短的時間內，我卻能趕上所有該做的事。

瑪達萊恩，24 歲，加拿大

我每天都有執行功能困難！每件任務都有很多小事情要記住。記得吃藥、做完飯後關掉爐子、購物前帶上購物袋、過濾義大利麵前留一杯麵水、食物冷卻後放入冰箱、去赴約、計畫與這個朋友見面、從烘乾機裡拿出衣服……太·多·了！

梅爾，21 歲，荷蘭

「當我在任務和其他事情上遭遇困難時，周遭幾乎每個人都告訴我『只要開始就好了。』每次聽到這句話我都很受傷，因為我覺得他們沒有認真看待我（因為實際上是腦部疾病）所面臨的困難。」

瑪吉，40 歲，美國賓州

成為媽媽後，我的執行功能遭遇更大的挑戰，因為現在我不僅要管理自己的生活，還要管理孩子們的生活、他們的童年。我確保自己能做好基本的事情，但這遠不及他們用來比較的那些完美童年。最糟糕的是『為什麼』：『為什麼去年假期我們沒有烤餅乾？為什麼我們去萬聖節討糖的時候那麼晚出發？記得有一次你搞了個恐怖尋寶遊戲嗎？為什麼我們沒有再做一次？』我盡力回答他們，『不是我不想做，我已經在努力了……』但內心深處，我忍不住覺得自己仍有哪裡讓他們失望了。

工具箱

許多心理健康專業人士只聚焦於 ADHD 的症狀，或我們在執行功能上的相對優勢和劣勢。但關於我們在大腦有這些差異的情況下是如何運作的，同樣值得深入探討。雖然我們無法改變這些執行功能的差異，但*可以*將損害降到最低，我們可以做很多事情來幫助彌補在執行功能上的差異。

1. 減少需要管理的東西

在 ADHD 社群中，有一句常見的說法：「如果你想做更多事情，那就少做一點。」你要做的事情越多，你需要記住的事情也越多，這會讓你的執行功能系統更難跟上。對每個人來說都是如此，但對我們這些有執行功能障礙的人來說尤其是。因為我們經常承擔超出自己能力範圍的事情，對於有 ADHD 的人來說，最有幫助的管理方法之一，就是簡化自己要做的任務。

- **委派責任區域**：對於我們這些有 ADHD 的人來說，委派單個任務通常需要更多的認知資源。然而，委派整個責任區域，從執行功能的角度來看，會更有效率，因為這允許他人接管任務的*執行*和*管理*。將購物清單交給你的伴侶會為你節省一次去商店的時間，但共同決定由你的伴侶負責確保家裡有食物，則可讓大腦騰出更大的空間。

- **簡化系統**：當我們極度專注於建立一個複雜的組織系統時可能很有趣（參見：反應抑制問題），但當我們需要將注意力轉移到其他事情上時，能否維持這個系統則是另一回事。想要長久地維持組織條理，則需要簡化系統。比如「書放在書架上」比「書需要放在*正確*的書架上，按顏色和大小排序」更容易達成。

- **實踐極簡主義**：極簡主義基本上意味著擁有更少的東西。如果你沒有太多的東西製造混亂，管理雜物會容易得多。我遇到的很多 ADHD 患者都推崇極簡主義，因為他們在需要管理、丟失、組織和清理的東西變少

時，能更有效地運作。對於執行企劃也是如此；限制正在進行的工作數量，特別是長期專案，可以減輕我們執行功能的壓力。

- **學會說不（至少對某些事情）**：限制正在進行的工作數量，特別是長期專案，可以減輕我們執行功能的壓力。生活中可做的事情無限，但我們的能力有限。如果你的盤子已經滿了，就不要再拿一盤。
我們需要永遠少做一點嗎？不一定。但是由於我們的神經發展遲緩，ADHD 成人往往被推到執行功能的極限。如果我們的應對技巧無法比需求增長得快時，跟上需求的步伐就變得越來越難，我們會犧牲越來越多自我，也無法保持各方面的良好狀態。

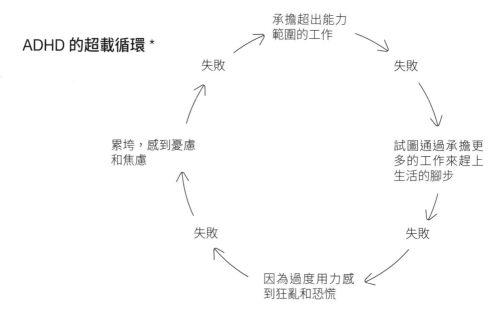

ADHD 的超載循環 *

通常，擺脫這個循環的方法是開始少做一點。理想的情況是承擔你*目前*能應付的工作量，在承諾更多工作之前，先提升你的技能。

---

* 我在社群中分享這方面的經歷時，有人指出，如果我們成功了，我們也可能陷入同樣的循環，因為我們會被賦予更多的責任並需要管理更多的事情。

❝馬克，66 歲，美國

> 作為一名理財顧問，我只負責見客戶和提供建議。其他人會幫我管理行事曆、做筆記、制定客戶計畫、管理營收和處理其他經營事務。

❝珍，46 歲，美國科羅拉多州

> 降低標準！地板髒就髒吧，衣服在髒衣籃裡放兩個禮拜有什麼關係呢？你和孩子、植物、寵物都有吃飽，大家都有好好睡覺（如果可能的話），還有時間玩樂。衣服可以等，但生活不會。

2. 照顧好自己

　　當我們面臨其他人不會遇到的困難時，我們需要一些他們不需要的工具。例如，我個子矮，雖然可以勉強拿到櫃子頂層的東西，但如果我想要安全一點，就需要一個小板凳。物品放在高處時，小板凳讓我能夠和個子高的人站在同一個起跑線上，避免我比他們更辛苦。這個概念同樣適用於 ADHD。許多支持性工具都非常實用（很多是免費的），因為這些工具能讓 ADHD 患者更能安心完成任務，這能大大提升我們的表現水平。理想情況下，我們應該在迫切需要*之前*就做好準備，因為找到最有效的支持性工具也需要時間。

- **添加輔助支架**：就像學騎腳踏車時會用輔助輪一樣，你可以藉由輔助工具，幫助自己學習新系統或承擔新責任。例如：首先，我會請人坐在我旁邊和我一起做一件事；之後，有時我會自己試試看；一旦我掌握要領，我就會完全自己來。輔助支架對我們很有幫助，因為在學習任務時能得到所需的支持，隨著我們變得更有信心，這些支架就可以逐漸撤掉。

- **提出請求**：當有人能讓任務變得更容易執行時，說出來，讓他們知道該怎麼幫助你。例如，你可以請他們提供一份文件，讓你可以邊讀邊跟著做（如果他們需要知道你為什麼提出這個請求，可參考第 8 章「忘記與記住之間，如何自處」）。

- **尋求正式的特殊安排**：在美國，身心障礙的學生和工作者（ADHD 也可被視為一種身心障礙）依法有權要求合理的特殊安排。個別化教育計畫（IEP）和 504 計畫保護學生，而《美國身心障礙者法》則保護社會人士。「職務再設計」的網站（askjan.org）按身心障礙或損傷類別列出了協助措施，甚至提供線上聊天選項，為需要指導的人提供幫助。

❝史蒂芬妮，33 歲，美國北卡羅來納州

> 我和妹妹都有 ADHD，目前我們住在一起，我們會互相陪伴以完成事情。如果我在洗碗，她就會坐在廚房裡改作業，我們會互相督促完成任務。

❝傑西，42 歲，美國華盛頓州

> 我一直很怕上司突然來個『我們聊聊』會議，因為我可能會發現自己進度落後或是花了六個多月卻完全做錯。所以我們開始每週開檢討會，他會給我一個快速且安心的綠燈，向我保證，從他的角度來看，目前一切都沒問題。

❝瑞絲，40 歲，美國維吉尼亞州

> 當我第一次陪孩子上學時，我對於他們希望家長為班級派對提供的烘焙點心數量感到震驚。我覺得烘焙既無聊壓力又大，這對我的執行功能來說簡直是災難，所以我調整期望值，告訴老師們，『我不會烤點心，但我很樂意為每次派對帶來主題盤子和餐巾！』這樣一來，問題解決了。

3. 計算 ADHD 稅

　　「ADHD 稅」是社群中常用的一個術語，指的是我們在這個不考慮 ADHD 困境的世界中，僅因有 ADHD 而產生的額外支出。這個術語通常指的是財務成本，但 ADHD 稅也包括精力、時間和其他資源的消耗，而且這些成本非常高。雖然我們無法完全消除 ADHD 稅，但提前計算這些成本可以幫助避免（至少一部分）危機。我們也可以在可能的情況下提前支付 ADHD 稅——將我們的時間、金錢和精力投資於可以減少長期成本的工具和系統。正如許多社群成員（以及那些愛我們和與我們合作的人）發現的那樣，這不僅減少了壓力，通常還更加「便宜」。

常見的 ADHD 稅

- 逾期費
- 急件運費
- 忘記取消的訂閱和會員費
- 飲料放到沒氣或不見
- 因東西弄丟或弄壞而重買
- 因為遲到／忘記帶證件／去了錯誤的機場而錯過航班臨時買的機票
- 忘記（或因為壓力太大而無法）跟進的潛在客戶
- 因為被廣告看板分散注意力而發生車禍
- 花在 *不斷* 找 東 西 上 的 時 間
- 蔬菜（對，去檢查一下冰箱吧，我等你）

- **請專業人員協助處理不能出錯的任務**：許多有 ADHD 的人會雇用人來管理他們可能會忘記或搞砸的重要任務。會計師可以幫助我們按時報稅，並發現我們可能會錯過的扣除項目。律師可以幫你檢視重要文件，或者根據他們的專業，幫你規劃遺產或處理離婚事宜。順便說一下，請律師起草婚前協議也是降低 ADHD 稅的有效方法。* 許多事務看起來請別人處理似乎太花錢，但對我們來說，這才是真正有效率的方式。

- **建立捷徑**：對於經常做的事情，學習或練習如何減少相關步驟，可以減少對工作記憶的需求，並降低你在過程中分心或遺失東西的可能性。幾乎所有程式都有內建的快捷鍵，建議可以花點時間學起來。我們也可以建立物理上的捷徑，例如：衣帽架可以將把外套放回原處的過程，從 4 個步驟（打開衣櫃門、找到空的衣架、掛好外套、關上門）簡化為 1 個步驟（把外套掛在衣帽架上）。

- **投資有助於管理的工具**：如果你知道自己會弄丟東西，可以考慮購買像 Tile 這樣的藍牙追蹤器或使用「尋找我的 iPhone」等功能。如果你經常忘記吃藥，可以考慮購買定時提醒藥盒。如果你知道自己會放棄使用計畫本，除非上面有亮晶晶的貼紙或封面色彩繽紛，那你不妨買一些最閃亮的貼紙和選擇顏色最鮮豔的計畫本。你會驚訝的發現這樣的消費更省錢，因為你不會在不適合自己的計畫本上花費太多錢和心力。

---

* 在離婚期間，你需要找到的文件數量和記住的事情量是非常驚人的，這是你一生中最具情感破壞力的經歷之一，而且根據統計，有 ADHD 者離婚機率非常高。

❝ 特蕾奧娜，47 歲，美國俄亥俄州

> 　　我的智慧手錶會提醒我*所有的事情*。我的手錶總是設為震動模式，所以每當有應用程式的通知或設置的鬧鐘時間到時，我都會被震動提醒。我設置了多個鬧鐘來提醒我起床、去上班、在工作中的 3 段休息時間、下班等。某些健康應用程式會提醒我何時禁食、何時檢查血糖等。如果需要被提醒某件事，我會設定手錶來通知我。這種物理提示對我來說非常重要，因為我經常錯過手機上的很多通知。

❝ 羅里，17 歲，美國密西根州

> 　　我的家人（6 個人，其中 3 個有 ADHD）使用智慧音箱和智慧家居技術設置「快捷鍵」，讓日常例行事務可以自動化進行，節省時間和腦力。例如，執行「晚安」例行程序會關閉所有燈，啟動掃地機器人，並告訴我們洗碗機是否已經啟動，以及我們的設備是否在充電。

❝ 琴，40 歲，美國馬里蘭州

> 　　我的精神科醫師告訴我，如果你找到一個解決問題的變通方法，那就和沒有問題一樣好。例如，我會把鞋子放在車上，因為有時候我會穿著拖鞋出門上班。所以，與其因為忘記穿鞋而生自己的氣，不如放下這件事，因為這沒有關係。到辦公室時，我需要的東西都有帶比較重要。

4. 建立適合自己的系統

　　我們常常為理想中的自己建立系統，而不是為現實中的自己。我們已經有了習慣、偏好、厭惡、優勢以及過去有效或無效的經驗。如果我們在建立系統時考慮到這些因素，往往會比從零開始建立一個系統更成功。

參考之前有效的策略：我們常常可以重複使用過去幫助我們的策略。即使不是完全適用，我們也可以稍作調整再好好利用。新的系統可能更有趣，也更令人興奮，但這種新鮮感會消失。那些在新鮮感過後仍然有效的，通常才是值得再次嘗試的，可以根據需要進行調整，這樣可能會更持久耐用。

- **看看你現在做的事情**：在一個讓你想法大噴發的會議後，你通常會花半小時進行腦力激盪，向接下來會議上的人傾倒大量資訊，也許先讓對方知道這是你的計畫，並確認他們是否能接受。如果他們不同意，那就先留一段緩衝時間給自己，讓你興奮的腦袋冷靜下來，再轉而進行下一件事情。

- **考慮你的喜好**：激發 ADHD 患者的動機是一項很大的挑戰。如果你喜歡《超時空奇俠》(Doctor Who)，那麼一個《超時空奇俠》的鑰匙圈可能會讓你更有可能把鑰匙掛起來。如果你討厭待在車庫裡，真的適合把橢圓機（一種健身設備）放在那裡嗎，潔西卡？*

- **記住你有 ADHD**：現在的我們不是神經典型，未來的我們也不是。雖然我們可以改善自己的技能，減輕一些障礙，但這需要時間，而且進展並非總是線性的。而且，即使有些障礙減少了，缺陷依然存在。即使透過策略減輕了一些障礙，我仍然在使用同樣的大腦，我的大腦仍會在某些地方自己絆倒。你有沒有和比你快或慢很多的人跑過兩人三腳？對，就是那種步調不一致的感覺！我就是一腳快一腳慢。

---

* 滑步機仍然放在車庫裡，我還是沒在用。不過我在考慮鋪上一塊漂亮的地毯，讓車庫感覺不那麼像車庫。

❝ 羅恩，49 歲，美國密西根州

> 我喜歡開駕駛式割草機，但討厭掃落葉。許多年來，整個冬天，我都讓落葉散在我家草坪上，但後來，我發現只要把集草袋取下，駕駛割草機在厚厚的落葉上跑一遍，就能把樹葉切碎成覆蓋物。然後，我只需把袋子裝回去，再開著割草機跑一遍院子就完成了。鄰居們可能會覺得用割草機割樹葉很奇怪，但對我來說，這件煩我一整年的事，現在只需要一個下午……而且還很好玩！

❝ 艾希莉，26 歲，新加坡

> 我不擅長記憶事情，所以我非常認真地做筆記。我曾經沉迷於排版設計，於是在我的文字處理器上設定了自訂版面樣式。現在，每次看到我的文件版面，我都會因為它看起來既整潔又美觀而感到一陣多巴胺激增的快感。

「手動模式」狀態

　　我開始經營我的頻道並學習了解我的大腦時，我還在餐廳當服務生。那時，我已經在餐廳工作了很久，非常熟悉我的工作內容，幾乎不用思考我在做什麼，我完全是在自動駕駛模式下做事。

　　我是餐廳裡最好的服務生之一。我可以走到後面去查看 YouTube，回覆評論，同時提供客戶滿意的服務。當我輸入訂單時，我的手指在電腦螢幕上飛舞。那種緊迫感和刺激感讓我感到興奮。我喜歡這份工作，因為我能進入心流狀態。有時，我感覺自己像是神力女超人。

　　有一天，系統進行了更新，菜單重新排版了。雖然沒有完全改變，但變化的程度讓我無法再依賴肌肉記憶或進入自動駕駛模式。

我進入了我稱之為「手動模式」的狀態：我得思考每一個動作，主動尋找我需要的東西，弄清楚菜單品項在哪個類別，然後在螢幕上找到我在找的東西。換句話說，我必須依賴我的執行功能。

這些變化對我來說是非常不利的。

有時候，我要在同一個文件夾中翻找 3 次才能找到我需要的品項。

其他服務生變得不耐煩，站在我身後等著我輸入訂單。知道有人在看著我和新系統搏鬥，讓我更難以集中思考，我得花很長的時間才完成訂單輸入，於是我開始跟不上狀況。我的顧客也開始不滿，我需要時時回應他們的要求，於是一切都變得混亂。

前一天我還可以輕鬆處理的狀況，現在卻變得很困難。我害怕經理會注意到，然後就安排少一點桌數的顧客給我，這會影響我的收入。我試圖讓自己加快速度，但這只會讓我更容易犯錯，進而需要花更多時間找經理來改正錯誤，這又更加拖慢了我的進度。

我開始用不同的方法來完成工作，試圖跟上節奏，這讓其他部分的工作也進入了手動模式。之前，我能完美地完成所有工作，現在，我需要考慮要先服務哪一桌的顧客，並搞清楚哪些服務步驟可以跳過。

由於對我的執行功能需求增加，我從餐廳裡最快的服務生變成了最慢的。只要工作流程一個方面從自動模式轉變為手動模式，就足以讓我在工作中遭遇困境。如果菜單項目的位置每天都在變，我早就被解僱了。

還好經理很貼心，他們沒有同時改變檸檬的放置位置或其他工作內容。他們預料到太多改變會讓我們很難適應（儘管我遇到的困難肯定比大多數人多得多）。他們了解，我們需要先熟悉新系統，等我們可以熟練到轉為自動駕駛模式工作，再進行其他變更。

現在，當我在執行功能上遇到困難時，我會檢查我依賴的系統是否被切換到手動模式。並提醒自己，當生活中很多事情都處於手動模式時，我就不應該再

> 在努力改善生活的過程中，我們很容易忘記某些部分已經在為我們正常運作。

增加更多任務了。

當你在適應新事物時，要注意有多少新系統在改變，並盡量讓生活中的其他部分保持自動化。

在努力改善生活的過程中，我們很容易忘記某些部分已經在為我們正常運作。即使這些部分是我們最終希望改進的領域，但保持這些部分不變，可以為想要進行的變化提供更穩定的基礎。

如果一個新的系統一開始對你來說很困難，給自己一點時間調整。即便是一個最終會運作得很完美的系統，起初往往也會是艱難的。

第 5 章

── 睡眠無聊，但有用 ──

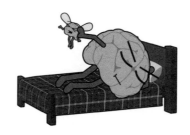

我想睡覺，但我的大腦不停地自言自語。

──所有ADHD大腦

混沌理論

如果睡眠是《龍與地下城》（Dungeons & Dragons）中的角色，它會屬於混亂中立（chaotic neutral）陣營。

你的睡眠不在乎你隔天有什麼計畫，不在乎你什麼時候該起床，也不在意在某些情況下，睡著很沒禮貌或甚至是違法的。

對我們中的許多人來說，睡眠想做什麼就做什麼，想什麼時候來就什麼時候來，完全不在乎會毀了誰的一天。

對我來說，睡眠從第一天開始就這樣了。

據家族傳說，我剛從醫院回家的第一晚就被媽媽趕出了她的房間，因為即使我不哭，我也非常吵。無論她怎麼哄我，我都不肯安靜下來。她把我放進了對面房間的嬰兒床，原本她打算 6 個月後才用這張床，然後關上門，譏諷似地低聲祈禱：「*拜託，神啊，別讓她死了。*」接著她躺回自己的床，為第

> 對我們中的許多人來說，睡眠想做什麼就做什麼，想什麼時候來就什麼時候來，完全不在乎會毀了誰的一天。

二天的戰鬥養精蓄銳。

我經常在奇怪的地方睡著：在嬰兒彈跳椅上，或坐在行駛中的車內，或者在爸爸的胸口上。「我不能起來，寶寶還在睡覺！」*

孩童時期，我有時候會躺在床上好幾個小時，盯著天花板上的紋路，或者悄悄打開門縫偷看走廊上的電視。有時候，我會睡幾個小時就醒來，腿疼得厲害，需要止痛藥布洛芬和熱水澡才能再次入睡。

「是成長痛，很常見。」醫生說。

然而到了早上，我卻完全睡死，沒聽到鬧鐘響，錯過早餐，也錯過整節課。

即使我準時起床，我也常常感到疲憊不堪，下顎疼痛，好像在夢中與人打架。

「她會磨牙，這並不少見。」牙醫說。

我的醫生和牙醫沒說錯。我的症狀在兒童和青少年中並不少見。然而，更值得注意的是，我是多麼努力地與睡眠問題搏鬥，且持續至今。小孩長大後通常就會克服這些睡眠問題，但我卻還沒解決。

在青少年時期，我經常在走到床上之前就睡著了，有時甚至還沒到家就睡著了。有一天晚上，我醒來時還在我爸媽的廂型車裡，穿著我的樂儀隊制服，連帽子都沒脫。

我的男友可能是最受我睡眠問題影響的人。睡眠問題可能是 ADHD 中最難掩飾的部分，尤其是對與你同住的人來說。晚上睡前看電視時，我會不斷變換姿勢或在房間裡踱步，如果我終於安靜下來，我可能會在入睡時踢他，或者凌晨 3 點用「床上瑜伽」吵醒他。† 昨晚，我嚇到他了，因為就在他快要睡著的時候，我的腿猛然直挺挺地舉了起來，而且就一直舉著（我完全不記得）。

---

* 這讓我媽媽非常煩惱，但我對此心存感激。直到今天，把頭或臉靠在我愛的人身上，對我來說是世界上最令人安心的事情，這讓我充滿安全感，也常常成為我睡前放鬆的方式。

† 我真的會在床上做瑜伽，不是因為這個時候很適合運動，而是因為我的大腦和身體太過躁動。有時，我會找到一個合適的姿勢來讓我的神經系統放鬆，或者消耗足夠的精力，讓自己最終能入睡。

我的睡眠與清醒行為總是奇怪地不受控制，我甚至確定很多時候是*超自然*的。我覺得很無奈，不知道為什麼我會有這些問題。就像我的頻道中關於睡眠主題的影片所描述的那樣：

「我以前不知道我的睡眠問題與我的 ADHD 有關。我只覺得自己是個邊緣性嗜睡的夜貓子，患有不寧腿症候群，晚上會磨牙，每次坐下來放鬆時都會睡著。大部分是因為疲憊不堪而倒下，而不是好好上床睡覺，而且除非從我頭上澆一桶冰水，不然我一定會睡過頭。」

我學到什麼

睡眠障礙在 ADHD 患者中非常普遍，*真的*相當常見。普遍程度大概是，如果你有 ADHD，那你很可能就有睡眠障礙。

我的醫師從未深入研究過我的睡眠習慣，但他們應該這麼做。因為睡眠問題在 ADHD 患者中非常普遍，甚至*曾經列為診斷標準之一*。

根據 2019 年出版的《睡眠與 ADHD：評估與治療實證指南》（Sleep and ADHD: An Evidence- Based Guide to Assessment and Treatment）第一版，73% 的兒童和青少年以及 80% 的 ADHD 成人都曾經歷睡眠障礙。

以下這些睡眠障礙症狀常與 ADHD 並存：

- **阻塞性睡眠呼吸中止症**：這種睡眠障礙主要特徵為打鼾和睡眠期間呼吸暫停，成年人中更為常見，但在 ADHD 兒童中也會發生。

- **不寧腿症候群**：這會導致一種強烈且難以抵抗的衝動想動一動下肢，特別是在坐著或躺著的時候。與 ADHD 相關的過動症不同，不寧腿主要發生在夜間，且常隨年齡增長而加劇。

- **週期性肢體抽動症**：你知道在入睡時腿突然踢動或手臂突然揮動的情況嗎？*這是一種疾病*。至少，當這種情況每 20 到 40 秒發生一次，並持

續時間長到足以干擾睡眠時，這就是一種疾病。*

- **夢遊和夜驚**：夢遊和夜驚發生在清醒和睡著之間的界線模糊時，小孩第一次發生時通常是父母察覺到的。

- **失眠**：這你應該聽過。失眠發生在你想睡但*無法*入睡時，無論是因為難以入睡還是無法持續睡眠。失眠也是診斷睡眠相位後移症候群（一種慢性睡眠紊亂）的標準之一。

- **睡眠相位後移症候群**：這種症候群發生在你的生理時鐘延遲兩小時或更長時間時。例如，你可能自然地想從凌晨 3 點睡到中午。

- **白天嗜睡**：顧名思義，如果你在朋友家看電影時打瞌睡，或因無法保持清醒而錯過了輪班工作，這並不代表著你是個不好的朋友或懶惰的員工，這可能是某些問題的徵兆。

目前的研究顯示，較嚴重的 ADHD 症狀與較嚴重的睡眠障礙症狀有關（反之亦然）。某些 ADHD 類型的患者更容易出現睡眠障礙。例如，白天嗜睡與不專注主顯型 ADHD 有強烈的關聯，而不寧腿症候群則與過動／衝動主顯型 ADHD 更相關。對於那些具有綜合表現型 ADHD 的人來說，我們同時罹患這兩種症狀的風險更高（耶～～～）

我們更容易錯過睡眠

大家犧牲睡眠的原因有很多，比如讀研究所、照顧嬰兒或趕書稿期限。然而，ADHD 患者更可能經常因以下原因而熬夜：

---

*這與「入睡抽動」不同，入睡抽動是入睡時整個身體的突然動作。這通常不會干擾睡眠。

我們還不累。

那些有 ADHD 的人往往是傾向於夜晚時型，即我們自然入睡的時間比一般人晚。這種時型的人分泌褪黑激素（睡眠荷爾蒙）的時間比較晚，他們的就寢時間也跟著延後。ADHD 及睡眠研究專家史蒂芬·貝克醫師（Dr. Stephen Becker） 表示，這在青少年時期尤為嚴重，因為此時他們的時型本來就比較晚且需要更多的睡眠。

時型（名詞）
根據你的生理時鐘，你的身體自然習慣傾向於在一天中的某些時間保持清醒／警覺或感到睏倦／想睡。

我們還沒做完事

由於我們難以集中注意力，作業、家務和日常睡前事務可能需要更長時間才能完成。我們可能會發現自己得熬夜處理忘記完成的事情，在最後一刻臨時抱佛腳，或在交件前一晚趕報告。而因為時間管理、動機，以及專注力方面導致的各種困境，ADHD 患者又常常得犧牲他們的睡眠時間補救。

我們受到太多刺激（或刺激不足）

刺激性藥物和咖啡因通常用來治療 ADHD（或是自我藥療，在使用咖啡因的情況下）。這些藥物跟咖啡因可以讓我們保持清醒，然而，對於某些 ADHD 患者來說，刺激物有相反的效果。許多醫師指出，一些患者在服藥後更容易入睡，而藥效消失後反而更可能睡不著。刺激不足的大腦可能會思緒萬千，容易與床伴起爭執，或是會跳下床再吃一個睡前點心。

我們會報復性熬夜

報復性熬夜是指在晚上熬夜玩電動、和朋友聊天，或探索維基兔子洞。你知道的，就是做一些我們在醒著的時候沒有時間做的事情。

睡覺時間？那是什麼？

研究發現，睡眠作息不規律會更容易造成睡眠不足，而缺乏穩定日常作息與睡眠時間不規律有關。由於 ADHD 的大腦往往難以遵守固定作息，因此理所當然，我們很難每晚在同一時間入睡。但是，有時候，我們缺乏固定作息可能是因為我們*難以入睡*。畢竟，當你知道自己會盯著天花板 3 個小時睡不著，為什麼還要在固定時間上床睡覺呢？

上床睡覺很無聊

對於 ADHD 的大腦來說，無聊是*痛苦的*，而睡覺可能會很無聊，尤其是當我們本來在做一些有趣的事情，要轉換到無聊的睡前常規事務時。當我們終於上床時，我們經常會做一些讓自己分心的活動來處理無聊帶來的不適，但這些活動並不利於良好的睡眠。（對呀，有藍光，怎麼了嗎？）

我們需要睡眠

不睡覺在某些圈子裡可能會成為一種驕傲，甚至可以拿來炫耀。大學時代與其他神經多樣性大腦 * 一起生活時，經常聽到這些話：「等我死了再睡」、「半途而廢的人才會睡覺」、「哼，我不需要睡覺，弱者才會需要睡眠」。當睡眠通常不是一個選擇時，不睡覺會變成一種個人特質、一種生活方式，你會去迎合它。不幸的是，這樣逞強還是不能改變我們*需要睡眠*的事實。

---

* 指一組具有不同大腦類型的人，包括那些神經典型的人。

要維持大腦功能，自我保健的方式包括健康飲食和運動，然而，充足的睡眠*無疑*是最重要的。放棄睡眠的代價是影響我們的能量水平、警覺性、認知能力和情緒調節。睡眠不足會使我們的 ADHD 症狀惡化。對患有 ADHD 兒童的研究發現，即使正常睡眠時間減少僅 30 分鐘，也足以影響他們的日間功能和行為。

睡眠不足會影響許多同樣受 ADHD 症狀影響的執行功能：

- 注意力調節
- 回憶和工作記憶
- 處理速度
- 反應抑制

雖然我們會忍不住告訴自己可以在週末補眠，但實際上並非如此。睡眠不是一個額外的任務。人類需要*持續*穩定的睡眠，ADHD 患者也不例外。我們可能更難睡好，而且如果沒睡好，我們承受的後果會更嚴重。

❝ 雪莉，49 歲，加拿大

> 我在睡覺時身體和大腦都很活躍。當我睡覺時，我會用雙腳互相摩擦，我們稱之為蟋蟀腳。我翻身時會跳起來，我會把身體捲在毯子裡，我大概一個晚上會翻 4 次枕頭。睡覺時我的腦袋還是很有警覺性，容易被聲音吵醒，有時聽到外面的人太吵，我會因為心跳加速而驚醒。我也常常在夢中突然想到我可以如何進行我的藝術專案。

> **❝克莉絲汀，33 歲，美國**
>
> 拖延症、睡眠和我在 2000 年中期陷入了一段有毒三角關係。理智上，我知道充足的睡眠會幫助我思考清晰，做出更好的決定，這是安全且合理的選擇。但拖延症不斷地用刺激與冒險誘惑我離開睡眠！

> **❝路卡，26 歲，澳洲**
>
> 對我來說，上床睡覺是一場與我手機上的多巴胺吃角子老虎機的持續鬥爭。

> **❝艾德里安，20 歲，挪威**
>
> 從我有記憶以來，我就一直有睡眠問題。我過度活躍的大腦在小時候常常讓我做很多噩夢，以至於我很長一段時間每晚都會尖叫著醒來。現在我最大的問題是入睡，重量毯、藥物、各種建議我都試過了，什麼都沒用。簡單來說⋯睡覺對我而言壓力很大。

工具箱

雖然每一種與 ADHD 相關的睡眠障礙都有有效的療法，但有許多你現在就可以為自己或所愛的人使用的方式。

1.（適量的）睡眠優先

有時我們會遇到難以入睡的問題，但有時是我們自己想犧牲睡眠來把事情做完。睡眠優先，也就是不再將睡眠視為可有可無，或認為我們日常需要完成的其他事情比睡眠重要。如果我們一有事情就把睡眠拋在腦後，那麼其他策略

都無濟於事。

你可能會想，*難道早上 6 點的瑜伽課／健身課不值得早起去上嗎？*

如果你早起但仍然有充足的睡眠，當然可以。但根據帕特里克・拉考恩醫師（Dr. Patrick LaCount）的說法：「如果你需要在運動和獲得充足的睡眠之間做選擇，*選擇睡眠。*」而他是一位研究運動對 ADHD 正面影響的專家。

然而，將睡眠擺第一並不表示要盡可能睡得久，也不一定要睡到 8 小時。每個人所需的睡眠量因人而異，並且隨著我們的年齡而改變。

根據專家的說法，目標應該是睡眠時間要能滿足你內在的睡眠需求。換句話說，我們應該要睡到讓我們感到精神煥發和清醒，而不是昏昏欲睡。

" 丹尼爾，36 歲，美國堪薩斯州

> 我真心愛安靜的夜晚。我喜歡我能忘記截止日期和各種要求，因為這一天通常已經結束，這是我唯一不感到有壓力的時間。我喜歡夜晚也是因為我可以獨處，不必偽裝。但不睡覺會讓我變得比較浮躁。當我熬夜（衝動之下的決定），又在接下來的幾天繼續做衝動的決定時，我會後悔，並嘗試調整我的習慣。

" 靜江，23 歲，美國俄勒岡州

> 我訓練我的身體早睡，因為我每晚需要 11 個小時的睡眠才能充分休息。我可以在 9 點左右入睡，但在 9 點到 1 點之間，我會醒來好幾次。過了午夜，我比較確定能真正睡著，不會在中途醒來。

2. 實踐「良好」的睡眠衛生

實踐良好的睡眠衛生指的是遵循幫助我們更好入睡的個人習慣和睡前儀式，並避免那些讓我們睡得更差的習慣。

但這些具體來說是什麼呢？

這很棘手。雖然有足夠的研究作為一般良好睡眠衛生方針的依據，但每個人適用的方法各不相同。此外，許多睡眠衛生研究對象是一般族群，較缺乏針對 ADHD 患者的相關研究。

即使我們知道什麼是良好的睡眠衛生，我們可能還是很難遵循並持之以恆。對於我們這些有 ADHD 的人來說，常見的睡眠衛生建議聽起來像是在開玩笑一樣不切實際。「睡前兩小時避免使用電子產品？」他們是認真的嗎？

儘管如此，還是有一些睡眠衛生建議很值得大部分 ADHD 患者嘗試看看，這些策略是有研究根據的。

- **計畫你的興奮劑使用時間**：我們中有許多人使用興奮劑藥物、咖啡因，甚至尼古丁來調節 ADHD 症狀。有些興奮劑的藥效比其他興奮劑長，而某些興奮劑對某些人來說效力較持久。對有些人來說，睡前的咖啡因可以幫助他們「專注」於入睡；對另一些人來說，午後的任何興奮劑都會讓他們更難以入睡。試著追蹤你服用興奮劑的時間以及那天晚上的睡眠情況，根據這些資訊找出最適合你的服用時間。

- **避免睡前發生衝突**：由於在有安全感的情況下更容易入睡，給自己（和你愛的人）足夠的時間在睡前恢復情緒平穩狀態。如果有非緊急的問題，請在睡前提前解決或留待另一天解決，這樣你比較有機會好好睡一覺。不僅大家在討論問題時不會感到太過疲憊，還可以避免常見的 ADHD 睡前陷阱——「我很無聊，吵架比較刺激！」

- **盡可能固定睡眠和起床時間**：睡眠取決於兩個因素：1. 你的生理時鐘，2. 你的體內平衡。體內平衡調節你的生物系統，包括你的睡眠需求。* 當你的生理時鐘和體內平衡互相配合時，睡眠效果最佳，這就是為什麼

---

* 這就像飢餓和口渴一樣，我們越久不吃東西，就會越餓。我們越久不睡覺，就會越累。

保持固定的睡眠和起床時間對於良好的睡眠至關重要。這樣，你的身體可以在生理時鐘開始催你上床睡覺時累積睡眠需求。如果你需要調整睡眠時間，貝克醫師建議逐步進行，每次調整不超過 15 分鐘。

- **將床與睡眠連結**：我們在床上花越多時間盯著天花板或完成如回覆電子郵件之類的任務，我們就越會將床與清醒連結在一起，這會削弱大腦在你躺在床上時發出的睡眠信號。專家建議，如果你已經躺在床上 20 分鐘還沒睡著，起床做一些無聊的事情，等到想睡覺時再回到床上。如果你需要在床上完成其他工作，可以建立一個專屬於上床睡覺的提示來幫助你區分工作時的床和睡眠時的床。例如，你可以在睡覺前才把枕頭放到床上。

關於電子產品

有關睡前使用電子產品的研究，結論不一。一般建議是限制螢幕使用時間，且不要將設備放在房間內。然而，是否必須在睡前幾小時避免使用電子產品，目前仍缺乏有力證據。（感謝螢幕時間之神！）

如果在睡前看實境秀或在平板上看維基百科能讓你感到睡意，那就照這麼做吧。無論你選擇做什麼，請記住：為了增進睡眠健康與良好人際關係，科學研究結果是強烈建議將電子產品放到臥室之外！（眨眼）

"尚恩，46 歲，美國密西根州

我大半輩子睡眠品質都很糟，不論什麼時候。去年，醫師問我咖啡因是否有助於我的睡眠，我從來沒有想過要這樣做。現在，在睡前喝一杯含咖啡因的茶能幫助我入睡，我比以往任何時候都睡得更好。

> **❝ 魯梅娜，34 歲，北馬其頓**
>
> 　　我做了完全和建議事項相反的事睡眠品質反而最好！我從凌晨兩點睡到早上 10 點，睡前喝咖啡，然後電視開著睡著。

❝ 雷文，27 歲，美國田納西州

> 　　治療我的焦慮和 CPTSD（複雜性創傷後壓力症候群）的藥物副作用之一是，我有能力調節我的睡眠作息。但我仍然盡力完成每晚的睡前儀式，包括從事各種讓我可以放鬆的嗜好活動、芳香療法、戴上我喜歡的眼罩，並設定好睡眠定時器聽著《英國烘焙大賽》節目入睡。

3. 激勵自己入睡

　　知道我們*應該*要睡覺，而且睡眠很重要，通常並不足以說服一個 ADHD 的大腦在晚上關機。我們被那些令人興奮、緊急和新奇的事物所吸引，而睡眠幾乎完全相反。不睡覺所將面臨的社會和社交上的壓力，也沒有辦法迫使我們睡覺。

　　以下這些策略或許可以讓你更能甘願上床睡覺：

- **白天滿足自己的需求**：我們可能會認為，優先滿足我們大腦所需的充足睡眠就表示要放棄嗜好、獨處時間或社交時間，但這些活動也很重要。如果我們白天可以光明正大從事這些活動，我們在*應該*睡覺時就不用糾結於這些事，而可以更有動力真正入睡。*

---

* 而且，睡眠可以使我們有精神可以更快完成各種事情，所以我們更有可能有時間兼顧睡眠與活動！

- **建立你喜愛的放鬆儀式**：我們的大腦和身體在睡前需要時間放鬆。對於有 ADHD 的人來說，放鬆儀式的關鍵是選擇有趣但不至於讓你停不下來的活動。像是：拼拼圖、閱讀、互相按摩，或看一些重播的電視節目。

- **考慮你的感官需求**：許多有 ADHD 的人對粗糙的毯子、味道奇怪的牙膏、衣服的合身度或睡衣上的標籤很敏感；另一方面，我們也會被「感官愉悅」的體驗吸引。為了讓睡覺更有吸引力，可以選擇柔軟舒適的毯子、絲綢枕套、加重的棉被、精油擴香儀、不同口味的牙膏或各種狀態的穿著。如果你的身體覺得舒適，你就會更容易在精神上和身體上覺得放鬆。

" **瑪麗，32 歲，美國紐澤西州**

> 我越能在睡前放鬆，效果就越好。調暗浴室的燈光，使用薰衣草沐浴露，換上乾淨的睡衣，我至少在睡前 45 分鐘就會這麼做。

" **喬，42 歲，美國俄亥俄州**

> 我已經反覆聽《魔戒》有聲書超過 10 年。現在我一聽到裡面的內容就會聯想到睡覺。這是一種古典制約 * 的反應。

" **安妮‧貝蒂娜，44 歲，丹麥**

> 大約 6 個月前，在手機上玩數獨可以幫助我入睡，然後是填字遊戲，現在是看電視劇。主要是讓我的大腦分散注意力。

---

* 古典制約又稱「巴夫洛夫制約」、「反應制約」。一種關聯性學習，當兩件不存在關聯的事物經常同時出現，大腦對其中一件事物的記憶會附帶另外一件事物。

"安德魯，37 歲，美國華盛頓州

> 從小學起，我都是聽著說話的聲音睡著。小時候是聽廣播電台、棒球比賽或『老式』廣播重播，自從上大學以來，我聽的是播客。在過去的 15 年裡，我也有一個週日晚上的儀式，就是聽《等等，等等⋯別告訴我！》廣播節目入睡。這是我為週一做心理準備的方法。

4. 順應你的時型

有 ADHD 的人通常比較會是夜貓子，於是在期待大家會早起的這個世界中，我們很難睡飽。

儘管大部分 ADHD 患者都比較習慣晚睡，但這並不是一直都是如此，因為時型會隨著時間改變。*

理解和順應我們當前的時型，可以幫助我們安排在一天中最清醒的時段工作，以及了解何時上床睡覺可以獲得最佳睡眠品質。

- **找出你的時型**：花幾個星期（也許在夏天或度假時），試著在想睡覺時上床睡覺，然後睡到自然醒，這可以讓你了解你當前的時型。

- **計畫在你最清醒的時候處理需要高度專注的工作**：如果你是夜貓子，試著報晚一點的課；如果你習慣早起，那就將班表調整到早一點的時段。即使是傳統的朝九晚五工作，也可以為了 ADHD 患者做特殊安排，提供更有彈性的工時。如果你無法改變上班時間，也可以安排在最清醒的時候完成需要更多專注力的任務。你的時型不僅影響你何時想睡覺，也影響你何時最清醒。根據這一點安排工作行程可以提高整體生產力。

---

* 有趣的是，時型在懷孕期間會提早，而且變化相當劇烈。

- **為早晨做準備**：如果你需要比你自然的時型更早起床，可以在前一晚做好準備。把衣服準備好，把工作需要的東西放在門邊的「發射台」，準備一些隔夜燕麥…就是做好你早上出發前需要的準備。這些準備工作讓你盡可能在習慣的睡眠區間內睡覺，並充分利用你還很清醒的時間。

- **製作光線提示**：生理時鐘對環境非常敏感，尤其是光線。設定智慧燈泡，晚上睡覺時間到時，燈光會慢慢變暗，這會提醒你的大腦自然產生褪黑激素，幫助你準備入睡。你也可以用智慧燈模擬日出。早上起床第一件事就是到外面去，像一棵盆栽一樣吸收陽光，這可以幫助你調節你的生理時鐘。陽光讓你的大腦和身體知道，你該醒來了！

" 奧莉薇亞，34 歲，美國德州

> 平日我通常晚上 11 點之後才開始準備睡覺，因為我在晚上更有生產力。我的大腦在下午 1 點之後才會完全開機，我媽媽總說我早上像蝙蝠一樣（動作緩慢，不喜歡光線，不願意說話）。我希望自己能成為早起的人，我真的試過！但早睡早起並不適合我。

" 莎妮雅，49 歲，美國密西根州

> 夜晚放鬆時，我習慣從泡個熱水澡開始，我的工作需要體力，所以我必須放鬆肌肉。因為我是夜貓子，所以我最晚到晚上 11 點才開始放鬆。週一到週五因為得早起，我每天早上都會補充維他命。到了週末我會讓自己好好睡一覺，好舒緩週間工作的疲勞。

> ### 關於褪黑激素
>
> 　　如果你的時型偏晚，無法在該睡覺的時間產生足夠的褪黑激素，可以考慮使用補充劑。事實上，許多有 ADHD 的人靠褪黑激素補充劑來幫助入睡。褪黑激素是治療 ADHD 引起的睡眠障礙最常用的方法，它能顯著改善我們提早入睡的能力。然而，市售的褪黑激素並未受到嚴格監管＊，對於誰應該使用、使用劑量和使用時間等問題仍存在爭議，並且它可能影響我們其他的睡眠問題，如不寧腿症候群。在嘗試之前，請諮詢你的醫師（我不是醫師）。

5. 準備備案

　　有時即使你做了一切「正確」的事情，可能仍會無法好好入睡。對睡眠的焦慮會讓你更難入睡，因此準備一個備案很重要。這不僅有助於你應對失眠後的狀況，度過第二天，還可能因為你知道有備案而幫助你睡得更安穩。†

- **換個地方睡覺**：有時候，換個地方睡可以幫助你入睡，因為你不會將新的地方與入睡的挫折感連結在一起。至少，你可以放鬆一點，因為就算你沒有睡好也不會吵到其他人。你也可以改變睡眠姿勢，像我經常將身體倒轉過來，讓腳放在枕頭的位置。

- **休息**：如果你真的無法入睡，簡單地放鬆休息一下也很好。休息可以包括冥想、練習修復瑜珈，或閉著眼睛躺在床上。

＊ 在台灣，褪黑激素產品屬藥品列管，須透過醫師開立處方後向藥局購買。若要在台灣買到合法的褪黑激素保健食品，可直接從褪黑激素合法的國家購買，例如美國。

† 話說回來，如果你發現自己比平常更常依賴備案，請檢視一下自己的狀況（你還好嗎？）。若你的睡眠問題變多，可能是你在心理或生理健康、人際關係或工作生活方面存在其他問題的徵兆。如有疑問，請諮詢專業人士。

- **制定起床計畫**：有 ADHD 的人難以入睡，同時早上也是常常起不來。設置備用鬧鐘，請人打電話或直接過來叫醒你，或者準備一些能幫助你起床的東西（貓很有幫助）。彈性的工作時間也有幫助（咖啡也是）。

❝潔西卡，36 歲，美國洛杉磯

　　當我在上冥想課時，老師解釋說冥想可以像睡眠一樣深度休息並恢復能量，只是不會馬上見效。首先，冥想時會消除那些支撐著我們不被壓力壓垮的力量，所以我們可能會覺得更累。現在當我無法入睡時，我會花更多時間冥想，試圖幫我的身體和大腦充電。

❝拉斐爾，41 歲，美國西雅圖

　　當我無法入睡時，我會離開臥室，閱讀一些能夠引起我注意但不會讓我過於興奮的東西。通常，我會在維基百科上看一些小知識。

❝特蕾莎，43 歲，美國密西根州

　　有些晚上，我家那個自閉症加 ADHD（AuDHD）的青少年只能在『困難模式』下入睡。我發覺他無法睡在他自己的房間裡，因為太安靜了，他反而是穿戴整齊地躺在沙發上睡，有時還開著燈。

夜貓子與晨型人

　　我一生中大部分時間都認為「按時睡覺」是指「可以在凌晨五、六點醒來，然後看到太陽升起。」超過這個時間就明顯是*太晚了*。*

---

* 不用說，我經常很晚才上床睡覺。

當我真的能夠按時睡覺時，我常常感到很自豪，彷彿這樣做會讓我在那一天變成一個道德上更優越的人。很多諺語都強化了這種想法：「睡得早起得早，聰明富裕身體好」、「早起的鳥兒有蟲吃」、「成功屬於那些有毅力戰勝賴床的人」。

當我在研究這一章時，我偶然看到《紐約客》雜誌上的一篇文章，這篇文章的標題吸引了我的目光：「不，早起並不會使你顯得更合乎道德標準。」

記者瑪麗亞・康尼科娃（Maria Konnikova）解釋說，有一些研究表明，人們在白天的表現比在晚上更合乎道德，研究人員稱之為「晨間道德效應」。但是有一個附帶條件：這種效應只有在與你的時型相符時才會出現。

「有些人的確白天比較不會做壞事，」康尼科娃發現，「但前提是他們本來就是早起的人。相反地，夜貓子在晚上也比較少使壞。研究小組得出的結論是，誠實程度受時間影響較小，而是受人*與環境同步性的影響更大*（我強調的重點）。」

即使道德上的優越感不是重點，我仍然感到早起的壓力，因為這有助於提高我的生產力。如果我早起，我可以在白天完成更多工作，因為大部分的公司行號營業*時間*都是在白天。

那麼，我們能改變自己的時型，成為每天早上 6 點做瑜伽的人嗎？

「這是個好問題」當我問貝克醫師時，他這樣回答。他解釋說，雖然我們的時型在一生中會自然變化，但有意地改變它則是另一回事。

其他研究人員也同意這一觀點。在她的文章中，康尼科娃採訪了行為科學家蘇妮塔・薩（Sunita Sah），她發現「要克服你的生理傾向，並訓練自己在不符合內在生理時鐘的時間裡更好地運作，這是極其困難，甚至是不可能的。」

這讓我想知道，如果我根據*自己的*時型，接受適合我的就寢時間，而不是按照其他人的作息，我是否會成為更好的主管、伴侶或朋友。根據我的晨型─夜

> 如果我根據自己的時型，接受適合我的就寢時間，而不是按照其他人的作息，我是否會成為更好的主管、伴侶或朋友。

型問卷結果和過去的經驗，我的睡眠時間應該是凌晨 12 點半。如果我能在這個時間上床睡覺，獲得足夠的睡眠，並且很驕傲能這麼做，那會怎麼樣呢？

這篇文章還讓我思考我們如何根據他人的睡眠習慣來評判他們。我們通常認為那些比別人睡得更久的人是「懶惰的」，那些早上 6 點就起床的人更有奉獻精神，或者認為那些不去夜店的人很無趣。

現在我們明白了每個人需要的睡眠量不同，而且他們需要上床睡覺的時間也存在顯著的自然差異，也許我們可以開始放下這些道德判斷。事實上，有些人非常有生產力，但他們會睡到中午；也有些社交高手會在晚上 8 點就感到疲倦。

> 事實上，有些人非常有生產力，但他們會睡到中午；也有些社交高手會在晚上 8 點就感到疲倦。

我們還可以努力建立一個考慮到不同時型的世界。科技讓彈性工作時間和在家工作變得更加普遍，網際網路讓我們能夠與不同時區的人聯繫。日常事務可以選擇線上完成，例如與親友聯繫和存支票，於是郵局和銀行的營業時間幾乎變得無關緊要。你甚至可以找到全天候 24 小時的線上公證員，或許深夜書店和舞會早午餐將會是下一個新趨勢！

如果你聽說（或創辦）了任何在標準營業時間之外營運的企業，請告訴我。我認識一些夜貓子和晨型人，他們一定會很樂意光顧。

第 6 章

── 時間是什麼？抓得到嗎？ ──

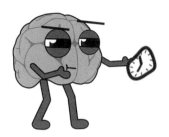

人們認為時間是從因到果的嚴格進程，但實際上，從非線性、非主觀的
角度來看，它更像是一個搖搖晃晃、充滿起伏變化的時間球。

──《超時空奇俠》（Doctor Who），第十任博士

時間的運作

在我的世界裡，時間經常自行對折和展開。

有時，感覺時間像是交纏在我身上，用所有需要現在、明天、去年和 5 分
鐘前完成的事情壓得我喘不過氣。

無論我給自己多少時間來完成一項任務、去某個地方或準備見朋友，總是
不夠用。我總是比預期花更多時間，我可能會忘記考慮通勤時間，或者我從 5
分鐘的淋浴中出來時發現已經過了半個小時。（這是怎麼回事？）

「專注」感覺像是某種固態的東西，要麼存在要麼不存在（當它不存在時
非常明顯！）；時間並不是個變形者，而是一種*狀態*轉換者。在截止日期前（或
者我排滿了行程時），我能感受到時間的冷酷無情和壓迫。當我沉浸在我喜愛
的事物中或者在做白日夢時，時間像一朵不為人注意的雲般悄悄飄過。當我感

到無聊或焦慮地等待某事（或某人）時，時間變得無聊而冗長，發出令人發狂的滴答聲。

小時候，本來預計花 15 分鐘完成的作業常常花上 1 個小時，這時*感覺*卻像是花了 5 個小時。

中學時期的我：這個太久了，永遠沒完沒了！

時鐘：嘀（*無限的寂靜*）嗒。

極度專注則像是時間滑水道。我本來打算花半個小時在學校專題作業上，抬頭一看，天色已經暗了。

中學時期的我：（*全神貫注*）嗯，如果我把冰棒棍這樣黏起來，應該可以支撐這裡的結構……

時鐘：（*在我背後飛速轉動*）嘀嗒嘀嗒嘀嗒嘀。

到了青少年時期，顯然我很不善於時間管理，但這並沒有阻止別人期望我能夠做到。

「別忘了下週要做這件事！」

「記住，這個作業 1 個月後截止，請好好計畫。」

「15 分鐘內可以開始晚餐嗎？」

我會點頭假裝自己能做到。

隨著年齡增長，管理時間的責任越來越重大，遲到的時間也從幾分鐘變成幾週、幾個月，甚至幾年。而這些對我生活的影響是很深遠的。

我錯過了大學申請的截止日期，忘記繳停車罰單、信用卡帳單，甚至是稅款。我因為經常遲到而被解雇。我一直在趕進度，但進度總是落後。

我試著好好計畫我的行程，但大部分時候，我與行程表的關係如下：

1. 設定行程表。

2. 無法遵守行程表。

3. 重複步驟 1 與 2。

多年來，我透過擔任不需要時間管理的職務——服務生，巧妙地避開了我的時間管理問題。是的，時間很重要，但我需要做的所有事情都必須*現在立即*完成。除了上班時間，我不需要在特定時間出現在其他任何地方。也不需要計畫完成每件事所需的時間。我只需按照正確的順序快速完成任務：提供飲料、點菜、輸入電腦……。

對於工作之外需要完成的事情，我會在記得的時候做，或者在我有興致的時候做，或者截止日期快到，火燒屁股時，我的大腦就會開始高速運轉。計畫和重新計畫花了我大量時間，讓我覺得自己在浪費時間。

「*不用管什麼時候該完成什麼事了，*」我決定道，「*我只要事情有做完就好。*」

因此，當我有很多事情要做時，我會在記得的時候做所有我記得要做的事情，有時這表示我要一口氣做完全部的事，直到我累昏過去。然後我會醒來，再次重複。

上述是我在大學時期的生活，當我同時在經營頻道和當服務生時，我又開始這樣的生活。隨著頻道的成長，我身上背負著一大堆責任、截止日和期望。我一週 7 天都在研究、寫作、拍攝、剪輯和回覆評論（此外還有我的正職工作），因為，再次強調「時間是什麼」？而且現在待回覆的評論數量急劇增加，我在 PubMed 生物醫學資料庫上研讀深奧的研究論文，還有在募資平台上的外快、準備播客採訪、參加研討會。

以前，我事情越做越多是為了彌補過去的失敗；現在，我做越來越多的事情是因為我的成功。要跟上進度變得越來越困難。

這讓人筋疲力盡。通常，我在凌晨兩點拍攝節目時，會很清楚地了解到，這種行程（或缺乏行程）不適合我，但我真的不知道該怎麼辦。我感到羞愧，

時間管理應該是基本生活技能，其他人似乎都沒有這方面的問題。我覺得自己很可笑，怎麼會長這麼大了這些基本的事都沒辦法做好呢？

我學到什麼

我原以為我對時間的感受和大家一樣，只是別人在與時間角力的時候經常獲勝。

並非如此。

事實上，ADHD 患者在時間管理上處於嚴重劣勢，原因包括我們對時間的感知方式以及我們經常忘記事情（見第 8 章「忘記與記住之間，如何自處」）。

根據巴克利醫師的說法，一般人當中，有 8% 在時間管理上有困難。

那麼 ADHD 患者呢？ 98%。

我再說一遍，免得你以為是我打字錯誤。有 98% 的 ADHD 患者自我報告說自己在時間管理上有困難，他們的伴侶也同意這一點。

98% 的人不會自我報告說喜歡冰淇淋。*

順帶一提，如果你對我分享的內容產生共鳴，你可以不用再責怪自己了（不過你應該確認一下時間，看看自己是否遲到了）。

我們對時間的感受不同

巴克利醫師在講座、書籍和研究論文中指出，有 ADHD 的人實際上是「時間盲」。更準確地說，是時間*近視*。大量研究（以及 ADHD 社群的生活經驗）都支持這個論點。

---

* 我查了一些冰淇淋的統計資料，發現這樣的結果：「根據 YouGov 輿觀調查的資料，96% 的美國人吃冰淇淋。最受歡迎的口味是巧克力（14%），其次是香草（13%）和奶油胡桃（11%）。」

時間盲／時間近視（名詞）

無法（或極難）辨識時間過了多久，以及估算某件事需要多長時間。

我們在時間處理上的差異

有些人對時間有「敏銳」的感覺。他們能準確知道已經和朋友聊了多久或什麼時候該關掉浴缸的水 *，他們能相對準確地感知時間的流逝。這可能是由於他們的生理節奏（或「生理時鐘」）加上環境線索如光、聲音和溫度變化。

ADHD 患者對時間的感覺往往是「模糊」的。除非我們有意識地注意時間，否則無法感知時間過了多久，也無法像其他人那樣感知時間的流逝。即使沒有進入極度專注狀態，沒有鬧鐘和其他的提醒方式，我們也可能無法意識到該轉換到另一件事情了。而在極度專注狀態下，我們可能會完全忽略這些提醒。

我的 YouTuber 朋友傑西・安德森（Jesse J. Anderson）這樣描述：「這就像我缺乏一種感官。如果我感覺不到疼痛，我會靠線索來猜我應該有多痛『我的皮膚因撞擊而變紅』、『鍋裡的東西在沸騰』、『哦，我流血了』…但我仍然只是在猜測。對時間的感知也是一樣。我可以利用線索，但無法真正感知到它。」

我們的時間範圍（Time Horizon）較短

時間範圍對於有 ADHD 的人來說，事件距離開始感覺真實的臨界點往往短得多。對於我們之中的許多人來說，專案、任務和事件要麼是「現在」，要麼「不是現在」，而任何「不是現在」的事都感覺像是根本不存在一樣。我們

---

* 我之前不知道不是所有人都缺乏這種感覺，因為我的家人都沒有這種感覺。我現在本來應該在我姑姑家編輯這些內容，但，呃…她的家目前不太適合接待客人。她的主衛浴淹水了……臥室也是。

經常活在當下，只回應眼前需要立即完成的事情 *，並且很難為隔天以後的事情做計畫，除非是特別讓人興奮的事。這使得我們很難從錯誤中學習（我們已經忘記這些事）或計畫未來（這感覺不真實）。

由於我們的時間範圍較短，我們可能會在考試前一天晚上才開始複習。事情在我們心中「上桌」的時間點通常會更接近截止日期。我們可能在理智上知道有事情要來，但不像神經典型的同儕那樣，這件事沒辦法那麼快出現在「我應該要開始做這件事」的雷達上。而且除非這件事真的非做不可了，這個開關不會從「不是現在」轉到「現在」。

時間對我們來說更快或更慢

「快樂時光總是過得特別快」，這對所有人來說多少都有些道理，但對於有 ADHD 的人來說，這種感受會更加極端。無聊的任務似乎永無止境，而讓我們感興趣的活動則能讓我們輕易忘記幾個小時甚至幾天的時間。在估計事情所需時間時，我們經常低估了讓我們期待的任務所需的時間 †，並高估了令人厭煩的任務所需的時間。

我們常常忘記考慮（更多的）事情

一位 ADHD 教練曾指出，遊戲分為 3 個部分：準備、遊玩本身和善後。這幾乎適用於我們所做的每件事，從做晚餐到參加會議 *。但我們有 ADHD 的人經常忘記「準備」和「善後」的部分，只考慮到進行活動所需的時間。

---

* 就像我們製作人艾迪所說的那樣，這取決於「哪個客戶叫得最大聲」。

† 有時我仍然會忘記，僅僅因為某事對我來說聽起來很有趣，並不表示這件事不需要大量時間來完成。

* 對吧？我本來也不知道！ 但確實如此，我們必須到達會議現場，準備好資料或筆記，參加會議，然後記錄後續任務，向大家更新我們學到的資訊，並消化所學的內容。

以開車為例，我們可能會給自己留 15 分鐘的時間（因為我的導航說到那裡需要 15 分鐘），但卻沒有考慮到走到車子前、如果需要加油、找到停車位所需的時間。由於我們往往忘記需要計畫、準備、收拾和跟進，在我們開始做事情之前，通常已經遲到了。

其他我們經常忘記考慮的因素：

- **事情出錯**：我們通常計畫的版本是事情進展很順利。不幸的是，事情並不一定如此。

- **生理需求**：作為人類，我們需要吃飯、喝水、活動、上廁所和睡覺。在預測某事需要多長時間時，我們往往不會考慮到上廁所或休息的時間。

- **過渡時間**：如果一個活動在下午 1 點結束，而下一個活動在同一時間開始，即使只是視訊會議，你可能還是會遲到。轉換活動是需要時間的，我們的大腦也需要時間來切換兩件事。

- **意外狀況**：有時候，在我們做某件事之前，必須先完成另一件事。例如，如果禮物還沒到，或者我們沒有包裝紙，就很難包裝禮物。

- **能量水平**：時間管理很多情況實際上是能量管理。我們可能在技術上有時間做某事，但實際上卻沒有力氣去做。

- **構思時間**：如果我們從事的是創意工作，我們不可能隨時就創作出來，需要時間來消化能激發新想法的內容、進行腦力激盪並讓想法醞釀。

- **錯誤**：忘記考慮錯誤尤其麻煩。我們不僅更有可能犯錯並可能需要花時間改正，我們也更有可能需要額外的時間來仔細檢查（或重新檢查）我們的工作。

我們計畫的是一個沒有 ADHD 的版本

雖然時間近視與執行功能困難無關，但這些執行功能困難對於我們時間管理困難有重大的影響。

- **工作記憶障礙**使我們更有可能忘記自己在做什麼，或需要回去拿忘記的東西。我們需要特殊方法才能彌補這些障礙，因此，在執行某些任務，特別是行政工作時，我們需要比一般人花更多時間。

- **組織**挑戰指的是我們更可能會亂放東西，需要時可能找不到，或無法把物品放回它該在的位置（當我們甚至知道該放哪裡）。我們在組織思維和言語方面也常常遇到困難。作為發散性思考者，我們可能是非常富有想像力的作家，但要縮小我們想說的內容範圍（這需要靠聚斂性思考）並將腦中的混亂組織成某種結構，非常困難。*

- **注意力調節困難**表示我們的生產力水平存在巨大的差異。有些日子，我們可能會進入極度專注狀態，完成很多事情；而有些日子，我們會被一切事物分散注意力，幾乎什麼事也做不了。

- **反應抑制能力不足**使我們更可能會衝動地開始或難以停止一項原本沒打算進行的任務。有 ADHD 的人可以完成很多事情，但不一定是我們原本計畫要做的那些。

  不幸的是，我們經常假設這些差異不存在而來計畫我們的時間（或者被期望如此）。我們期望自己能在與沒有 ADHD 的人相同的時間框架內（並以相同的穩定性）完成事情，儘管所有證據都表明情況相反。我們期望自己在計畫好的時間內完成事情，而沒有給自己可以彈性調整的時間，所以我們會拖延（甚至完全避免）「應該」做的事。

---

* 我個人曾經重寫過整個主題演講內容，因為這比尋找並修改已經寫好的演講稿還要快。

結果是什麼？工作經常會延伸到夜晚和週末，或者工作進度落後。我們會取消與朋友的約會，減少睡眠時間，沒有時間運動、放鬆或娛樂。我們花費過多的時間在別人要求我們做的事情上，而忽視了讓我們感到充實或甚至是保持身心健康的需求。我們會筋疲力盡，或者乾脆放棄管理時間。

" 內森，44 歲，澳洲

我既是 15 歲的少年，也是 44 歲的成年人。在過去的 30 年裡，所有事情都發生在上個月。未來的一切都在明天發生，或者在某個我還不需要考慮的時間點。我對此沒有任何建設性的應對方法。

" 丹，40 歲，愛爾蘭

對我來說，只有 3 種不同的時間感受：

1. 現在 vs. 非現在
2. 為什麼一切都這麼慢？
3. 等等？怎麼已經是這個時間了？

" 賈斯汀，29 歲，美國肯塔基州

[時間] 會伸伸縮縮，每天都在變，從我小時候開始就是這樣。我經常查看時間，房間裡擺滿了時鐘，還戴著手錶。經常查看時間成為我的應對方式。需要知道時間成為一種根深蒂固的習慣，於是在拔智齒手術後醒來時，我問的第一個問題就是現在幾點了。我當時無法睜開眼睛或說話，所以只能示意我要寫字，然後寫下這個問題！

> 關於我的 ADHD，我的特殊狀況是，我有時間近視，但同時擁有精確的時間感。例如，我對已經過去了多少時間感知非常準確，但對完成任務所需時間的估算卻很糟糕，所以我總是遲到。為了不遲到，我不得不冒著早到會很無聊的風險大幅高估準備時間。

工具箱

許多一般的「時間管理」策略並不適合 ADHD 患者，因為這些策略沒有考慮到我們實際上會遭遇到的困境。在這裡，我整理了一套能達到預期目標的策略。這是否表示這些策略能讓我們變成時間管理大師？不一定，至少一開始不會。有 ADHD 的人面對的時間相關難題並無法用「使用行事曆」那樣神奇地被解決。* 但隨著時間的推移，我們可以更有能力好好地規劃我們的一天、一週、一個月，甚至是一年。如此一來，我們可以選擇如何利用時間，而不是被時間控制。

1. 建立你的「時間智慧」

時間智慧是了解事情需要多長時間（特定情況下你需要多長時間），以及如何運用這些資訊。建立你的時間智慧，有助於彌補天生對時間流逝感知較差的狀況。

- **在計畫時，從後往前推**：從你想要達成的目標（以及截止時間）開始向

---

* 我們的大腦對於事情要花多久的時間沒有概念，因此，想照著時間表做事註定會馬上失敗，許多人很久以前就已經發現了這一點。有趣的是，我們通常更擅長幫*別人*安排行程，也許是因為排定行程運用的是「冷」執行功能；而且我們不會被任務聽起來有多有趣或糟糕所影響，因為我們不是必須做這件事的人。

前推。在你開始做某件事情之前的第一個步驟會是什麼，你認為這會花多少時間？再往前一步是什麼？* 當截止日期還久到難以感覺「真實」時，這種策略可以幫助我們看到目前的努力如何影響以後的結果。這也使我們更容易看到為了完成任務所需要的所有步驟，進而更加精確地估計每件事情需要多長時間。

- **追蹤你的時間**：先預測完成一項任務需要多久，然後記錄*實際*花費的時間。我們這些有 ADHD 的人往往是時間樂觀主義者，常常發現某些任務實際上花費的時間比預期多出兩倍甚至三倍。了解自己通常需要多少時間來完成這些活動，將有助於你在未來能安排適當的時間，這樣一來，你就不會為了遵守時間表而遭到許多挫折。

- **注意你在哪裡「偷」時間**：「彌補失去的時間」是不可能的，那段時間已經永遠消失了。下次當你試圖趕進度時，注意一下你是否「偷」了生活中的其他時間。然後考慮一下是否值得從那個領域中抽出時間，或者你是否想制定一個新的計畫。這樣，你就不會無意間忽略其他對你重要的事情，結果還得在那個部分也趕進度。

❝ 泰琳，29 歲，美國伊利諾州

> 我利用智慧手錶提醒我每小時站起來。這有助於我意識到我過去一小時做了什麼（或什麼都沒做）。

---

* 這個策略對我來說（相當）有效，甚至在我學會如何從 ADHD 患者角度有效管理時間前，我就覺得有用了。如果我知道我需要在星期二發布影片，這就表示我需要在星期一剪輯影片，那就代表我需要在星期天把影片拍好，因此我需要在那之前寫好劇本。

2. 讓時間變得真實

如果你對時間沒有敏銳的感知，重要的是要建立系統，幫助你理解時間的流逝。這可以使時間感覺不那麼模糊和抽象，更加清晰和具體。時鐘是一個明顯（且通常很推薦）的工具，但你也可以試試以下方法：

- **明確具體**：如果你決定稍後做某事，稍後是多久？明確地記到行事曆上。你可以安排「稍後」的特定時間點，或者將某事與你通常會進行的另一個活動連結起來。例如，星期六上午 10 點、明天晚餐後，或是在你坐下來看電視之前。關鍵是讓「稍後」實際存在。

- **使用「時間支柱」來支撐你的一天**：如果你沒有特定時間要做的事或要去的地方，時間很快就會變得毫無意義。時間支柱是一些定期的或固定時間要做的事和儀式，讓你一整天的活動可以有清楚的結構，可以因此更有效地利用時間。* 即使你不喜歡規劃你的一天，一些重複出現的活動如午餐時間、睡前放鬆，甚至設定幾個鬧鐘，都可以為你的一天增添結構。在我寫這本書的度假小屋裡，有一個「犒賞自己」的標誌會在下午 5 點自動亮起。我們決定這將是告訴我們停止工作並開始放鬆的一個支柱。

---

* 很多人認為辭掉工作後他們會變得更有效率，但事實往往相反。少了定期固定時間要完成的事情，就會減少在特定時間完成任何事情的壓力。

- 創造一些「**時間桶**」：時間桶是你的一天、一週或一個月中的一些時段，專門用來進行某類活動，如嗜好、行政事務或深度工作。時間桶可以幫我們預留空間和時間做我們喜歡的事，同時在這段時間內給我們自由去做想做的事。如果你的嗜好之夜是在星期二，你不需要提前知道你會想要從事哪種嗜好活動，但因為你已經預留了這段時間，這會讓你感覺這段時間是「真實」的，並且減少你計畫去做其他事情的可能性。

❝萊恩，47 歲，美國

> 我必須使用有錶盤的指針式手錶。數位時鐘上顯示 12 點到 12 點 15 分的數字對我來說毫無意義。但指針移動到手錶錶盤的 4 分之 1 位置是？我理解那是什麼意思。

❝馬特，45 歲，美國俄亥俄州

> 我的行事曆上安排了用來處理特定任務的時間區塊，還有休息、吃午餐和散步的時間。我發現生活有組織結構讓我很安心，所以我在生活中建立一些簡單的結構，這樣我就可以維持生活中的秩序感，避免焦慮。

3. 關於時間的溝通

雖然遲到不好，但通常讓人最生氣的不是遲到本身，而是他們的時間被浪費了，*且你還絲毫不在意*。儘管承認自己拖延進度或沒有做好時間管理可能很可怕，但與他人溝通、說明你的難處，可以幫助他們理解這並不是針對他們。這甚至可能給周圍的人提供機會來幫助你，降低*任何人*的時間被浪費的可能性，無論是你的還是他們的。練習這種溝通方式的一個自然的起點，就是讓對方知道你會遲到；但在其他一些情況下，這種溝通也可能非常有用。

- **尋求幫助以確定優先順序**：如果你意識到時間不夠用，你不必獨自搞清楚哪些事情重要、哪些不重要。特別是在工作或人際關係中，從他人身上獲得意見是一個雙贏的做法。這樣你不必為了完成所有任務而壓力爆棚，而他們也可以讓你優先處理對他們最重要的事務。

- **與他人分享你的計畫並接受實際檢查**：如果你與沒有時間管理問題的人分享計畫，他們可能會立即察覺，這樣的時間安排不切實際。即使與有類似困難的人討論也是有幫助的，因為他們可以提供更客觀和合乎邏輯的觀點。（記得 57 頁的那個冷執行功能系統嗎？）

- **在承諾某事之前，弄清楚需要哪些細項**：這有助於你了解任務涉及的所有步驟以及對你的具體期望。你可能會發現要幫的一個「小」忙，實際上需要耗上你 14 到 38 小時。

- **如果需要，可以要求特殊時間安排**：許多 ADHD 的特殊安排，例如檢查頻率提高、延後（或更彈性的）起始時間，或為考試或專案安排額外時間（或休息時間），都是為了可以好好調適我們的「時間近視」問題。請善加利用這些安排。

" 亨麗卡，42 歲，芬蘭

> 在寫論文時，我請我的指導教授給我「硬一點」的期限。因此，我不是只要定期與他見面討論我當前進度，而是要做到他要求的具體目標（例如，你需要在這個日期前給我完整的大綱，完成這一章等）。當時我還沒有被診斷出 ADHD，但我很清楚我必須靠其他人幫我設定截止日期。

" 麗莎，48 歲，澳洲

> 我的主管知道我極度專注和時間感知能力不足的問題，我有提出請求並獲得允許在小辦公室環境中使用計時器和鬧鐘。我用鬧鐘提醒自己午休、吃藥、記得打電話回家提醒孩子們要做的事情，以及什麼時候該收拾東西回家。計時器倒數時顏色形狀會逐漸變小，用來提醒我即將到來的截止時間。

" 東尼，53 歲，澳洲

> 我太太知道要把所有事情放在共同行事曆中。如果行事曆上沒有記錄，不管她提過多少次，我都不會記得。

關於額外的時間

在規劃工作流程時，建議有 ADHD 的人估計任務所需時間，然後將其加倍甚至乘以 3 倍計算，確保有足夠的時間能完成工作。但這有時會適得其反。多出來的時間可能表示我們的進展反而比預期的少，因為現在我們有的是時間！

擁有額外的時間並不會讓我們更善於管理時間。一般情況下，這反而會減低我們要趕快開始做事和保持專注所需的急迫感。

為了找到平衡點，試著調整你分配給任務的時間。你也可以試試以下這些方法，而不是單純地給自己更多時間：

製造緩衝時間：只給自己你認為需要的時間，同時確保下一個活動是可以彈性縮短的（加分項是，如果下一個活動是你不想放棄的活動，例如打電動時間）

安排兩次：只給自己你認為需要的時間，但在另一個日子排一個「保險」時段，以防遇到問題。

抽離時間：只給自己你認為需要的工作時間，但設置一個計時器，允許自己暫停計時器起身伸展一下、做幾個伏地挺身，或者思考一下，等準備好再繼續開

始計時。因為有限時間，你會有急迫感，但同時你仍有機會可以調整專注力，暫時脫離當前的問題或快速提升自己的多巴胺，但這沒有占用你原本分配的時間。*

4. 有時候不必拘泥於時間

擔心時間和按計畫做事對於很多 ADHD 大腦來說，是非常不自然且壓力很大的。雖然時間管理是必要的（尤其當你生活在社會時），但這並非一直都是必要的。

擁有自由放任的時間，對我們的大腦來說非常美妙（而且具有高度恢復作用）。這讓我們有機會專注於正在做的事情，而不是時鐘。這有助於我們更深度地工作（或玩耍）。事實上，失去對時間的感知有助於我們進入心流狀態，這是一種完全沉浸於某個活動中的經歷，我們不須外力強迫，就能全神貫注（也稱為「進入狀況」）。如果你知道某個時間必須去哪裡，你就無法讓自己完全專注在當前的事務中。對於那些無法控制自己深入程度的人來說，這通常表示他們根本無法開始做任何事。我聽過許多有 ADHD 的人說，因為 5 小時後要去看牙醫，他們現在就不敢開始做其他事情。

以下幾種策略可以讓你的大腦自由運行，而不會陷入困境：

- **安排順序而非時間表**：對我們的大腦來說，按照特定順序完成事情比在特定時間做事容易得多。這也是為什麼檢查清單在我們這個群體中很受歡迎的原因。我們可以按照從 A 到 Z 的順序來完成任務，這比在特定時間做 C、E 和 F 輕鬆得多。

---

* 巴克利醫師認為，對於有 ADHD 的人來說，從任務中抽離一段時間是更好的應對時間管理問題的方法。因為對於沒有時間感的人來說，額外的時間是毫無意義的。

- **保持無會議日**：對很多有 ADHD 的人來說，至少一個工作天不安排任何會議或行程，對他們很有益處，這樣就可以不受干擾地找到自己的節奏。至少，請留出一段較長的時間進行深度工作。

- **設置「彈性」日**：如果可以，選擇幾天不用在意何時開始工作或何時回家。這樣可以給你內建的緩衝時間來補上漏掉的事情，你可以因此更容易在一週的其他時間內遵照自己的既定行程表做事。

- **時間假期**：有時候，放自己一天假是個好主意，這樣你就不需要在任何特定時間或以任何特定順序完成任何事。大腦需要休息！

> **"林達爾，30 歲，加拿大**
>
> 　　古希臘語有兩個不同的詞來表示時間：kairos 和 chronos。Chronos 是「按時間順序」（chronological）這個詞的來源，指具體的時間段，如小時、天、月。Kairos 則是關於「適時」的時間，如季節、時機和瞬間。
>
> 　　「我在星期一下午去買菜」是 chronos 時間；「我在香蕉用完的時候去買菜」則是 kairos 時間。
>
> 　　這兩者都經常發生，但一個是關於任意的日期和時間，另一個是關於條件成熟的時候。
>
> 　　作為 ADHD 患者，我們很難遵守 chronos 時間。然而，並不是所有文化實際上都會使用或關心精確的 chronos 時間，許多文化傾向於使用 kairos 形式的時間。知道這一點真的幫助我減輕了關於時間管理的內疚和焦慮。如果我自己一個人，我不太管 chronos 時間。我主要過著 kairos 時間，這樣當我需要順應北美主流 chronos 時間文化時，我就能打起更多精神從事時間管理的相關事務。

作為一名教師，我每週保留一天告訴家人不需等我回家。那一天我會留在學校，直到完成所有的教案、文件工作和其他繁雜的事務。無論我是 5 點完成還是工作到被保全人員趕出去，我知道我一定有那段時間可用。

過去 3 年，我的時間感實際上是模糊的。如果我不知道已經過了多長時間或我沒有感覺到時間的流逝，『事情』會變得更容易。

行程表疊疊樂

在我的頻道建立一年左右時，我的行程表變得非常緊湊。我感覺自己像隻野貓，瞪著眼睛，爪子緊抓天花板。原本預計是與 ADHD 教練艾瑞克·提維斯（Eric Tivers）進行訪談，結果變成了一場介入活動，他用智慧的話語以及療癒寵物讓我冷靜下來。

「當你想到行程表時，腦海中浮現的是什麼？」他問道。

「不知道耶…監獄？」

我唯一能夠遵守行程表的方式，是要*非常嚴格遵守時間*。無論我生活中發生了什麼，我都會咬緊牙關遵守行程表。*生活？沒有這種東西。只有行程表！*這讓我變得不太好相處，因為我總是處於焦慮狀態，深怕趕不上下個行程。這對我自己來說，也不是什麼有趣的事。

教練說，行程表不應該是如此僵化的，行程表應該是為你打造的，而不是你要替行程表工作。那我為什麼會做不到呢？原來，當行程表的時間安排完全不切實際時，真的很難遵守。難怪我那麼焦慮。

由於那次對話，我鼓起勇氣再次開始使用 Google 行事曆。我學會了「時間區塊」，在我的日程中為任務和專案計畫設置區塊，但我不用為了想要完美地達成目標而焦慮。時間區塊不是命令，這些區塊只是將時間保留下來給特定活動。這是可以移動的！我計算了我日常事務的時間，驚訝地發現我實際花多少時間做這些事，與這些事看起來應該要花多久的時間沒有多大關係。

我從教練、其他人和我自己身上學到的策略，也就是所有我在前文工具箱中分享的策略起作用了！我不再需要在凌晨兩點拍影片（大部分時候），星期天可以休息，但還是能完成所有事情！

我「優化」了我的時間，使整個星期的時間安排精確到「小時」。我知道工作與生活的平衡很重要，所以我晚上 6 點以後就不工作，這樣還有時間可以遛狗以及跟男友約會，但一直有*更多的事情要做*。

如果有額外的工作出現，就會溢到週末。不然還能放在哪裡呢？因為一直有額外的工作出現，我將任何花時間但「不事生產」的事情都委派出去，比如與我的社群互動、腦力激盪新點子，以及與我的團隊聊天。

我不斷優化，很快我的行事曆變成了我一直害怕的僵化牢籠。在這些時間區塊和時間桶中，我感覺找不到*自己*的位置。如果我錯過了一個時間區塊，接下來整整 3 個月的行程就會混亂不堪，這代表我必須安排時間重新制定行程，而這又會把更多的時間區塊擠出來。

我開始造反。我在應該做任務 A 的時候卻在做 C 項目，然後我會在凌晨 4 點起來做 Q 事情，完全不管 X 計畫。我忽略了一些時間區塊，移動了其他的，拉掉了一些。我在玩行程表疊疊樂，而這座塔變得非常搖搖欲墜。混亂悄悄地回來了，接著是一位熟悉的朋友——由焦慮引發的憂鬱症。錯過一天的行程又怎樣？反正最後一切都會崩潰。我開始逃避我的行程表。

當下，我意識到時間管理並不是一種可以讓我們能做到*所有*事情的神奇魔法。安排過多行程反而犧牲了我從事真心喜愛活動的時間，例如去狗公園、讓我的大腦和身體自在漫遊、沈迷於電動中，或者隨意進入維基百科的兔子洞。

我們無法優化每分每秒、每個小時、每天，這是有極限的。我們是人類，不是電腦。我們不應該這樣生活。

自從那刻起，我明白了時間管理就像生活中的許多事情一樣，需要平衡。你需要管理好你的時間，讓你能有足夠的生產力，但不至於讓你覺得時間只是用來生產，而不是用來生活的。

> 一天的失常不應該毀掉你的一週，更不應該影響到接下來的 3 個月。

一天的失常不應該毀掉你的一週，更不應該影響到接下來的 3 個月。時間管理不應該把生活中的自發性或工作中的樂趣剝奪掉。事實是，如果你必須如此優化時間，那說明你的行程太滿了。你會累垮，或者像我一樣，開始抵抗。

即使是神經典型的人也會在他們的一天中留出空間，給自己緩衝時間來喘息、上廁所或者處理那些預期會花更長時間的任務。而由於我有 ADHD，我需要更多這樣的空間。

我需要*漫遊時間*，需要時間來不在意時間。如果我不給自己這樣的時間，我知道我的大腦會自己強行取得。

第 7 章

── 如何獎勵你的大腦 ──

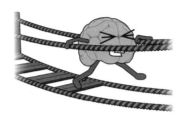

如果我們知道自己為何而活，就可以忍受任何一種生活。

——弗里德里希·尼采（Friedrich Nietzsche）

我想做什麼就做什麼。

——霸子·辛普森

我 vs. 大腦

我這一生大部分的時候都在和我的大腦鬥爭。我知道這件事很重要，而我的大腦卻不想做。

我：我要做這件事！

我的大腦：⋯⋯不。

我：但我真的需要完成這件事才能朝著我人生的目標邁進。

我的大腦：什麼人生目標？（人生目標什麼的一點也不重要，來看貓咪影片吧）

另一方面，我常常發現自己會突然天外飛來一筆，去做一些原本我沒想過要做的事。

我：（看了一部教人如何用融化的冰淇淋做蛋糕的影片）

我的大腦：對，這太棒了！我們馬上來做吧。

我：好吧，看來我們今天是不會回覆電子郵件了。（拿出一桶冰淇淋，把筆電留在冷凍庫裡）

我通常都知道為什麼我應該做（或避免做）某件事，但這種理解本身並不能轉化為可用的動力燃料。無論這項任務對我所深切關心的事情至關重要，還是完全無關緊要且非常浪費我的時間，都不重要。重要的是我的大腦是否想做。

> 有時候，除非我的大腦合作，否則我真的無法完成某件事。

有時候，除非我的大腦合作，否則我真的無法完成某件事。這感覺像是在進行一場人質談判。

有時候我可以硬著頭皮完成一項任務，儘管我的大腦在一旁踢著腳尖叫著「我不想要！」，但我實際上還是完成了。然而這是有代價的…這需要 3 倍的時間，我的效率很低，而且下一次完成這件事時可能會更加困難。

有時候我能激勵我的大腦並讓它投入其中，但很快我的大腦就會完全失去興趣，我會忘記自己在做什麼，或者在遇到第一個困難障礙時卡住（我有很多織到一半的毛毯和未完成的學位）。

不管我多麼想要獲得一個角色、完成大學學業、保持家裡乾淨，或找到一份「真正的工作」，我總會發現自己在迴避或拖延實現這些目標所需的事務。*

---

* 有趣的事實：在校對這個章節時，我開始研究為什麼我的編輯把「拖延於」改成了簡單的「拖延」。哇！結果他說得對！當我們在談論拖延執行一項任務時，確實應該說「拖延」就好…是的，事情就是這樣發展的。我們不僅會因為事物新奇而更有動力，也較容易被這些事吸引注意力。（參見第 3 章「缺乏專注與過度專注」）

我常常花太多精力在說服自己完成一項事務（或者在搞清楚要怎麼做），因此我已經沒有剩多少力氣去真正完成這件事。

我常常花太多精力在說服自己完成一項事務（或者在搞清楚要怎麼做），因此我已經沒有剩多少力氣去真正完成這件事。

如果事情變得足夠緊迫，我就會火力全開。我在寫論文、趕著準時上課；或因為我即將要出發去旅行，才帶著歉意開著 6 個月前就該換機油的車去換機油時，其他所有事情都會被拋在一邊。

那些對我來說重要，但從未變得緊急的事情呢？像是完成我的小說、學習準備餐點，或舉辦一場謀殺懸疑晚宴？我從來沒有機會去做。

這對我和周圍的人來說很莫名其妙。當然，這也是有「原因」的。我一定是很懶惰、我沒有意志力，也許我根本不在乎這些事。

偶爾，我會覺得自己是自作孽，否則為什麼我會花整個夏天努力上統計學的課並拿到 A，卻沒有去加選這門課？在某種程度上，我一定是打從內心不想要成功。

這既令人沮喪又讓人筋疲力盡。生活中的大多數事情不僅要求你去做，還要求你持續不斷地去做。而對我來說，我的絕非始終如一，所以我的努力很少有回報。我想知道為什麼。

我學到什麼

ADHD 的大腦並不是被重要的事情所激勵。事實上，許多對我們來說最重要的任務，對 ADHD 大腦而言是難以忍受的痛苦：這些事情通常都冗長、重複或乏味。即使我們有達成目標的動機，我們仍然可能難以向這個目標邁進。目標通常伴隨著多重任務，而我們的大腦卻無法持續忍受執行這些任務。

事實上，我們傾向逃避和避免因延遲帶來的痛苦，這種傾向甚至有一個專有名詞：延遲厭惡（delay aversion）。

ADHD 的大腦經常會轉向立即的獎勵，如現在做些有趣的事情，或者逃避面對乏味任務的痛苦，即使我們對目標非常在意。

那麼，哪些事能激勵 ADHD 大腦呢？通常是以下類型：

- 緊急的
- 新穎的或具有新意的
- 有適當挑戰性的
- 個人感興趣的

換句話說，就是*刺激性*。這是由於 ADHD 大腦的獎勵系統存在根本性的差異。

我們的多巴胺不同

多巴胺是一種激勵和強化行為的神經傳導物質。當某件事情帶來愉悅感時，多巴胺以及其他讓人感覺愉悅的神經傳導物質會被釋放，並傳送到大腦中的相應受體，向大腦發出信號，讓大腦記住導致愉悅的原因：*這感覺真好，再做一次！*大腦甚至可能會開始釋放「預期」的多巴胺，以強化最終會帶來愉悅的行為，就像填寫預期會退稅的扣繳稅額表。

有證據顯示，ADHD 的大腦不會像神經典型的大腦那樣釋放預期的多巴胺。多巴胺的再攝取（即多巴胺的再吸收）也可能在到達受體之前就發生。

當這種情況發生時，我們的大腦不會「學會」填寫扣繳稅額表有什麼好處。如果某個行為沒有帶來任何好處，那麼做這件事有什麼意義呢？這就是為什麼能即時滿足我們的活動更吸引我們大腦的原因。當放棄填寫扣繳稅額表而開始打電動時，我們感覺愉悅，分泌多巴胺，如果有足夠的多巴胺到達受體，我們的大腦會學會優先考慮打電動，這使得我們下次需要做這些無聊的事情時，更有可能轉而開始打電動。

多巴胺水平還會影響我們對生活的感知、情緒以及對自己能力的認知。當

多巴胺水平低時，我們會感到缺乏動力，從日常事務中獲得的樂趣減少，感到身體疲憊。這時我們的大腦處於低刺激狀態，因此，我們往往會等到截止日期逼近才開始做事。我們可能會把「簡單」的任務弄得過於複雜；會改變寫作風格或使用不同顏色的筆，或者在記筆記時亂畫；我們會以搞笑方式做嚴肅的事情；我們會出自本能增加急迫感、挑戰性、新鮮感和趣味，來刺激和激勵我們的大腦。

獎勵通常太過遙遠

動機可分為「內在動機」和「外在動機」。

內在動機是指當你做某件事時，因為這件事本身是愉快且令人滿足的，這樣的活動不需要任何外部獎勵。例如，吃餅乾是內在動機驅使的，沒有人需要付錢讓你去吃餅乾；餅乾很好吃，你想吃餅乾是因為你喜歡吃，而且這種獎勵是即時的。對我來說，內在動機驅使的任務包括學習新事務、與動物相處、建立新的組織系統，以及裹著毯子玩我的任天堂 Switch。這些都是我因為喜歡而去做的事情。

外在動機是指你做某件事是因為做（或不做）這件事會產生的外部後果。例如，你可能會努力準備演講內容，因為有人（或很多人）會知道你是否沒做好；你可能會忍受做麵包時的黏糊糊，因為完成後你會有新鮮的麵包；或者報稅（對我認識的任何人來說都不是愉快的事），因為如果不報稅你會被罰款。

許多重要的人生目標，比如取得好成績或加薪，都是因為其中的外在獎勵而具有激勵作用。我們當然希望進入好的學校並取得學位，我們當然希望賺更多的錢，我們願意為此付出努力……理論上是這樣。

實際的情況是，這些無論是正面或負面的外在後果，通常感覺過於遙遠，難以起到激勵作用，尤其是跟打電動、參加派對等更直接立即的獎勵比較。

這是由於時間折價效應，我們會認為未來期望的結果比*現在*能獲得的結果更不具價值。時間折價效應對每個人來說都會發生，這就是為什麼你經常聽到

建議，要獎勵自己成功的一週，而不是成功的一學期。但是除了時間折價，有 ADHD 的人還有較短的時間範圍。對我們來說，下週的獎勵並不會有同樣的激勵作用，因為對我們來說，下週甚至不存在（更多關於我們如何體驗時間的內容，請參見第 6 章「時間是什麼？抓得到嗎？」）。ADHD 的大腦對獎勵非常敏感，但如果這些獎勵不夠明顯（或誘人），那就需要是立即出現才能真正影響我們的決策。

如果一項任務本身就具有內在獎勵，我們能真正享受其中，不需要外在獎勵來驅使我們去做，那麼時間折價效應的影響就會減少。即使獎勵在遙遠的未來，也不那麼重要。事實上，不依賴外在動機反而有好處。研究顯示，添加外在獎勵實際上可能會*降低*內在動機。

在我們缺乏足夠內在動機去行動的情況下，我們靠的是外在後果出現在我們的時間範圍中的那種急迫感，但我們的急迫感出現的時機通常比一般人晚。結果就是，我們會陷入一次又一次的危機，火燒屁股時才趕著把事情完成。當我們在最後一刻完成某件事時，大腦會釋放大量的多巴胺，告訴我們的大腦「這感覺真好，再來一次。」這種行為因此被強化了。

要打破這個循環，關鍵在於添加真正能激勵我們的即時（或令人興奮的）外在獎勵，例如，在工作的*當*下吃餅乾。

在談論動機時，我們常常忘記考慮的是，不去做某件事也有動機，而且這種動機有時比推動我們去做的動機更強。填寫決策平衡工作表（見 291 頁）可以幫助你了解是什麼在驅使你朝某個方向前進。

與任務關聯的情緒很重要

當我們做一個「簡單」的任務時，例如打電話，我們不僅僅是在處理這個任務，還在處理過去失敗經驗所建立的情緒障礙。ADHD 教練及播客節目「ADHD 關鍵指南」（ADHD Essentials）主持人布蘭登・馬漢（Brendan Mahan）稱這種障礙為「可怕之牆」。過去我們在某項任務上遭遇越多困難，經歷的失敗、失望、拒絕和擔憂就越多；負面經驗越多，這堵牆就越高。

我們不僅需要足夠的動機來完成任務，還需要足夠的動機（通常還有時間）來攀越這堵情緒之牆。

在過去失敗的任務之前，每個人都會有可怕之牆。但據布蘭登所說，ADHD 患者有很多這樣的牆，而且這些牆往往比大多數人更高，我們比神經典型的同儕經歷更多的失敗、批評和拒絕。對於有 ADHD 的人來說，最常見的情緒包括不堪重負、氣餒、絕望、恐懼和困惑。

讓事情變得更加複雜的是，ADHD 患者通常工作記憶相對較弱（參見 136頁）。這表示我們可能沒有足夠的心智容量來記住為*什麼*我們要做某件事，或完成這件事後的感受。相反地，我們的所有工作記憶「插槽」可能都被用來弄清楚（或記住）我們需要做什麼，以及我們現在對這件事的感受。結果，我們看到的只是那堵可怕之牆，我們無法隔著牆看到任何東西，也沒有窗戶可以看到牆的另一面可能有什麼。

根據布蘭登的說法，我們用不同的方式來應對這堵牆。我們可能會變得很憤怒，於是像浩克那樣擊垮這堵牆來完成一項任務。不幸的是，這往往會傷害我們的人際關係，因為當我們猛擊這堵牆時，對自己（或他人）所說的話可能不一定友善。

有時候，我們可以在牆上開一扇門。聽音樂轉換心情，打開喜愛的電視節目當作背景音，或者換個新地方工作好分散注意力，讓自己能夠完成任務。

然而通常，我們需要攀越這堵牆。在面對任務並有效地應對之前，無論是現在還是將來，我們需要做情緒上的準備工作，面對我們的焦慮，並讓自己做

好準備去完成這件事。

　　我的朋友兼同事丹妮‧多諾萬（Dani Donovan）是《反計畫者》（The Anti- Planner）的創作者，這本工作簿包括她專門設計的活動、遊戲和策略，旨在處理妨礙我們完成任務的情緒。她充分地說明了這一點：「學會辨認造成你心理阻力的原因，會讓你更容易找到或建立一個針對這些特定情緒的解決方案。」

行為先於動機

　　當我還是演員的時候，我經常會等到我有足夠動力能花兩個小時背台詞時才開始，但這幾乎從未發生過，所以我每次都會在試鏡當天才臨時抱佛腳。

　　我那時不知道，但現在明白了…我們不需要動機來採取行動。其實應該是反過來：行動可以*產生*動機。舉例如下：

- 拿起手機的行動常讓我們有動機想查看電子郵件、訊息或社交媒體。
- 坐在沙發上，讓我們有拿起遙控器的動機。
- 計畫一次公路旅行，讓我們有編輯音樂播放清單的動機。

　　這就是心理學家所稱「行為活化」背後的理念。你不需要想騎腳踏車（或機車）才能去騎車，你只需穿上裝備，檢查輪胎的氣壓，直接騎上車。*然後再看看你的感受。*＊

　　有沒有可能在這時候你還是不想去呢？當然有可能。

　　但是，一旦你已經做好準備，也可能不論如何都有動機去做。此外，這種行為活化還可以打斷負面的思考螺旋，讓你的思維從「去騎車太麻煩了，我不

＊這個例子源自於我小時候和家人一起騎車的回憶。由於身體障礙，我媽媽無法騎腳踏車，她會騎機車跟在我們旁邊，這是我最美好的回憶之一……我想我剛剛說服自己去騎車了。等我一下，我先去騎個腳踏車了。（你可以繼續讀下去！）

知道輪胎裡有沒有氣,我不會有*時間*去騎車」轉變為「等一下,我真的已經在騎車了」。

無論我們想要對什麼事情產生足夠的動機,我們的行為、我們採取的行動,可以增加(或減少)動機。行為*先於*動機。

不完全跟動機有關

根據心理學家阿里·塔克曼(Ari Tuckman)博士的說法,當我們想讓自己或我們愛的人去做某事時,動機往往是我們拉動的第一個槓桿,但這其實不一定是最*正確*的一個。

動機只是「完成事情」這個更大系統的一部分,但問題可能不在這裡。問題可能出自於:

- **技術差距**:你不太知道(或記得)如何做這件事或其相關步驟。

- **資源不足**:你沒有完成這件事所需的資源。例如,你可能沒有足夠的時間、材料或精力。

- **完美主義**:完美主義及其伴隨的焦慮,可能會讓你無法開始或陷入思維迴圈。

- **過於樂觀的思維**:你可能認為明天還可以做,而沒有確認自己是否有足夠時間去做(這被稱為正向錯覺偏誤)。

- **健忘**:由於 ADHD 相關的記憶困難(參見第 8 章「忘記與記住之間,如何自處」),你可能甚至不記得自己的目標是什麼。

- **不切實際的目標**:你選擇的目標是無法達成或無法持續的。

> **梅麗莎，38 歲，美國**
>
> 我發現如果我做某件事的速度快過大腦意識到我正在做這件事，那就像一部卡通。這座橋根本沒有橋面，但我就直接在空中行走而不往下看。＃卡通引力

> **凱爾，27 歲，馬爾他**
>
> 我完成事情的主要方式是透過外部力量，比如工作，其失敗造成的潛在羞恥感有足夠的強制力推我穿過這道牆。至於其他任何事情，我會到實在不得不做的最後一刻才會行動，例如所有的碗盤都堆在水槽裡，我沒有餐具可以吃東西；或者截止日期逼近，我可以靠恐慌引發的腎上腺素衝勁，在一夜之間完成一整篇文章。

> **丹尼爾，36 歲，美國堪薩斯州**
>
> 我最大的難題是必須開始做一些重要卻無聊的事務。作為一名教授，這些事就是改作業。我沒有特別有效的策略來完成這項任務，這不是一個足夠規律的事情，所以計時器或其他預定提醒都沒有用。這也不是日常習慣的例行事務，所以我通常使用的方法都失效了。

工具箱

　　ADHD 患者經常會本能地採取各種方法來激勵自己的大腦，有些是比較健康的方法，有些則不然。不幸的是，我們中許多人會內化其他人對我們嘗試的「激勵技巧」，因為他們不了解我們的大腦是如何運作的，包括責罵和懲罰自己。這種方法可能可以幫助我們穿越「可怕之牆」，但也會讓這堵牆變得*更高*。雖然可以花時間來修復傷害並學習更有效地激勵自己，但我保證有更好的方法。

1. 填補動機木板

　　將動機想像成一座橋，幫助我們從想要做某事到實際完成。ADHD 患者經常缺少足夠的「動機木板」來跨越這座橋。你可以用意志力跳過小缺口，但如果一半的橋面都是空的，那麼就需要填補一些木板。藥物可能有幫助，但你也可以採用其他策略：

- **增加急迫感**：如果你想清理房間，可以邀請客人過來；如果你想開始運動，可以和朋友一起報名參加課程；和同事安排一個「完成工作」的會議；將一個馬拉松式漫長的工作分解成一系列小衝刺，這樣你就可以在截止日期快到之*前*就開始。現在就增加任務的急迫感，避免日後這件事轉變成危機。

- **找到合適的挑戰難度**：如果事情太簡單，可能會太無聊；如果太困難，可能會讓人沮喪和氣餒，無法繼續。如果某件事你已經很熟悉，增加一些挑戰元素。如果令人望而生畏，可以降低難度（如果你當天大腦狀態不好，降低幾個難度等級也沒關係）。降低標準也有助於克服完美主義！*

- **將任務與個人興趣結合**：當你在做一些你不想做但必須做的事情時，問問自己：有哪個部分你會覺得好玩嗎？也可以將你的個人興趣融入任務中。最終定稿或許需要很專業，但誰說你不用《龍與地下城》的比喻來完成初稿呢？如果你喜歡烏龜，或許你可以用烏龜貼紙來標記完成的待辦事項，而不是打勾。你不一定可以選擇你需要做的事情，但你可以控制*如何*做這些事情。

---

* 關於降低標準，我最喜歡的例子來自安妮・萊莫特（Anne Lamott）的《一隻鳥接著一隻鳥》：寫出糟糕的初稿。（我在寫這本書的時候就是採取這種策略。）

- **增加新奇感**：在新的地點、與不同的人或使用新的工具來做無聊或重複的事務，可以讓我們覺得這件事夠有趣，增加完成動機。這也適用於那些我們已經感到厭倦的系統。芭芭拉・路德（Barbara Luther）創造了一個 ADHD 教練經常使用的術語：重新點燃興趣（resparklize）。當已經運作良好的系統突然「莫名其妙地」失效，而這是你希望繼續使用的系統時，重新點燃吧！找一種方法讓它重新發光發亮（變得有趣）。

娜塔莎，25 歲，美國佛羅里達州

> 一定要從小事開始。不用一次掛起整堆衣服，先折一件襯衫。

凱特琳，37 歲，美國俄亥俄州

> 我每種任務都有特定的配樂。我有一首「穿衣服」的歌，所以我會讓自己聽這首歌（並穿上衣服）。我有一首「洗碗」的歌，提醒自己這個任務並不像我想像的那麼耗時。我總是想像自己的生活有配樂，但我從未想過會把配樂用作幫助自己的策略。

莎拉，39 歲，美國南卡羅來納州

> 在需要做的事當中找到樂趣，對我來說很有幫助。當我準備餐點時，我會專心做出一個造型便當或使用新的食材。我會播放我喜歡的節目來讓自己上跑步機。我會使用新的清潔噴霧。（真的，有時候「新奇感」真的有幫助！）

減少摩擦力並潤滑輪子

你與任務之間的阻礙越少，你所需要的動機就越少，這樣就能更容易開始並持續進行。消除阻礙可以減少摩擦，使任務更容易完成。而潤滑輪子就是指

盡一切努力讓我們會更想完成這項任務（包括增加獎勵，詳見 126 頁）。

- **提前做好準備**：穿著運動衣入睡、提前預定課程或製作待辦清單。如果提前做好準備，當你需要開始做事時，事情會變得比較少，也比較不會卡住。

- **移除實體阻礙和其他阻礙**：如果鋼琴前有東西擋著，那麼你就比較難去彈鋼琴。如果這件事在感官上讓人感到不舒服，例如太亮、太吵或太噁心，找到一個能幫助你避免不愉快的工具。洗碗時戴手套，噪音大的時候戴耳塞，或在戶外跑腿時戴太陽眼鏡。*

- **添購你喜歡的工具**：許多人對某些任務會有負面聯想，部分原因是與這些任務相關的工具。選擇那些你喜歡且外觀好看的工具，是「潤滑輪子」推動我們完成任務的好方法。從長遠來看，這樣做還能替我們賺錢或省錢。例如，我們因為「好用的鍋具」或工具「太貴」而放棄購買，結果多花了多少錢外食呢？

- **找到你的「為什麼」**：你做一件事是有原因的，那個原因是什麼？這可能與任務本身無關。《辛普森家庭》其中一集有個很棒的例子。奶嘴出生後，荷馬回公司上班，將女兒的照片遮住老闆掛的告示牌。告示牌上寫著「別忘了，你永遠都要待在這裡」，而女兒的照片把它變成「為了女兒工作」。

- **趁勢而為**：如果你突然覺得想處理一項平時不喜歡的任務，那就現在馬上做。要打鐵趁熱，或者更準確地說，趁阻力最小的時候行動。

---

* 我們不一定會注意到阻礙，除非我們特意去找。把那些你經常遇到困難的事務記錄在「阻礙日誌」中，可以幫助你找出究竟是在哪裡卡住了，這樣你也可以為未來的自己移除那些可移除的阻礙！這是我做過最有效的事情之一，也是為什麼我能夠（大致上來說）按時發布影片的原因：我能夠辨識出我所面臨的阻礙中存在的規律。

- **先吃冰淇淋**：這個建議來自傑西‧安德森（Jesse J. Anderson），他是《專注力加倍》作者也是我的朋友。與其試圖先吃掉那隻「青蛙」（完成最困難的任務），不如先吃「冰淇淋」（做一些我們喜歡的事情），這樣我們可能更能保持在高效的狀態。

" **裘莉，32 歲，美國佛羅里達州**

> 我建立了一套系統，使任務變得更簡單、更有趣。我把一切事務都變成我喜歡的樣子，用貼紙和顏料把東西變得更吸引我。只要東西漂亮、有趣且非常容易使用，我就能做好。移除所有阻礙！

" **思凱，22 歲，新加坡**

> 我一直試著改變自己對任務的想法。與其強迫自己唸書，不如『邀請自己去學習』，這種正面的聯想讓我更容易克服『可怕之牆』。

" **史拜德，39 歲，美國佛羅里達州**

> 早上吃了阿德拉 * 後，我會刻意預留大約一小時無所事事當作「熱身」。我會玩一些輕鬆的電玩、看花園或公園漫步的影片，直到藥效完全發揮，這時我會迫不及待想開始工作。

3. 增加責任感

責任感能縮短我們需要採取的行動與其行動（或不行動）的後果之間的距離。單靠責任感是不夠的，因為動機並不一定問題所在；在這種情況下，增

---

* 阿德拉（Adderall）為美國常見的聰明藥，但在台灣屬於管制藥品，不得合法引入台灣販售。

加責任感可能會讓事情變得*更糟*。* 但如果我們有資源和技能來完成所需的任務，增加責任感可以促使我們行動。因為如果我們不做，會*被發現*；如果我們做了，也會被發現！

- **決定你要做什麼，以及不做什麼**：有時候，關於責任感，我們需要的只是要明確知道自己正在做什麼以及哪些事情可以等。如果你需要有人幫助你弄清楚這些事，教練、治療師，甚至朋友或同事都可以幫助你制定（並調整）計畫，確保你能在重要的事情上有所進展。

- **找到生產力夥伴**：有很多團體旨在幫助人們相互聯繫，並支持彼此實現特定目標。你也可以請某人與你「共同工作」，例如你工作時他安靜地陪你待在同一個房間。這方式也包括去公共場所，因為那裡有其他人同時在工作或讀書，存在著某種微妙的社會壓力，可以督促你做同樣的事情。

- **縮短回饋週期**：有時我們難以完成某個工作專案，是因為有某個部分卡住了；有時則是因為截止日期太遠，無法讓我們的大腦進入狀態。不論是哪種情況，解決方法是要求更短的截止日期和／或更頻繁的檢查。你可以請你的上司、同事或其他朋友幫忙檢查。「嘿，這星期五，我可以給你看一下我目前工作專案的進度嗎？」

- **把事情變成比賽**：有很多 App、電腦程式和競賽可以將生產力遊戲化，但其實也可以不用那麼複雜。跟朋友一起挑戰培養一個習慣（例如每天早上整理床鋪），誰先發一張自己鋪好的床的照片給對方，誰就獲勝。

---

* 可能會增加焦慮、恐慌發作，以及解離。

"艾咪，49 歲，美國南卡羅來納州

　　我會假裝自己經營一個 YouTube 生活頻道，對著想像的鏡頭說明我正在做的事。有時這很有效，我會想取悅那個假想的觀眾。

"凱瑟琳，30 歲，美國維吉尼亞州

　　對我來說，最好的動機是將任務與一個具體的交接點連結起來。在工作中，誰需要從我的工作中接過接力棒來做他們的工作？我的伴侶今晚是否需要乾淨的碗盤來做晚餐？

關於拖延症

　　對於那些有 ADHD 的人來說，拖延症是很常見的，而且有充分的理由。當截止日期接近時，我們感受到的急迫感會讓大腦進入狀態。許多人發現，比起很早提前開始，接近截止日期時才開始可以節省大量的時間和精力。

　　但你拖延的形式至關重大。

　　研究顯示，那些從事所謂積極拖延的人，即「等到你的大腦進入狀態」或「把作業推到前一天晚上才做」這種形式的拖延，與非拖延者有著類似的表現和結果。另一方面，那些從事被動拖延的人，即「把頭埋在沙子裡」的拖延形式，甚至避免自己想到這件事，更有可能面對負面的結果，如成績差、錯過機會…等，我記不清還有什麼其他的了。諷刺的是，我一直在拖延重新研究這個議題。

　　即便如此，積極拖延也有其成本。你可能仍然需要放棄一些重要的事情來完成更緊迫的任務，你的努力可能會影響你第二天大腦的運作。有時這些犧牲是值得的，有時則不然。

　　結論是什麼？期望任何人，尤其是有 ADHD 的人完全不拖延是很不切實際的。但如果你就是想拖延，就要有意識地拖延。

4. 提高獎勵的吸引力

確保獎勵對你想激勵的人（就是*你自己*）具有吸引力。對於那些本身並不具備內在動機的任務添加外在獎勵，是一個可以激發立即興趣的好方法，尤其是當你正在努力達成的目標（和獎品）看起來遙不可及時。

- **選擇對你有意義的獎勵**：不同的人對不同的獎勵反應不同。也許對你來說最好的獎勵是一些平時不常允許自己擁有的東西，或者是與你為達成目標所採取的步驟相關的東西。我喜歡在持續訓練的同時添購健身裝備，在寫作有進展時幫自己買柔軟舒適的毛衣。如果獎勵對你個人來說有意義，你更能引發動機。

- **策略性地調整獎勵**：考慮經濟學原理，獎勵太大會使獎勵市場飽和，導致獎勵的通貨膨脹。如果你因為清空洗碗機而獎勵自己吃壽司，那麼清空洗碗機的成本就是壽司，明天你想說服自己以更少的獎勵做同樣的任務會變得很困難。然而，獎勵太小就不夠有激勵作用。「我才不要為了 5 分鐘的打電動時間去洗碗，洗碗花的時間比這更長！」

- **讓獎勵更加即時**：立即的獎勵比較吸引人，例如即時的正面回饋。你也可以嘗試在過程中獎勵自己，或將某些獎勵與活動本身結合。如果獎勵「卡」在未來，比如你計畫的一次旅行，可以通過張貼目的地的照片並在日曆上標記倒數，來使你的進展更加具體化，增加期待感！

- **因為完成任務而獎勵自己**：如果無論你有沒有努力都會給自己獎勵，或者根本不給自己獎勵，獎勵就無法作為激勵的燃料。確保你在完成任務（或取得進展）後能夠很快享受到獎勵，但在達到某個階段之前設置一些障礙。*

---

* 一位作家朋友在我編輯這本書時給了我一個愛心包裹，裡面有幾個小禮物和卡片，還附有說明。我可以馬上打開一個禮物，我的書完成四分之一時可以再打開一個，完成一半時再打開一個，完成四分之三時再打開一個，最後完成時打開最後一個。這個包裹非常可愛，也非常有激勵作用！

"DJ D.，25 歲，美國俄亥俄州

當我需要完成工作時，我會從最難的事情開始，然後計畫在所有事情都完成後做件好玩的事。列出清單並一項項完成，會給我的大腦帶來多巴胺的快感，因為隨著我從一件事轉到另一件事，感覺像是達成某種成就。

"克里克特，16 歲，美國密西根州

我媽媽曾經試圖用 M&M's 巧克力吸引我做數學作業。一開始，她會在我完成作業時給我一小包巧克力豆。結果沒有用。然後有一天晚上，她打開了一包巧克力豆，並在每道題目旁邊各放一顆，這樣就有效了。即時的獎勵，激勵我繼續做下去。

"露西拉，30 歲，墨西哥

為了激勵自己去運動，我買了最奢華、氣味香甜的沐浴乳，規定自己只能在游泳後的淋浴中使用。這讓我感覺像是在享受水療。

5. 不要指望自己能一直堅持下去

請注意！很多時候，我們開始一項新的嘗試時沒有設定結束日期，我們可能認為這個新習慣、工作或嗜好是最合適我們的，我們會永遠做下去。當事情不是這樣發展時，我們自然會感到沮喪和失望。與其奢望自己能夠奇蹟般地堅持下去，儘管所有過去的證據都顯示這不可能，我們更應該計畫如何應對 ADHD 天生易變換興趣與動機的傾向。

- **輪換愛好、工作和興趣**：當一件事情的新鮮感消失時，轉換到另一件事情也沒關係。離開某件事情一段時間，會讓這件事再次變得新鮮有趣。

- **成為一隻大黃蜂**：你這一次學到的經驗將成為你下次嘗試新事物的養

分。有 ADHD 的人經常被說「樣樣都會，卻樣樣不精通」，但你聽過這句話的擴展版本嗎？「樣樣都會，卻樣樣不精通，但往往比只精通一樣的人更好。」培養多種才藝技能是有其價值的。

- **設定重新評估的日期**：承諾在一定時間內堅持某件事情，不論這段時間對你來說多長是合理的。當你達到設定的日期時，看看是否值得繼續這件事情，如此一來，我們就不會將時間和精力浪費在對我們無效的事情上。這個策略也有助於克服 ADHD 在第一次失敗跡象出現時就放棄的傾向。

"卡瑟爾，45 歲，美國路易斯安那州

> 嗯，我可以說，在劇場工作有 ADHD 是一個巨大的優勢。我同時處理很多個不同的短期企畫，因此我可以一直保持興趣。我也可以填補各種工作職位空缺。需要演員嗎？我可以！劇場設計、搭佈景、準備服裝、導演、道具負責人、製作服裝？讓我來吧。每方面我都擅長，我可以做得很好。然後，又接著做其他新的事務，讓我不斷運轉的大腦可以保持忙碌。

"傑弗里，47 歲，美國阿拉斯加州

> 有時我就是無法找到動力，這也沒關係，我們不必總是保持動力。有時候，我們可以純粹待著，享受這世界，但不特別成就什麼事"

教練 A vs. 教練 B

在我寫這本書的過程中，心理學家兼「ADHD 生活終極指南」研究顧問帕特里克·拉考恩醫師跟我分享了一個他常和病患分享的故事。

想像有一個 8 歲的小孩，她是足球隊的守門員。

比賽快結束時，對方球員準備射門，我們的守門員猜測球會往哪邊飛，就朝那個方向撲去，但完全撲空了。球飛向相反的方向進了球門。比賽結束，她的隊伍輸了。

教練 A 把她叫過來，開始對她吼：「妳怎麼搞的？妳害我們輸了比賽。我們在練習時不是講過嗎？妳怎麼會不知道該怎麼做！」

小孩感覺很糟，帶著挫敗感回家了。下一次練習，甚至到了比賽前，她都會說自己肚子痛就請假在家。

現在，想像同樣的情景。只是這次，教練 B 在隊伍輸了比賽後叫她過來。

「嘿，過來。記住，當妳試著猜測他們會往哪邊踢時，注意他們的眼睛往哪看，還有腳的位置。懂嗎？很好，妳懂了。」

小孩仍然感覺很糟，因為她害她那一隊輸了比賽，但現在她有其他方法可以試試看。下一次需要比賽時，她會出現。

拉考恩醫師在跟客戶講完這個故事後，會問他們：「如果你想讓你的孩子玩得開心，你會選擇哪位教練？」

每個人都選擇教練 B。

「但如果你想讓她成為職業選手呢？」

每個人還是選擇教練 B。

然而，當我們在激勵自己時，我們對自己說話的方式卻像教練 A。「你怎麼搞的！你明明知道這很重要，你應該早點開始。」或者「你為什麼那樣做？你有這麼笨嗎！」甚至「天啊，你真是個（填入你常用的，可能是歧視性的詞），怎麼會忘記／錯過／搞砸這麼重要的事情？這有這麼難嗎？你是個大人了，*表現也要像個大人！*」

對於許多有 ADHD 的人來說，我們從小就聽習慣這些話，這已內化成我們的預設模式。

許多人問我，作為一個有 ADHD 的人是怎麼寫出一本書的，因為我們經常連*讀*一本書都有困難。老實說，這真的很難。

這一章尤其困難。我有太多話想說，不知道從哪裡開始。我的車停在辦公室外的停車場上，而我就坐在車子裡 1 個小時又 17 分鐘，屁股都凍僵了，因為我沒有力氣進辦公室完成這一章，但我也不想直接放棄回家。我不得不使用這一章工具箱中的每一個策略（以及其他章的很多策略）來完成這件事。

即便如此，我還是遲交了。我讀了自己寫的內容，覺得我寫得很糟。我不敢把寫好的草稿給編輯看，因為教練 A 的聲音悄悄響起：「你怎麼搞的！你怎麼不早點開始。寫得爛透了，怎麼會有人想請你寫書？」

當這種情況發生時，我會使用拉考恩醫師教給他所有病患的小技巧——注意到你在責備自己，然後問自己：「教練 B 會說什麼？」

我的教練 B 會提醒我，我從來沒有寫過書，我是在摸索中學習。

與其告訴我應該做什麼，教練 B 會建議我根據我的寫作進度調整截止日期，請我的編輯指導我、放下自尊，雇一個寫作夥伴幫助我處理我有困難的部分。在那個冰冷的停車場裡傳簡訊給朋友，問她是否願意陪我一起寫作。

我也從我的朋友那裡得到了建議。丹妮小時候其實就是一名守門員，她告訴我：「感覺整場比賽都取決於你和漏球，所以很容易把所有責任都推到自己身上。但隊裡還有很多其他人也關係到你們的輸贏，有時候現實條件影響你的成功與否。即使條件備齊了，期待自己能撲住每一球也是不切實際的，請好好面對就是會有漏接狀況的可能，這是可以被接受的。」

當我嘗試的事情沒有成功時，我從中學到了經驗。我提醒自己下次可以試試看不同的方法。

下一次當我需要寫作時，我依然會出現。

> 我提醒自己下次可以試試看不同的方法。

130

第 8 章
── 忘記與記住之間，如何自處 ──

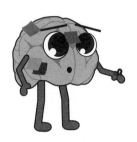

唯一比思想速度更快的是遺忘的速度。

幸好我們有其他人來幫助我們記住。

──薇拉・納扎里安（Vera Nazarian）

我忘記了

這本書寫了一年後，我與網路漫畫《ADHD 外星人》的作者皮娜・瓦內爾（Pina Varnel）聯繫上，討論我們在撰寫各自大腦手冊時面臨的挑戰。我們聊著聊著，話題就轉到了「忘記事情」上。她問我在書中是如何描述這個問題的。

我愣住了。

我花了一年時間寫一本關於 ADHD 的書，卻完全忘了要涵蓋一章關於忘記事情的內容。

我覺得僅僅這一點就足以證明我需要把這個部分包含進去。可是現在還來得及嗎？不到 1 個月就要截稿了，即使不算上這個新的補充內容，我離完稿也還很遙遠。

關心我的朋友們問我是否有其他辦法，能不能和書中的其他章合併？在結

尾用一個有趣的軼事快速帶過？留到下一本書再寫？

我搖了搖頭，我必須完成。ADHD 患者 90% 的經歷都是在不停地說這兩句話：「抱歉，我沒注意」和「對不起，我忘記了」。我知道這個主題有很多可以說的。

我聯繫了我的研究顧問帕特里克・拉考恩醫師（他也有 ADHD）：

> 我：嘿，帕特里克！
> 你能在星期六早上之前把「如何記住事情」的研究資料傳給我嗎？我下星期要開始寫這個部分。

> 帕特里克：好啊，沒問題。

我在星期一早上問他：

> 我：嘿，帕特里克！你寄給我了嗎？還沒的話，明天有時間討論一下嗎？我星期四要開始寫「如何記住事情」。

> 帕特里克：X，我就知道我忘了什麼！我明天早上可以寫個報告，然後我下午 3 點到 4 點（北美山地時區）有空。

然後我差點錯過了會議，因為我忘了他說的是「北美山地時區」。

我並不是什麼都記不得，我能回想起我小時候家中窗簾的顏色。我永遠不會忘記第一次在學校舞會上和一個男孩跳舞的情景，或者更準確地說，是面對面站著的情景…我發現音樂開始播放後我手足無措，羞愧地在廁所裡躲了很

久。我還能告訴你，我二十幾歲在丹尼餐廳上夜班時，有一組 6 人桌客人要求極多，但最後留下的小費是多少張皺巴巴的美元鈔票（是 6 張）。

但是在我試著做某件事時，記得我自己正在做什麼？無法。

記住我花了 3 個小時背的台詞？可能不行。

記住站在我面前的人的名字？... 也許吧。

表面上來說，這似乎不算大問題，我可以一笑置之。我就是這樣，就像我媽媽常對我說的，如果我的頭沒長在脖子上，我可能連頭都會忘記。

但在表面之下，這就不是什麼討喜的事了。有 ADHD 的人經常忘記事情，我們得拼命補救那些從我們腦中溜走的事。

這讓我失去了自尊。當我意識到我忘記了明顯或重要的事情時，負面想法立即自動地湧上心頭。以「我實在是」和「我真的是」開頭的評價在我腦中迴盪，有時甚至會脫口而出。

這讓我失去了財務保障。我因為忘記文件和後續處理而失去了工作。我曾建立起的信用完全毀掉了，兩次，因為我忘記支付帳單，而我其實有錢可以付的。這讓我失去了住房保障，因為我的信用不足，失去租屋資格。

這讓我失去了朋友。有朋友因為我不值得信賴而放棄與我的友誼，還有因為我無法記住自己被怎麼對待而與朋友關係破裂。這個朋友第一次還是第五十次說了不友善的話？上次爭吵到底是為了什麼？健忘的人，尤其是那些自尊心低落的人（如上所述）很容易被操控。

我知道我有能力記住事情，但我也知道不能信任自己的記性能在需要的時候按它該有的方式運作。

一個非常不完整的遺忘清單

- 你剛才說的話
- 我剛才說的話
- 我在做什麼
- 我的鑰匙／手機／剛才拿著的東西放的位置
- 昨天發生的事
- 10 分鐘前我為什麼生氣
- 我是否吃了藥
- 昨天改變人生的頓悟
- 我答應明天／下週／下個月要做的事
- 我現在要做的事情所需的材料
- 你設定的界限
- 我設定的界限
- 我剛剛讀的所有東西
- 我現在應該要採取什麼不同的做法
- 我正在嘗試打開，且已經用過 1000 次的應用程式的名稱
- 怎麼使用遙控器
- 我的外套
- 我的襪子
- 我本來打算在開門*前*穿上的褲子

我學到了什麼

在我開始為頻道進行研究之前，我只知道兩種類型的記憶：短期記憶和長期記憶。然而，還有很多其他類型的記憶，腦科學家們仍在討論中：感覺記憶（sensory memory）、內隱記憶（implicit memory）、外顯記憶（explicit memory）、觸覺記憶（haptic memory）、程序記憶（procedural memory）等等。這些記憶類型太多了，對我來說，記住它們本身就是個挑戰。

重點是，記憶是複雜的，但對我們這些有 ADHD 的人來說，最重要的是要知道以下這幾件事。

我們的長期記憶……還不錯？

在幾項關於長期記憶的研究中，ADHD 參與者在某些類型的記憶測試中表現得與神經典型參與者一樣好，甚至更好。

舉個例子：情節記憶（episodic memory）是一種長期記憶，讓我們能夠回想起某個特定經歷的細節，例如發生了什麼、說了什麼、我們的感受等等。一項 2008 年的研究發現，當討論生活中的一個特別事件時，有 ADHD 的孩子提供的敘述比那些沒有 ADHD 的孩子更詳細具體。

對我來說也是如此。即使成年後，我仍能像電影一樣描述童年時的整個場景，包含各種視覺與情感的細節。我的寫作夥伴沒有 ADHD，她就沒辦法描述得這麼詳細，但她記得我們今天應該要做什麼。（「親愛的，是第 8 章『忘記與記住之間，如何自處』。」）

另一方面，一些針對 ADHD 患者的研究*已*發現，他們在長期記憶方面存在缺陷。為什麼會這樣呢？

記憶的能力取決於 3 個過程：編碼、儲存，最後是檢索資訊。對於 ADHD 成人長期記憶的統合分析研究顯示，我們在長期記憶方面的困難其實是在*編碼*階段出現了*學習*缺陷。換句話說，我們無法記住那些從未真正學會的東西。

這些發現非常有趣，而且也很有用，因為我們可以採取*很*多措施來幫助編

碼過程順利進行。要提供相關協助，我們必須先從理解工作記憶以及工作記憶如何在 ADHD 大腦中運作開始。

ADHD 患者的工作記憶通常受到損害

工作記憶（名詞）

一種記憶類型，使我們能夠在處理新資訊時暫時將其保存在腦海中。

我們在許多日常事務中需要使用工作記憶：記住一個時間和日期同時找筆來記下這些資訊、記住我們進房間要做的事情、記住某人的名字並告訴他們我的名字，同時判斷新的社會情境。

每個人的工作記憶都有有限的「槽位」。處理資訊時，我們會把資訊暫存在這些槽位中。這些資訊會很快消失，不斷地讓位給新資訊（對於以後還會需要的資訊，我們可以通過編碼技術將其儲存在大腦的硬碟上，比如「做筆記」和「研讀」。）

ADHD 大腦中的工作記憶通常受到損害，我們的槽位基本上更少，尤其是在涉及語言和聽覺工作記憶時。這使得我們很難記住剛讀過或聽到的東西。

假設一個神經典型的學生有一個能夠臨時保存 5 項資訊的工作記憶容量，而另一個 ADHD 學生只能保存 3 項。

老師問學生一個問題，然後給出 3 個選項。

神經典型的學生可能能夠毫不費力地回答問題，同時還在想著坐在第二排的那個可愛的男孩。但當老師說出第三個選項時，即使 ADHD 學生*全神貫注*，也可能已經忘記原本的問題是什麼。他們沒有足夠的槽位來儲存所有的資訊。

我們的 ADHD 學生還需要更努力才有辦法導正他們的注意力和行動。因為他們在注意力調節方面的困難，槽位中的資訊更容易被踢出。我們還占用了寶貴的工作記憶槽位來記住我們需要「坐著不動」、「保持安靜」等所有被告

知要做的事情，這些對我們的大腦來說也非輕鬆自然的。

我們回想資訊也有困難

我們無法記住那些一開始就沒有注意到的資訊，正如我在第 3 章「缺乏專注與極度專注」解釋的那樣，我們這些有 ADHD 的人很難調節注意力。然而，這並不是導致我們長期記憶困難的唯一因素（長期指的是差不多昨天）。

我們無法記住不理解的東西

將資訊編碼到長期儲存的過程，需要我們的大腦將新資訊與已知的內容進行比較，然後找出將其存檔的位置。而這個過程，我們仰賴工作記憶來暫時保存所有資訊。

如果新資訊對我們來說很容易理解，並且與熟悉的主題相關，編碼過程則快速而簡單。然而，如果我們根本不明白別人在說什麼，可能是因為沒聽到或基礎知識沒有編碼完成，我們可能沒有足夠的時間讓這個過程發生。在我們的大腦能夠編碼這個新資訊之前，其他的新資訊進來並將前者從工作記憶中排擠出去。

我深刻體會到這一點，是在受邀旁聽一位大學教授的代數課並要提供回饋時。課程進行到一半時，教授發了一份測驗卷。儘管當時我已經知道如何幫助改善自己的工作記憶和提升注意力，但我卻無法回答測驗中關於當天課程內容的任何問題，一題也答不出。

我要替教授說句話，教授在講課期間不時會停下來問：「有沒有問題？」但是，由於我的工作記憶無法將新資訊保留到我能理解的時候，我甚至不懂得該問什麼問題。

我感覺自己是個差勁的學生，就像我在實際上課時經常感受到的那樣。但隨即我又想起來，我並不是。只是因為我對代數的基礎知識不夠，無法在資訊從我的工作記憶中消失之前，將教授所說的內容編碼進去。

　　教授下一節課還要教同樣的內容。在兩節課之間的 10 分鐘下課時間裡，我做了我最擅長的事——上網搜尋，我快速惡補了一下代數的基礎知識。我瀏覽了一些關於代數基本概念的文章，了解一些術語的含義以及「解方程式的 5 個步驟」（原來有步驟？！我終於懂了）。在接下來的課堂上，我就比較能理解教授上課的內容。而當教授發下測驗卷時，我記得一些他教的東西，並答對了好幾個問題。

　　因為我有了一個「掛鉤」來「掛」這堂課的內容。在這個例子裡，就是我在網路上搜尋到的資訊，我可以將多組資料「打包」到一個工作記憶「槽」裡。這樣一來，我的工作記憶就能保存更多的資訊，足以理解並編碼教授教給我們的一部分內容。

我們無法記住不記得該記住的事

　　一般說來，ADHD 患者在長期記憶方面的問題主要是與編碼困難有關，而不是儲存或檢索問題。不過，有一個顯著的例外。

　　雖然線索回憶（cued recall）和序列回憶（serial recall）在 ADHD 大腦中並未受到損害，但針對 ADHD 兒童和青少年的研究指出，他們的自由回憶（free recall）功能的確有受損狀況。自由回憶，又稱為無線索回憶（uncued recall），是指在沒有線索或提示的情況下自發地記住某事的能力。例如，我們知道自己帶了一件外套到學校，甚至可能記得我們把外套放在哪裡，但除非有什麼事（或某人）提醒我們，我們很可能離開時會忘記帶走。

　　這種「眼不見為淨」的傾向有時會被誤認為是「物體恆存」問題。物體恆存是幼兒期透過遊戲如「躲貓貓」達成的一個重要發展里程碑，指的是我們理解在沒有看到一個物體或人時，他們仍然繼續存在。

　　*理解*朋友離開房間後仍然存在這一點，對於 ADHD 患者來說沒有問題。

　　但是，*記住*朋友離開房間後仍然存在，並且我們等等應該要傳訊息確認他們有平安到家？這對我們來說確實是個困難，因為這靠的是自由回憶。

我們在自由回憶方面的困難有助於解釋為什麼 ADHD 患者的前瞻性記憶（prospective memory）（記住將來要做某件事的能力）受損。至少是*時間性*前瞻記憶（time-based prospective memory）受損。

時間性前瞻記憶使我們能夠記住在特定時間或在特定時間段結束後要執行某個動作。

舉例來說，假設朋友希望我幾個小時後與他聯繫，或者我答應會在下午 4 點打電話給他。我們可能已經計畫好這件事，理解這些計畫，並將這些資訊儲存在我們的大腦中（我們知道這些計畫在大腦中，因為我們時不時會想起）。

然而，時間到了，我們卻完全忘記了這些約定。大部分時候，我們甚至不知道現在是幾點（請參見第 6 章「時間是什麼？抓得到嗎？」）。

如果我們忘記在下午 4 點回電給朋友，那為什麼我們會記得下一次見面時向他們借那本他們答應要借我們的書？

那是因為我們打算在見面時借書的意圖是儲存在我們的事件性前瞻記憶（event-based prospective memory）中，而這部分似乎在 ADHD 大腦中並未受損。事件性前瞻記憶使我們能夠在有外部提示的情況下記住要執行的動作，當涉及到外部提示時，我們記住要做某事的能力不會因為時間感或自由回憶有困難而受到影響（儘管我們完全有可能忘記想要說的確切措辭，但我們至少會記得有話想說）。

但是，再次強調，僅僅因為有人要求我們晚餐後做某事，並不表示我們真的聽到了這個要求或者將此資訊編碼，即使我們完全同意做這件事。再次說明，我們的大腦經常分心……

"匿名，25 歲，美國

> 要記住約會、生日，甚至節日結果通常都很慘，我必須一直提醒自己。

"考恩，33 歲，比利時

> 我會告訴自己不要忘記，但即使是世界上最重要的事情，我還是會分心，而那個驚天動地的想法會從我的腦海中蒸發不見。我甚至不會記得我有過這樣的想法，就這樣消失了。

"德茲，47 歲，華盛頓州

> 我感覺事情要麼會從我的腦袋中直接掉出來，要麼我永遠不會忘記它們，沒有中間地帶。

" 蘇珊，37 歲，美國阿拉斯加州

> 我對自己說過最大的謊言是「我不需要寫下來，我會記得的。」我說這句話 100 次中有 99 次會忘記。

工具箱

　　那麼，我們是不是就這樣放棄記住東西呢？不，嗯……某種程度上是的。重要的是接受我們會忘記事情，了解為什麼自己難以記住事情會使我們更容易找到有幫助的策略（當然是在我們記得使用這些策略的時候）。到目前為止，我有很多方法可以幫助我解決記憶方面的困難，我幾乎已經沒有這方面的問題了，幾乎。以下是我最喜歡且持續使用的策略。

1. 使用「助理」

　　執行功能就像大腦的執行長，而哪個執行長會不需要助理呢？行事曆、清單、應用程式和計畫表可以作為虛擬（數位）或實體（類比）的助理。儘管對我們來說使用這些工具並不一定很容易，但這些工具可以幫助我們保留工作記憶槽，作為實際完成當前的任務使用。別擔心，你仍然是老大，你的助理只是用來讓大腦騰出空間處理更重要的事情，比如決定你是否真的想做那件事。

- **日記**：日記是一個記錄你的想法、感受和夢想的地方，你可以回顧互動情況並追蹤事情的進展。如果你希望將日記作為計畫本使用，子彈筆記和英雄日誌都是不錯的選擇。

- **待辦事項清單**：有時候，我們的壓力來自於試圖在腦海中保留太多的「待辦事項」。把所有想做的事情列出來，然後縮小範圍到實際能做到的事項，這會很有幫助。* 拉考恩醫師建議每天選擇不超過 3-5 個待辦事項。因為對我們來說，決定優先順序也很困難，他建議選擇那些如果完成了，會讓你覺得今天很成功的事項。記住，就算你的待辦事項清單很短，也不表示你不能做更多事情。我們中許多人也使用「已完成」清單來追蹤他們完成的所有事情！

- **專案管理軟體**（例如 Asana、Monday、Trello 和 Notion）：這些程式可以追蹤待辦事項和整個專案。不過要小心！這些軟體的能力無限，而我們卻是有限的。

---

* 通常我們能做的事情比我們想像的要少，因為我們還有與日常生活相關的事務，而且我們的大腦也喜歡自發地做一些原本不在計畫中的事。

安娜瑪林，31 歲，比利時

> 我們的廚房裡有一個大白板，上面寫著本週的行程表和重要通知，還有我們的菜單。在一週的開始先把這些事寫在白板上，我就不必整個星期都要記住這些事情。

菲尼克斯，39 歲，美國加州

> 我喜歡把我的極度固著（hyperfixation）作為記住事情的工具。目前，我對文具很著迷，所以用不同顏色寫下我的待辦事項，可以幫助我專心將這些事項分類（例如紫色代表家庭，每個家庭成員用不同顏色，學校用另一種顏色）。

珍，40 歲，美國北卡羅來納州

> 每當我答應要做什麼事時，我會立刻把這件事加進我的行事曆中。不會「稍後再加」，而是當場紀錄。我手機還有子彈筆記應用程式，可以保存我的待辦事項清單。使用手機應用程式比較好，不然記在紙上我會亂放，然後完全忘記這件事的存在。

關於備註

便利貼不是很好的助理，但卻可以當作你助理的好幫手。把便利貼想成短期記憶，它們非常適合在短時間內保存重要資訊，但如果你希望這些資訊能長期保留，就需要將這些資訊編碼到長期記憶中（例如你的行事曆）。

2. 降低對工作記憶的需求

如果我們的工作記憶槽較少，那我們需要更有效地利用。這對於新任務尤為重要，因為新任務對工作記憶的需求更大；我們還沒有對任何資料分類，因此無法將太多資訊放進同一個槽裡。這對於壓力大的任務也很重要；當情緒介入時，我們的熱執行功能系統會啟動，從而關閉認知（見 57 頁）。這就是為什麼「一樣簡單」的任務不一定「一樣容易完成」。

- **清空你的工作記憶槽**：我們都經歷過，在重要的對話或燒腦的任務中，一個迫切需要你注意的想法突然冒出來。下次遇到這種情況時，花一秒鐘把它寫下來。卸下這個想法，這樣你才能全心全意地空出工作記憶聽取並處理對話夥伴所說的話，或專注於當前的任務（而非跟記住你想說的話無關的部分，或突然想起下週需要做的事）。因為這看起來像是在分心，所以我會告訴對方：「嘿，這需要我全神貫注。讓我把這個想法記下來，這樣我才能全心全意地回應你。」

- **使用視覺或聽覺參考資料**：清單是許多我們這些有 ADHD 的人使用的一種視覺參考資料，但這不是幫助我們工作記憶的唯一方法。雙螢幕可以讓更多資訊呈現在你的眼前，這樣你就不必記在腦子裡。同樣地，寫在記事本或白板上也可以一目了然。你甚至可以從瀏覽器中拖出一個標籤頁，這樣你就可以在另一個視窗中參考網頁（只需按住標籤頁並移動它）。如果你做的事情需要移動（如烹飪或清潔），或者你有視力障礙，播客、影片或自錄教學影片都能幫助你！

- **利用積極的工作夥伴**：工作夥伴指的是單純陪伴你工作的某人，但積極的工作夥伴，例如可以考考你讀到哪個進度的學習夥伴，或念出資訊內容讓你可以同時輸入的同事，則更有幫助。與積極的工作夥伴合作，可以分擔雙方的心理負擔，使你們能更順利地完成任務，這件事也可以因此比較不那麼令人喪氣。這還能釋放你的工作記憶槽，讓你能更專注於

更高強度的認知任務，如編碼、分析或檢查你的工作。

- **一次只做一件事（單任務處理）**：雖然一心多用有時可以幫助提升動機和（奇怪地）專注力，但當我們一次做一件事時，可以將更多的工作記憶槽專注於一項任務。如果其中一項任務需要我們全力以赴，這點尤其重要。（參見「關於一心多用」，40 頁）

- **一步一步來**：將任務分解成個別步驟並逐一完成也很有幫助。例如，在嘗試說出我們想說的話之前，先決定好要說什麼，或者在開始烹飪之前，先準備好所有的食材。

"安德烈亞，34 歲，瑞典

> 我在工作時使用雙螢幕：一個顯示我需要的資訊，另一個用來寫東西或計算。不需要不停地按 alt+tab 鍵，這樣可以減少分心的機會，避免打開不應該打開的東西。

"莉絲卡莉，30 歲，美國加州

> 我會事先準備好所需的一切。烤餅乾時，我會把所需的食材都拿出來，按照食譜的順序排好。然後我會確保所有的量杯、攪拌碗和其他工具都在手邊。需要在當下尋找東西的次數越少，我的工作記憶壓力就越小，我就越有機會烤出美味的餅乾。

3. 提昇你的編碼能力

既然我們的長期記憶問題發生在編碼階段，我們首先要知道如何在編碼階段提供幫助。編碼需要多個步驟：專心、理解新資訊，並給我們的大腦時間處理。網路上有很多關於提升編碼能力（即學習和研究）的建議，而以下是一些

對大腦友善的方法：

- **給自己一個「掛勾」來掛上新資訊**：那些記憶力佳的人善於將數據更有效地組合在一起。給自己一個「掛勾」來幫助記憶，例如提前先知道問題或主題、了解會議內容、詢問故事的主題（以便理解細節的關聯），或在正式學習前快速瀏覽新資訊。

- **使用主動學習策略**：當我們使用被動學習技巧（如閱讀）時，大腦更容易分心。利用學習材料做一些事，可以活化大腦中負責任務的正向網絡，這樣能關閉預設模式網絡（見 38 頁，這與我們的慢性心神漫遊有關）。紀錄資訊、製作並使用閃卡，根據教科書內容整理筆記。

- **讓記憶更牢固**：我們最容易記住對我們有意義或看似奇怪的事情。將你學到的內容轉化為自己的表達方式，把你想記住的事情變成一個故事、首字母縮寫詞、笑話或畫作。演出來，用搞笑的聲音！

- **教別人**：當我們能夠清楚地向他人解釋所學的內容時，我們也加深了自己對這些內容的理解。你也可以教自己，或者假裝教一個 5 歲的小孩。如果你能用一種 5 歲小孩能懂的方式解釋某件事，那你就真正理解了。

- **給它時間**：分段學習，並讓大腦有機會休息。冥想、小睡或複習你已經學到的東西。ADHD 患者經常在考試前一晚臨時抱佛腳，但給大腦時間休息更能有效地編碼資訊，並增強我們記住資訊的能力。

- **睡得好**：充足的睡眠讓我們更容易保持專注，另外，充足的睡眠也能幫助我們處理和強化當天所學到的知識。把睡眠當作一堂你不用出席就可以學到東西的課。

小學時，我爸教我數學，他把閃卡練習變成了一個遊戲，還配上有趣的聲音。他發現如果我不感興趣，我的大腦根本無法吸收任何資訊。這是在我被確診為 ADHD 之前的事，所以我至今仍然很佩服他知道能這樣幫助我。

蘿拉，29 歲，澳州

身為一名個人助理，我總是確保自己隨身攜帶筆電，以便記錄任何指示。每當我接到新工作時，我會詳細寫下每個步驟，正因如此，我建立了很多作業流程文件，這對其他人也很有用。如果我沒有辦法寫下來，我會在腦海中不停默念，直到我能找到地方寫下來或完成這件事為止。如果我被要求同時做兩件事，我就完蛋了。

4. 謹慎地使用提示

向有 ADHD 的人建議使用提示，就像把噴槍交給愛玩火的人。你可能會做出美味的烤布蕾，但也可能會燒掉房子。提示對於那些在自由回憶方面有困難的大腦來說，是一個強大而重要的工具。但是，要巧妙地使用提示需要很多技巧，而且你需要先知道如果事情變得一發不可收拾該怎麼辦。

- **把東西放在看得見的地方**：確保你想要用的東西都放在顯眼的地方，使用標籤和透明容器。在門口建立一個「發射台」，這樣你出門前可以拿到所有需要的東西，例如把蔬菜放在冰箱的架子上，而不是抽屜裡。另一方面，如果眼前有太多東西，也會很難找到我們需要的東西。現在，正是去把東西收拾好的好時機。*

---

* 或者發揮創意！我的阿姨把手機放在鞋子裡，當她出門散步時，她可能會忘記帶手機，但絕對不會忘記穿鞋。

- **將「待辦事項」的提示設置在你易於執行的時間與地點**：如果在你開車去商店的路上，語言學習應用程式的提醒響起，你可能會訓練自己忽視那個提醒，不然就要冒著發生車禍的風險回應這個提醒。如果你已經習慣性忽視提醒，請把提示變得奇怪一點：在門把上掛一隻襪子來提醒你把洗衣機裡的衣服拿出來烘乾，在零食櫃中放一個節拍器來提醒你練琴。不尋常的提示會讓我們從預設模式中驚醒，增加我們注意到提示的可能性。

- **如果要忽視待辦事項提示，要有意識地進行**：待辦事項提示總是會促使我們行動，即使那個行動是「忽視」提示。為了保護你的提示，請保持有意識地做出選擇。在選擇你的回應方式之前，試著先暫停一下。如果你選擇忽視或延遲提示，請注意你做出這個選擇的原因。你可以利用這些有價值的資訊來改進未來的提示，或者趁機了解有哪些阻止你行動的障礙需要移除。

- **利用提示來提醒你的*心之所向***：雖然我們需要留意待辦事項提示及其放置的位置，但我們可以在各處張貼與你心之所向相關的提示。ADHD 教練卡洛琳・麥奎爾（Caroline Maguire）建議我們設計提示來提醒自己想成為什麼樣的人，並放在一整天或一整週活動會看到的地方。這些提示幫助我們將日常任務與更大的目標和價值觀聯繫起來，幫助我們記住初衷。

心之所向提示的例子

心之所向提示可以有多種形式，包括：

· 一句啟發人心的話：這在你不想透露你心之所向時特別有用。

· 搞笑或勵志海報：內容吸引人注意或容易激勵人心的話，我們比較記得住。

· 願景板（實體或虛擬的）：願景板可以將我們想成為什麼樣的人或希望達成的目標結果視覺化。

- **可以駭進我們大腦的問題**：當我們問自己「為什麼我對練鋼琴這麼感興趣？」或「為什麼我這麼擅長存錢？」等問題，我們的大腦會思索答案：「哦，因為 ___。」這樣就能增加內在動機。

霍莉，33 歲，美國俄勒岡州

> 我盡量不使用提示來提醒自己做需要超過兩分鐘才能完成的事情。任務越長，我越有可能對自己說『哦，我等等會記得做』，但數十年的經驗無可辯駁地證明這是一個卑鄙的謊言。

查加塔伊，26 歲，土耳其

> 我會把提示放在會煩到我的地方。我大部分時間都在電腦前工作，所以有時候我會把便條貼在螢幕中間。如果我把便利貼放在桌子上或其他地方，我很快就會沒注意到它的存在，但如果這張便利貼煩到我了，我就會有動力去完成這件應該做的事情並把便利貼移除。

史考特，39 歲，日本

> 我需要用的東西會放在外面，這也是為什麼我看起來總是很『亂』的主要原因之一，我會把東西放在無法忽視的地方。例如，如果把帳單放進文件夾之類的地方，我百分之百會忘記它們的存在；把整袋垃圾放在走廊中間，這樣我就不會忘記在倒垃圾的日子把垃圾拿出去。我會把未完成的任務放在顯眼處，這樣當我的大腦開始尋找新事物時，我可能會注意到現有的項目，並再多完成一點進度。

忘記的喜悅

我的工作記憶是我 ADHD 大腦中受損最嚴重的部分。

從我了解什麼是工作記憶的那一刻起，我就懷疑情況是這樣。後來我接受測試的結果的確也是如此。報告中輕描淡寫地說，我的工作記憶是「相對薄弱的區域」。

好消息是，並不是所有事情我都*想*記住。

有時候，當朋友因為之前談論過的困境來問我過得怎麼樣時，我能很坦白地說：「什麼困境？」我早就忘記了這件事，這表示我已經不再糾結。我已經放下了。

忘記自己的極限，讓我能以熱情和雄心投入新專案，這也讓我有機會測試這些極限。有時候，極限已經改變了！

健忘讓我有機會體驗許多經歷和整個職業生涯，若我記性很好不可能會體驗到這些。記憶上的差異幫助我學會了實用的補救技能。因為我難以記住把東西放在哪裡，所以我現在是使用網頁和電腦程式搜尋功能的專家；因為我不認為任何人會記得任何事，我成為了一名出色的科普專家。我積極收集並分享我的所學，因為我知道如果不這樣做，我會忘記。

我喜歡重新發現的喜悅。我過去常在外套口袋裡放 20 美元鈔票，這樣當我意外用完現金時可以翻找它們（「謝謝過去的我！」）。這週則是「哦，對了！我們買了新車！」我不斷忘記這件事，因為我全心投入這本書。已經好幾天沒看到車了，*眼不見為淨*。

> 我確實會弄丟東西，但當我失而復得會無比喜悅，而且我會更加珍惜。

我得以用孩童般的驚奇心態走遍這個世界，每一刻都像是第一次一樣新鮮。我確實會弄丟東西，但當我失而復得會無比喜悅，而且我會更加珍惜。畢竟，我們往往在找不到某樣東西時，才意識到這個東西對我們的重要性。

目前我最珍貴的物品是一顆鈕扣，這是華盛頓大學歐克萊爾分校身心障礙服務辦公室裡一位了不起的女士給我的。鈕扣上簡單地寫著：「我們都屬於這

裡。」雖然我不記得那位女士的名字，但我能很清楚地記起，當我如同發現寶藏般興奮地翻找鈕扣籃時，她對著我微笑的模樣。

我記得在多年來第一次上台演講時，這顆鈕扣給了我勇氣，當時我害怕因為記憶問題而出錯。這顆鈕扣告訴我，即使我出錯了，我依然屬於這裡。*我們都屬於這裡。*

說實話，我完全記不得回家後把這顆鈕扣放在哪裡了，但當我再次找到它時，我打算把它裝進展示盒裡並掛起來。當然，如果到那時我還記得我曾有這樣的打算的話。

這就是我生活的方式，而且我有點喜歡這樣。就像我有點喜歡每晚摘下隱形眼鏡後，所有的燈光都像雪花般的模樣。

尤其現在學會了這些工具之後，我的選擇更多了，我可以選擇要記住什麼以及忘記什麼，這使我能夠更自由地生活。

我的記憶挑戰增強了我的信念，尤其是對那些看不見、感覺或觸摸不著的事物，因為我生活中的許多事情都在亦夢亦真的模糊地帶，只有透過我的想像才能變得清晰。我腦海中對童年時丟失的耳環的畫面，對我來說不比對未來期待的畫面清晰。但兩者我都深信不移，我相信它們的存在。

關於我的健忘，我最喜歡的一點是，當我對一個新專案感到興奮時，我會忘記上一次有多麼艱難。我會忘記那些不好的地方和潛在的負面後果、忘記那些長時間的工作和坐在車裡哭泣的時刻。這種健忘是有代價的，正如我將在本書結尾分享的那樣。但我對遠

> 我的記憶挑戰增強了我的信念，尤其是對那些看不見、感覺或觸摸不著的事物。

大夢想與志向的追求，正是因為我忘記現實的約束，暫時放下那些可能會阻礙我的事情，並追求想要的事物。

我們之中許多人也有同樣的經歷。這是我們的優勢之一。

第 9 章

── 感受、調整與運用你的情緒 ──

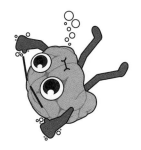

你的情緒讓你成為人類，即使是不愉快的情緒也有其目的。

──薩芭‧塔希爾（Sabaa Tahir），《暗夜火炬》（A Torch against the Night）

提醒：本章將討論溺水、恐慌發作和自殺。

淹沒

　　5 歲時，爸爸帶我到海邊學衝浪，我堅稱自己已經夠大，一定學得會。我還記得當時有多興奮，爸爸帶著我，將我固定在衝浪板上，一個大浪在我們身後高起。就在浪到達頂點時，爸爸放開了手。

　　我不知道這是衝浪的一部分。浪把我拉到水下，我手腕上的繫繩脫落，我沉入水中，翻滾著，迷失了方向。我知道我應該要游泳，但不知道該往哪個方向游。我知道在此時呼吸不安全，但我需要呼吸。我吸了一口氣，感到恐慌和無助，於是我溺水了，直到浪過去，我被沖回岸上，咳個不停。

　　我爸爸並不知道我在水下的經歷。他不知道我有多麼害怕，多麼絕望。「*好玩吧？我們再來一次！*」

　　這就是情緒常常給我的感覺。有一個大浪在我背後升起，就在它達到頂點

時，我被放開了。我的繫繩鬆脫，被強拉入水中，這種強度對周圍的人來說毫無意義。被淹沒時，我做出來的事跟說出口的話經常會讓情況變得更糟，就像因為急著想吸入空氣而吞進水一樣。

我經常沒有意識到情緒的浪潮在升起，即使意識到了，我也常常被說服放下擔憂。對其他人來說，這只是一個平常的海灘日。

我記得我多次試圖告訴他們那些警告信號：

我8歲，因為襪子不舒服而心煩。縫線卡到我的腳趾，每走一步都能感覺到。我問是否可以停下來調整一下。「*不，你沒事的，走吧。*」

在學校，有人嘲笑我，我告訴他們我覺得很受傷，他們說我太敏感了。當老師看到我哭時，他們要我去洗臉，所以我去了。我一整天都在努力做我應該做的事，感受我應該感受到的情緒。

回家後，我崩潰了。玩具被我弄掉，然後壞掉了。「*別哭了！*」我停不下來，我被情緒淹沒了。爸爸很生氣地說：「*不要再哭了，不然我會讓你哭得更慘。*」更多的浪捲過來，我無法呼吸。我跑到房間裡，躲在被子底下，把臉埋進枕頭裡，這讓我感覺好一些。浪把我帶回岸邊。

> 一整天下來，我一直聽到別人說我的感受是錯的，或者我不應該有這種感受。

晚餐時，我和妹妹在餐桌前嘻嘻哈哈，我們都笑得無法控制，直到有人命令我們停下來。我停不下來，我被情緒淹沒了。於是爸媽要我離開餐桌。

一整天下來，我一直聽到別人說我的感受是錯的，或者說我不應該有這種感受。

「*沒事*」、「*別害怕*」、「*冷靜一點*」、「*別哭*」

10歲時，在課堂上我還是會哭，但我聽到的內容開始改變。

「*你這麼大了還哭*」、「*不要那麼小題大作*」、「*這沒什麼大不了的*」

12歲時，我媽媽發生了車禍，我不得不轉學。我感到內疚、恐懼和憤怒，一次又一次的改變讓我承受不了。某天我大吼大叫，我的阿姨責罵我：「*你真

是個壞女兒。」我不應該對媽媽生氣，這不是她的錯。而我從此不再有話直說。

我的新學校下課時間會賣肉桂卷，我每天都吃，這種香甜滋味就像我的救生圈，我努力用它來讓自己的頭浮出水面。

在班級團體活動時，我伸出手去牽旁邊的男孩。我不被允許悲傷，所以我尋找讓我快樂的事物。但不要太快樂，快樂到我不會成為問題，但不要過於快樂到我變成問題。

我現在已經長大成人，但我成長過程中那些話語依然在我腦海中迴盪：

「不要害怕」、「冷靜下來」、「不要哭」、「這沒什麼大不了的」

如果我感到受傷，我會對自己解釋為什麼不應該；如果我感到孤單，我會對自己解釋為什麼這是錯的。我本能地把自己從情緒中拉出來，情緒一出現我就開始說服自己不要有那種感覺，就像在玩打地鼠的遊戲。這個情緒造成不便，砰！這個情緒是錯的，砰！超越它，克服它！*你沒事，你很好。*

當有人允許我感受特定情緒時，「你不是很興奮嗎？」「你一定很傷心」……我學會了同意。

我在 32 歲時第一次經歷恐慌發作，那感覺就像我整個人被解體，彷彿有人在我編織的人生毛衣上找到了鬆散的線頭，並拉了下來。我將自己重新編織起來，繼續前進。當我度過今天、這一週、這個月、這個專案、這次流產、這次離婚、這次疫情，還有這個──時，一切會變得更容易。

在我母親去世後，情緒的浪潮來得太快，我無法恢復。這股激流將我拉離岸邊，比以往任何時候都更遠。沒有人願意靠近，因為我在掙扎中，可能會把他們也拉下水。人們在溺水時無法好好思考，被情緒淹沒時也是。

我溺水近一年，緊抓著救生圈，卻始終找不到陸地。

有一天，我不再相信我有靠岸的時候。我曾經對自己承諾「*當……時，一切會變得更容易*」，但那個「*更容易*」的時刻卻沒有到來，使我不再相信真的會有到來的時刻。如果無法靠岸，直接隨波逐流也許容易些。我無法永遠這

> 人們在溺水時無法好好思考，被情緒淹沒時也是。

樣下去，*我真的累了*。

我發覺我可以停下來。我的靠岸之戰可以結束了，不是最終，不是可能，也不是某一天，而是*現在*。

這發生得令人震驚地快，與其繼續下去，解決方案突然顯得如此實際甚至*簡單*。在短短幾分鐘內，我從恐怖的絕望中突然轉而想出一個*計畫*，一個可以讓我*解脫*的計畫。

我內心的心理健康專家意識到危險，有如一位不受歡迎的救生員一樣跳進水裡。這部分我是經過訓練的，也曾幫助過其他人度過類似情況，它知道如何處理那個已停止掙扎，如暴風雨前出奇平靜的我：*製造時間與距離*。

我讓自己遠離任何我認為是解決問題的重要方法，並聯繫可以幫助我渡過這突如其來浪潮的人：自殺熱線、一位住在幾小時車程外的朋友，以及一位住得夠近以便在需要時介入的前任。他一直試圖在情感上與我保持距離，但那晚他來了，緊緊抱住我，「不要走！」

那時的他說這些話讓我感到不習慣。「不，我當然不會離開。」我覺得很內疚，竟然害他這麼擔心。已經沒有危險了，我並不想傷害自己，但他說的話對我很重要，這讓我知道他是在乎我的，因此我坦承了自己的困境並尋求幫助。我哭了，我說出口我有多疲憊，我說出那無盡的痛苦海洋。

我曾經問過一位諮商心理師我該如何上岸？她告訴我，我擅長在海洋中生存。我的下一位諮商心理師有不同的說法：「我越能夠掌握自己的感受——感受海浪的起伏，乘風破浪，甚至有時候讓自己被海浪拉下去；我就越能輕易地感受到腳下的陸地。」

> 我越能夠掌握自己的感受——感受海浪的起伏，乘風破浪，甚至有時候讓自己被海浪拉下去；我就越能輕易地感受到腳下的陸地。

那晚我的前任對我說的又不一樣。當我告訴他我已經不再相信這片痛苦的海洋會有盡頭時，他只說：「哦，本來就是這樣。痛苦永遠都在。」

他們都是對的，但也不完全對。要理解此中緣由，讓我們從科學說起。

我學到什麼

ADHD 大腦無法好好地調節情緒。這些情緒不僅對我們的打擊更大，持續時間更長，我們對情緒的反應也比神經典型的人更大。這種情緒的強度與對於情緒的反應程度嚴重影響我們與世界的互動，以及世界對我們的反應。

情緒調節困難（emotion dysregulation）（名詞）*

情緒反應控制障礙，可能導致極端和 / 或不成比例的反應，這些反應在當前情況中不一定是恰當的。

不幸的是，和大多數 ADHD 患者（以及許多*治療* ADHD 的醫師）一樣，我不知道情緒調節困難是 ADHD 的一部分，因為《精神疾病診斷與統計手冊》並沒有將其列為 ADHD 的診斷標準之一。

雖然 ADHD 的情緒和 ADHD 一樣早被觀察到，但現實是，與注意力不集中、衝動性和過動性比較起來，情緒更難在實驗室中測量；而《精神疾病診斷與統計手冊二》的診斷標準是基於這些研究。情緒的部分因此被忽略了。

這就是為什麼 ADHD 患者經常被誤診為情感性疾病（mood disorders），這也是為什麼即使正確診斷後，我們也得不到所需的協助：我們不知道自己在情緒上遭遇的困難有多不正常。情緒對我們的打擊更大、更快，並以大多數醫療提供者、教師和親人無法理解的方式把我們拖下去。

---

* 「情緒調節困難」和「情緒失調」（emotional dysregulation）經常互換使用，但指的是同一種狀況。

為什麼 ADHD 大腦難以調節情緒

情緒調節，即控制自己情緒狀態的能力，使我們在情緒激動時能夠冷靜下來並做出正確選擇。這聽起來很簡單，但情緒調節靠的是 ADHD 大腦常常難以掌握的技能，例如：

抑制，意即不對情緒衝動地反應。根據羅素·巴克利醫師的說法，我們對大部分事情越會衝動（衝動性是《精神疾病診斷與統計手冊》中 ADHD 的診斷標準之一），我們也同樣越會情緒衝動。

自我安慰，即在經歷情緒後能夠平靜下來和安慰自己。大多數 ADHD 患者都有自我安慰的方法，但這些方法並不一定健康（就算健康也不一定是「社會可以接受的」）。

重新聚焦注意力，這正是我們這種疾病名稱所描述的問題。太棒了！繼續往下看⋯⋯

以與我們目標相符的方式對情緒做出反應，當然，前提是我們知道自己的目標是什麼。更複雜的是，情緒調節是一種冷執行功能，而情緒會活化我們的熱執行功能系統，一旦我們情緒「超標」，就無法透過執行功能來解決。如果我們沒有採取措施來緩解，到達某個臨界點就無法控制局面。這對每個人都是如此，認知能力會隨著情緒上升而下降，包括調節情緒所需的認知能力。但對於我們這些情緒反應衝動的大腦來說，有時甚至沒有機會去意識自己正在上升的情緒，更別說試著調節情緒了。我們的情緒會跳過黃色警示燈，直接從綠燈跳成紅燈。

情緒調節困難使我們惹上麻煩

小時候，情緒調節困難會讓我們被貼上「過度敏感」、「不成熟」，甚至（遺憾地是）「壞孩子」的標籤。我們的情緒崩潰有時被誤解為亂發脾氣，我們經常因此被羞辱甚至懲罰，因為我們的大腦不知道如何管理這些情緒。

巴克利醫師認為，所有 ADHD 成年人在職場上遇到的困境中——遲到、缺乏條理、無法專注，我們反而最容易因情緒失調而遭解僱。我們很容易情緒「潰堤」，即使在不合適的情況下也會表達出強烈的情緒。更糟糕的是，當我們從一個錯誤、障礙、期限或疏忽中循環到下一個時，往往沒有足夠的時間恢復到情緒的基準線。而當我們感到沮喪或憤怒時，口中說出的話比遲到或辦公桌凌亂更難以被原諒。

ADHD 患者在其他情緒方面也會經歷情緒失調。悲傷、恐懼、渴望或被拒絕（即使是感知到的拒絕）也會變得難以承受（有關拒絕敏感的更多內容，見第 10 章「如何與人們交往」）。

正面情緒，如興奮、喜悅、幽默，甚至愛情也會失控。看過《手札情緣》（The Notebook）的人就會知道，過多好事也可能造成錯誤的抉擇。

由於我們的情緒調節困難，在生活中面對的現實就是，可能會認為我們的情緒本身就是個問題，因此會盡量避免情緒。

我們試著不去感受

我們的情緒常常過於失控，大到難以忽視，經過多年與之抗爭之後，我們通常會竭盡全力去避免和／或壓抑情緒：

- 我們避免可能引發負面情緒的情況。
- 我們用其他事情來分散自己的注意力。
- 我們「重塑」情緒，或將自己的情緒訴諸理智。
- 我們試著讓情況變得更容易忍受，通常是透過食物或其他物質，如酒精或藥物。
- 我們掩蓋自己的感受，假裝自己很好。

當然，偶爾分散自己對不舒服、不便或過度情緒的注意力，或者選擇比較不會引發這些情緒的情境，並沒有錯（請參閱下方欄）。刻意使用以下這些策略，則有助於我們在日常生活中管理情緒。

我們如何調節情緒

根據詹姆斯・格羅斯博士（Dr. James Gross）的情緒調節過程模型，有 5 種策略可以幫助我們管理情緒：

1. **情境選擇**：選擇比較不會導致情緒調節困難的情境的能力。（「我可以在夜店舉辦生日派對，但我覺得改成去餐廳慶生比較不會 high 過頭。」）

2. **情境修改**：改變或修改已知會引發情緒失調的情境的能力。（「我會換座位，這樣上生物課時就不用坐在我朋友的旁邊，坐在朋友旁邊我總是忍不住一直笑。」）

3. **認知改變或重新評估**：改變我們看待情境或對其情緒反應的方式，也可以改變對某個特定情境下情緒管理方式的看法。（「你知道嗎，其實我被解僱是件好事，我本來就不喜歡那份工作。這真是太好了！」）

4. **注意力轉移**：將注意力從難以調節的情緒來源上轉移開的能力。（「唉，家裡還真亂。糟糕，情緒來了！遙控器呢？」）

5. **反應調節**：試圖改變我們的情緒反應。（「啊啊啊，表演焦慮…深呼吸…等一下！深呼吸要怎麼做？哦對了，吸 4 拍……」）

遺憾的是，我們使用這些策略的方式和程度，對我們不一定是有益的。

即使是適應性的應對策略也可能讓人適應不良，例如原本偶爾會說「我只想逃進這本書裡一會兒」，變成了「我已經花了一整年在讀一本書，更準確地說，是 600 本書。」

研究發現，「認知迴避」是一套應對機制，使用迴避、壓抑或反芻等認知技術來逃避心理和情感上的痛苦，這在 ADHD 患者中尤其常見。當有意識地應對策略越過界限進入不健康的迴避時，我們最終可能會迴避或壓抑那些必須面對的情緒。

長期迴避情緒會出問題

　　情緒不能永遠被迴避或壓抑，而忽視情緒則會帶來許多負面後果。如果我們因為害怕衝突而不敢要求升職，我們可能會錯失發展的機會；如果我們害怕孤獨，可能會一直留在一段不健康的關係中。長期迴避情緒會導致我們沒有能力處理它，當最終無法再逃避的時候。

　　雖然有些情緒可以自然來去，但那些我們經常壓抑的情緒並不會消失。通常，情緒會加劇，如果引發這些情緒的狀況沒有解決時尤其如此。

　　大多數 ADHD 兒童的家長都觀察到了「放學後自制力崩潰」現象，他們的孩子在放學回家後情緒崩潰。經過一整天的掩飾症狀和壓抑情緒後，這些情緒會爆發出來。對於成年人來說，可能會出現易怒、情緒波動甚至恐慌發作等心理症狀。持續壓抑強烈情緒還會導致失眠、慢性疼痛、腸胃問題甚至性功能障礙等身體症狀。

　　迴避和壓抑情緒不僅會損害我們的生活與身心健康，也會因此錯過情緒想傳達給我們的訊息。

　　感受提供了我們所需要的資訊。情緒總是在與我們交流，向我們發出有關哪些事情對我們有益、哪些事情無益的信號。把你的情緒想像成煙霧偵測器。有時根本沒火災，偵測器也可能「嗶嗶」響，這個警報系統有時會過於敏感。但即使沒有火災，它至少感應到一些煙霧，這通常也值得探究。

　　不幸的是，許多 ADHD 患者會經歷一些心理症狀，這些症狀會使他們與自己的情緒產生距離，包括：

- **解離**：感覺與周圍環境，甚至與自己脫離。

- **失樂症**：體驗快樂的能力受損，即使在做通常喜歡的事情時也無法感到快樂。

- **述情障礙**：無法或難以識別和描述自己的情緒。我們可能知道有些不對勁，但不知道具體是*什麼*。

迴避我們的情緒不一定會導致這些症狀，但確實有可能。不管原因是什麼，治療的方法都是一樣的：學會感受你的情緒。感受我們的情緒不僅能幫助處理情緒，還能讓我們準確地識別情緒，這對有效地管理情緒至關重要。

正如精神科醫師丹・西格爾醫師（Dr. Dan Siegel）所說，你必須「命名它，以駕馭它」。給情緒貼上標籤，可以減弱杏仁核和邊緣系統的反應，減少對導致我們負面情緒經歷的情緒性反應。而了解情緒可以幫助我們識別哪些需求可能未得到滿足。（我們確實有需求，沒錯，所有人類都有！）

我們之中許多人沒有學過跟情緒相關的知識，所以花些時間來學習什麼是情緒、情緒的名稱，以及每種情緒的作用會很有幫助。在資源部分（掃描 294 頁的 QRCode），我提供了一個情緒追蹤工作表的連結，以及一個很棒的資源，裡面有人們常見需求的參考卡片，以及當這些需求沒有被滿足時我們會經歷的情緒。

我還提供了一個幫助尋找諮商心理師的資源連結。諮商心理師可以幫助我們探索和了解自己的情緒，並建立應對強烈情緒更健康的方法，讓我們能用更安全的方式面對這些情緒。這對於有受虐待或創傷經驗的人尤其重要。探索我們的情緒可以打開那些因為某些原因而關閉的情感之門，並能用比較健康的方式激起我們可能還沒有辦法應對的情緒。

" 傑瑞卡，31 歲，美國維吉尼亞州

> 一直以來，我很難找到以健康方式處理情緒的途徑，尤其是當周圍的人都因為我有情緒而貶低我時。

" 亨德里克，28 歲，德國

> 我很難意識到自己感受到什麼。在我進行「分析」過程中，會陷入一個讓執行功能停滯的深淵，這使我習慣將情緒隔離。但當情緒最終突破重圍時，我就更難控制它了。

" 艾莉，25 歲，美國科羅拉多州

> 在經歷強烈情緒時，我可能看起來像患有僵直症（catatonic）一樣。某些重大事件發生時，我不是異常冷靜，就是根本沒有任何反應。有時這讓我看起來好像不在乎，但事實恰恰相反：我太在乎了，所以我只能一次處理一小部分這個重大情緒。

" 傑伊，38 歲，加拿大

> 我最近才發現自己並沒有真的處理好情緒，我只是在隱藏或掩蓋情緒。「男兒有淚不輕彈」這種話並不是真正的「處理」。去年我發現自己有 ADHD，現在我終於知道問題的答案，我正在嘗試讓自己的情感表露出來，因為*擁有強烈的情感就是我的本性*。

工具箱

當你面臨強烈的情緒時，重要的是要學會如何應對。幸好有很多方法可以做到這一點。以下收集了一些我最喜歡的方式，如果這些方式看起來有些困

難，別擔心！根據研究，即使僅是注意到自己的情緒，不加批判，也可以讓情緒變得更容易處理。

1. 標記你的情緒

有效管理情緒的關鍵就是要辨識自己的情緒。對於那些不一定能分辨自己感受的人來說，這說起來容易做起來難，許多人甚至難以區分自己的感覺和想法。* 以下是一些對 ADHD 患者友善的方法，可以使這一過程變得更容易：

- **標記情緒的強度**：我們通常能在知道自己有*什麼*情緒之前，先感受到情緒的強度。有不同的方法可以做到這一點。你可以分配顏色（如綠色、黃色或紅色）或者使用 1 到 10 的評分標準，其中 1 是最低強度，10 是最高強度。即使你還不能確定自己的情緒是什麼，識別其強度也能讓你知道是否值得處理這個情緒（如果是 10，那可能值得），以及現在是否是處理的好時機（如果仍是 10，可能就不要急著馬上處理）。

- **使用外部提示**：情緒輪盤，一種幫助你識別情緒的圓形圖，可以幫助你用詞語表達你的情緒經歷。你也可以留意你的身體反應。YouTube 頻道「亞斯的世界」（The Aspie World）主持人丹尼爾・瓊斯（Daniel Jones）同樣也患有 ADHD，他指出，情緒是動態的能量。你體內的能量讓你想做什麼？笑？哭？搖晃？扔石頭？

- **建立你自己的標記系統**：對於某些人來說，他們沒有辦法像指出一種顏色那麼容易描述自身感受。我有一個朋友會用當天自己感覺像什麼樣的馬鈴薯來表達她的感受。

- **尋找情緒背後的情緒**：我們不想擁有以及／或不願意表達的情緒通常會

---

* 感受是身體或情感上的體驗；想法則是心理認知——我們的觀點、看法和信念。單詞日記可以幫助你區分兩者。想法需要很多字來描述（我覺得大家都討厭我）；感受則只需要一個詞（悲傷）。

很快被其他情緒掩蓋。如果你注意到自己經常感到憤怒，可能有一種不同的情緒在背後，比如受傷甚或恐懼。重要的是尋找你在某種情況下*最初*感受到的情緒。如果你在*感到害怕*時表現出憤怒，你可能無法得到你需要的結果（和安全感）。*

" **珍，29 歲，美國康乃狄克州**

> 了解並正確標記我的感受非常重要。我的身體信號常常像是一個沒呈現細節的引擎故障警示燈。如果你根本不知道是什麼情緒，要處理起來就很困難。

" **匿名，20 多歲，美國**

> 我試著將強烈的情緒視覺化，通常像是一股巨大的氣流或能量，或者是一個大浪。我要嘛像個堅固的物質（如懸崖或樹木），要嘛像隻非常靈活的動物（例如鳥），我只要等一兩分鐘就能好轉；或者像個避雷針，將所有的情緒能量都導入地底下。

" **艾蜜莉，24 歲，瑞典**

> 如果我在家裡感到極度焦慮，我會大聲說出來，「我叫某某某，我在某某城市的自己家中，我因為某件事而感到焦慮，心情不好是很正常的，這種感覺不會一直持續下去。」這樣可以防止我陷入惡性循環或壓抑這些想法（但這些想法還是持續了一整天）。

---

* 我們也可以用類似的方式處理自己的想法。如果出現一個嚴厲的想法，特別是偽裝成感覺的想法（例如「我覺得我會失敗，大家都會笑我」），我們可以尋找其背後的情緒。在這種情況下，可能是恐懼，特別是對羞辱的恐懼。

2. 為你的感受騰出空間

我們可能多年來都被告知自己的情緒是錯的，或者不應該有某種感覺。為情緒留出空間可以對抗這些信念，幫助我們處理情緒，並肯定我們的感受。這也傳達給自己（和他人）一個訊息，那就是有情緒是正常的，這樣我們在情緒出現時就可以更容易地承認。

- **在行動前等待**：立即「修正」（甚至重新建構）讓你產生情緒波動的情況，可能強化「我的情緒不被允許存在」這種想法。它也增加了我們採取幫助不大的行動的可能性，因為我們沒有時間處理和理解任何事情。雖然在情緒高漲時踩剎車非常困難，但我們可以學習一些有幫助的技能。我們也可以請求他人給予足夠時間思考，或者在情緒激動時拿走我們的溝通工具（例如手機）。

- **接受你的情緒**：正如我的諮商心理師教我的，即使是最強烈的情緒也不可能持續太久，在大多數情況下，身體只能維持強烈的情緒約 20 分鐘。與其躲避情緒並讓情緒等著你去注意，不如接受你的情緒，看著高漲的情緒慢慢消退，這樣通常比較能減少情緒上的困擾。

- **花時間探索你的感受**：可以用畫的或用說的，不管是用日記，還是與能幫助我們處理情緒並弄清下一步如何走的人交談。剛開始的感受是以最原始的形式出現，雖然這不是溝通的最佳時機，但這時候很適合記錄下來。當處於情緒中時探索自己的感受，可以讓你在情緒平復後，更容易有效地表達感受。

" 羅文，31 歲，美國科羅拉多州

我會花時間獨自一人，寫下我的感受。有時是輸入到電腦的文件中，有時是手寫。這幫助我把事情整理成一個有秩序的樣子，不只是弄清楚我的感受是*什麼*，也是要弄清楚造成這些感受的*原因*。我有複雜性創傷後壓力症候群（CPTSD），所以原因不一定會很顯而易見。

" 莎倫，34 歲，美國麻薩諸塞州

我拼命避免在情緒激動時做出任何無法挽回的決定，我會做任何事情來爭取時間——小睡一下、聽有聲書，或躲在浴室裡。

" 朱莉安娜，24 歲，美國賓州

我讓自己感受這些情緒。我多年來一直壓抑自己的感受，導致每隔幾個月就會崩潰一次。所以現在我讓自己感受所有情緒，大約 10-15 分鐘後，我會把這些感受寫下來或與人聊聊，問一些問題：我剛剛是否反應過度？如果有，我對什麼反應過度？如果沒有，這是不是我無法控制的事情？分析我的感受，並意識到這常常是面對無法控制的事情的反應，有助我更能同情自己的處境。

3. 利用你的情緒

在我們試圖壓抑或迴避情緒的過程中，很容易忘記其實情緒是很有用的。情緒的存在必有其價值，它就像指示器，顯示我們對某事物可能需要多一點或少一點，需要繼續做某件事，或者是需要改變。

- **將情緒作為（激勵性的）燃料**：ADHD 患者經常因為熱情而克服挑戰，並承擔其他人不會承擔的事。我們也可以利用我們強烈的情感和熱情來

激勵他人，這有助於我們成為有力的領導者。問題能成功地解決，靠的是情緒與動機。當外在動機不足，也就是我們沒有辦法立即得到想要的結果時，可以利用情緒來增加我們的動力。

- **利用情緒作為指南針**：有時我們的直覺比大腦更早發現問題。如果你的情緒雷達上出現危險的信號，可能值得檢查一下，你不一定真的有危險，但你的大腦可能會注意到某些不安全狀況的提示。情緒也可以讓我們知道自己的行為是否符合價值觀，它可以暗示某件事是否被其他人接受，也可以指出我們的需求是否得到滿足，同時會告訴我們界限在哪裡（關於界限請參見第 10 章「如何與人們交往」）。注意你的情緒可以幫助你更有效地應對情況，並確定你是否偏離正軌。

- **享受情緒**：有些人（也許包括你）喜歡體驗情緒，這也是我們為什麼會去看電影、搭乘雲霄飛車、聽悲傷的歌曲或陷入愛河的原因。我們渴望感受，深刻的感受提醒我們自己還活著。研究發現，正念，即全身心地投入當下，會讓我們更快樂，即使我們正在經歷的是負面情緒。

- **培養連結**：表達你的想法可能會引起分歧，但表達你的感受通常能促進連結。皮克斯電影說得對，表達悲傷能讓人團結起來。表達你的感受可以幫助你與所愛的人建立聯繫、修補裂痕，並找到共同點。情感也可以幫助我們與世界連結，無論是個人、藝術還是科學的交流，當其中有真實的情感時，會更能打動人。如果你逗人笑或讓他們覺得感動，他們更能對你說的話產生共鳴。*

---

* 在這幾頁中，我試著用理性化的方式述說我的經歷，但效果並不理想。我不得不回過頭來重寫，表達我的感受，才能透過文字與你連結。嗨！

" 譚雅，55 歲，美國華盛頓州

> 　　我確實會用我的情緒來與某些人建立連結，興奮、歡欣、喜悅當然是非常好的連結方式（儘管我遇到過一些人對這些情緒感到反感）。但有時候，挫折和憤怒也能讓我們與正在經歷類似情緒的人連結起來。當新聞中的某件事讓我感到沮喪時，聽到別人有類似感受會讓我覺得不那麼孤單和無助。

" 山姆，28 歲，法國

> 　　愛常常能激勵我行動。如果我不想做某事，但這件事能讓我愛的人生活變得更好，我就比較有可能去做。這種方法在激勵我自己做家事或做飯時非常有效，相較於為了自己而做，如果這是為了我的貓或伴侶，我會做得更好。

" 愛蜜莉，32 歲，美國紐澤西州

> 　　我以前會忽略自己的本能，但現在有人請我做某事時，我會花點時間感受一下，當我想到要做這件事時，是否有任何身體上的抗拒反應（比如胃部不適或胸口緊繃）。理想情況下，我會在答應做某事之前先自我檢視，但如果答應後這種感覺依然很強烈，我會回去告訴那個人「我重新考慮之後……」。

4. 找到你（情緒上）的平衡

　　雖然情感豐沛並沒有什麼錯，但情緒過度「氾濫」可能會讓人非常不舒服，並減少我們選擇如何回應的機會，甚至可能常常因此做出事後會後悔的行為。情緒可能讓人覺得像是有個開關鈕，尤其是當我們習慣忽視或壓抑情緒，直到它對我們劇烈表達抗議。實際上，情緒更像是一個混音器，雖然我們無法直接控制情緒，但可以透過很多方式影響我們的情緒，像是思想、行為和環境，我們可以積極調整這些因素來調節情緒的「音量」。

- **練習冥想**：我們經歷的每一個壓力源都會增加腎上腺素的水平。如果我們的腎上腺素持續飆升而沒有機會回復（這在忙碌的 ADHD 生活中很常見），最終腎上腺素會高到即使是一個小壓力源，也能把我們推到崩潰的邊緣。練習冥想是一種從不斷資訊轟炸中定期休息的方法，讓我們的情感「亮片」沉澱（即回到我們的情緒基準線），這樣當壓力源出現時，我們就比較不會被推到極端。當我們越忙碌和壓力越大，這一點就越重要。

- **在面對情緒困難的情況時，提前尋求支持並適時休息**：可能的話，在面對難以控制情緒的狀況之前先制定一個計畫，特別是與可信賴的朋友或心理健康專業人士一起制定。如果需要，就暫時脫離休息一下。雖然不應該長期迴避情緒，但這並不表示著你必須時時刻刻強迫自己去感受。

- **把精力投入到你能控制的事情上**：如果很多事情都不順利，我最喜歡的解決方式是將我的精力轉移到我能直接控制的事情上。將情感能量投入你無法控制的事情上，就像把心掛在風箏上，在晴天這可能沒問題，但如果看起來像是龍捲風季節，那就該把線收回來了。

"內莉，36 歲，英國

當我感覺自己像是掉進了一個深不見底的黑洞時，感受當下對我來說非常重要。我會泡茶，感受杯子在我手中的溫暖。我會在臉上塗抹乳霜，感受乳霜好聞的氣味與輕柔的質地。我會帶狗去散步，並試著欣賞沿途美麗的樹木和建築物……我的心情可能還是很糟，但這就像在茫茫大海中抓住船，而不是掉進海裡溺水。

> 我深吸一口氣，伸出雙手，當我吐氣的同時，緩緩放下雙手。不知為何，有了這個動作和視覺提示，我真的能冷靜下來。

史考特，35 歲，美國俄亥俄州

> 如果可以的話，我會去健身房或自己做運動。我稱之為我的「重置按鈕」：聽音樂、專注於運動和隨之而來的腦內啡。當我情緒爆發或被情緒淹沒時，這樣能讓我平靜下來。

莎曼莎，37 歲，美國阿拉巴馬州

> 醫師開了情緒穩定劑給我，因此，我不會像以前一樣那麼常情緒爆炸，但這種情況還是會發生。

梅根，41 歲，美國佛蒙特州

> 被情緒淹沒時，我什麼都不會做，且會取消各種事務。我不會期望自己把碗洗好；我會取消會議和計畫；我找出可以從待辦事項清單上刪除的事情；我決定什麼對現在的我來說負擔太大了，並將這些事交給未來的我。我相信未來的我能夠看清事情的全貌，到目前為止，她從未讓我失望過。

那種情緒「不好」，對吧？

當我開始探索自己的情緒時，我很快地發現，我對不同的情緒會產生不同的感受。

例如，悲傷是一種我覺得我被允許擁有的情緒。小時候，我被阻止去感受

這種情緒，但作為一名演員，我因為表達悲傷而受到讚揚。在鏡頭前流淚，表現自己的脆弱是一種技能。而當我在為頻道拍攝影片時，允許自己在鏡頭前因為自己的感受而流淚，我的追蹤者對此表示支持，甚至感謝我讓他們覺得可以去感受自己的情緒。

當我在母親去世後去看諮商心理師時，悲傷是一種雖然不愉快，但至少在社會上可以接受的情緒，尤其是在這種情況下。失去親人時，本來就應該會感到悲傷。

當我的諮商心理師請我想像悲傷在身體裡的樣子時，我立刻能做到。我想像有彩色玻璃管在我的身體裡穿梭，纏繞著我的心臟。我向她解釋，有時這些管子是靜止且無害的，但是當某件事提醒了我母親的事，或是別人的隨意評論，會點亮整個系統。這些悲傷和創傷的管子擠壓著我的心臟，讓我感到疼痛。

後來，當某些事情觸發了我的悲傷時，我想像自己拿起其中一根管子，把它舉到頭頂。我按照諮商心理師的建議，接受自己的情緒：我拿著管子，帶著好奇心看著它，直到強烈的悲傷開始消退，然後這根彩色的玻璃管化作玻璃亮片，像雪花一樣灑在我周圍，落地後消失。我終於明白如何以一種可以讓悲傷消退的方式來感受我的悲傷。

當我的諮商心理師請我將我憤怒的感受描繪出來時，我在腦海中也畫了一幅用紅色和黑色蠟筆隨意塗抹的兒童畫。她建議我把這幅畫掛在牆上，我便想像它掛在牆上。

「也許試著感受一下它在你內心的感覺。」她建議。

我反感地說：「我為*什麼*要這樣做？」我告訴她，憤怒是不好的，憤怒是不對的。為什麼我要讓它進來？發怒是不好的。

當她問我為什麼不好的時候，我耐心地解釋：「人們會因為憤怒做出不好的事情，怒氣是會傷人*的*。」我對憤怒的認識來自我父親，當我和弟弟妹妹不乖時，父親就會生氣地揍我們。

她問我能接受什麼程度的憤怒？我眨了眨眼睛。

她解釋道：「如果從 1 到 10 分，造成暴力傷害的憤怒是 10 分，那麼你允許自己擁有什麼程度的憤怒呢？比如，如果挫折感是 4 分，煩躁是……」

「挫折感。」我說，我被允許感到挫折。後來，我發現這有點在敷衍，因為我當然可以感到挫折，我常常對自己感到挫折。所以我選擇了一種我可以對別人的行為感到的憤怒形式——煩躁。我決定我可以感到煩躁，但即使這樣也讓我感到害怕。

幾個月後，像我們這些有 ADHD 的人經常做的那樣，我懷疑自己在治療中是否有任何真正的進展。我的諮商心理師告訴我：「你在過去幾次對話中一直在談論你的憤怒，當你第一次來找我時，你根本不讓自己表達憤怒。你正在進步。」

嗯。

能夠感受和表達你的情緒是一種*進步*，即使是那些我們認為是「不好的」情緒。因為如果我們不能這樣做，如果我們不能有效地管理情緒，那麼情緒就會爬到我們頭上。如果不知道如何應對情緒，那麼我們只能被動地對情緒做出反應。

現在當我感到憤怒時，我能夠承認我的憤怒，這讓我能夠表達我的怒氣並根據憤怒程度設定界限。我的怒氣不會像以前那樣累積然後爆發出來，這會證明我對憤怒的恐懼是對的——憤怒不好，會傷害人。我能夠馴服憤怒，與它共處，並以更健康的方式表達我的怒氣。

可能有一些應對情緒方式對事情不那麼有幫助，但沒有任何情緒是「不好的」。感受是信號，我們需要讓這些信號傳遞出來，並學會解讀這些信號的含義。或許可以從我們的行為中排除一些不太合適的方式，比如大吼大叫，但如果我們能掌控導致這些行為的情緒，我們更有可能做到這一點。

> 能夠感受和表達你的情緒是一種進步，即使是那些我們認為是「不好的」情緒。

我仍然有 ADHD 和所有隨之而來的激烈情緒。在學習這些東西之後，我

會在幾分鐘之內，讓情緒從強烈的痛苦到被動的自殺意念，再到主動的自殺意念，最後能自己中斷自殺企圖，這種速度可能是由於我在反應抑制和情緒調節困難方面的問題。我認為這很重要。有時候，無論我們有多少應對技巧，情緒還是會吞噬我們，因為生活很艱難，而 ADHD 讓它變得更艱難。悲傷會發生，創傷也是如此，打開這些情緒的大門，有時會引來洪水般的感受。

但我很慶幸我能打開這扇門。理解痛苦的無邊無際，並意識到沒有什麼神奇的時刻能讓痛苦消失，於是我決定不再加深淹沒我和其他人的情緒之洋。這讓我意識到我需要一艘*船*，一個安全和溫暖的地方，當我需要休息時的心靈休憩站。

我的諮商心理師說的沒錯，當情緒水位更加可控時，好好辨識和體驗我的情緒，能幫助我感受到腳下的土地。有時候當我覺得快要溺水時，其實我只是臉浸在一灘水坑裡，此時我只要站起來就好。

學會管理情緒，而不是逃避情緒，讓我能夠靜下心來接受救援。不僅是來自他人的救援，也來自我自己的救援。因為我變得更容易被拯救，所以對我自己來說，我成為一位更好的救生員，更容易從水中被拉出來。

理解自己的情緒，並有能力與它們共處，也讓我更能夠面對他人的情緒。我能夠在他們的情緒水位上升時，站出來幫助他們。

第 10 章

── 如何與人們交往 ──

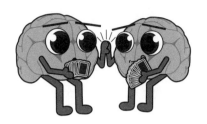

想擁有朋友的唯一辦法，就是要先成為對方的朋友。

──拉爾夫·沃爾多·愛默生（Ralph Waldo Emerson）

我討厭這句引文

我的意思是，愛默生並沒有錯。

友誼的關鍵*在於*互惠。給予和接受，接受和給予；朋友傳訊息給我，我回訊息給朋友。愛默生把這件事說得好像很容易。

正如我生活中的許多方面一樣，當涉及社交時，我往往要麼做得不夠，要麼做過頭，而通常更大的問題是我很難適度調節自己的社交表現。假如你忽略了某專案 1 個月，然後一天之內全部完成，專案不會在意這種事；但是人*會在意*。

從我有記憶以來，我和他人相處的狀況總是令人尷尬。

八年級生：嗨，我叫阿曼達。

我：哦……嗨。（長時間的停頓，12 歲的我在新學校等待這位新朋友繼續對話）

阿曼達：你叫什麼名字？

我：哦，對！潔西卡。＊羞愧死＊

一旦我開始服藥，我變得更自信和外向，但在社交方面的自我調節還是同樣糟糕：

同班同學：*嗨！我是……*

我：嗨！這是我的整個人生故事！

像許多有 ADHD 的人一樣，我在成長過程中沒有太多親密朋友。我大致*了解*社交規則，但應用起來卻有困難。我可以假裝融入一段時間，但很快就會變得太吵、太怪、太像*我自己*，然後其他人就會慢慢遠離。

最終，我學會了慢慢遠離，逃到一個我真正有歸屬感的地方。

我時常浸泡在水中，先是在祖父母家後院的游泳池，然後是游泳隊。＊在陸地上，我隨身帶著一本書。書是通往另一個世界的入口，我懂得如何與書本互動，我知道書中角色在想什麼，他們想要什麼，因為這一切都明白地呈現在每一頁。

我第一次感受到與同儕之間的歸屬感，是在交了男朋友之後。當他和我分手時，我的世界崩塌了，被逐出唯一讓我感受到價值、被接受和被重視的地方讓我痛苦萬分。我決定再也不讓這種事情發生。

> 我大致了解社交規則，但應用起來卻有困難。

從那時起，我成為了維護和經營浪漫關係的專家。我只和那些我*確定*他對我比我對他更感興趣的男孩約會，我知道他們喜歡什麼，也知道如何取悅他們。我變成了一個討好他人的人，準確來說，是一個討好男友的人。因為我的執行功能不足以去取悅一群人。

然而，當我開始經營《How to ADHD》這個頻道時，我開始與來自世界

＊5歲時，我決定長大後要成為一條魚。老實說，我從未想像自己是一群魚中的一員。在這些想像中，只有自由自在游來游去的小魚潔西。

各地的人們（*同儕*）建立深厚且有意義的聯繫。我之前從未想過要在線上尋找同伴，但現在我卻自己發展了一個群體，我找到跟我心靈相通的一群人了！我可以擁有朋友了！只是這些朋友剛好是在線上交流。

這些友誼開始打破了我長久以來的信念：我永遠無法融入，除了工作或戀愛關係之外沒有我的立足之地。而這些朋友給了我目標、希望和連結。

然而，當我媽媽在 2020 年 8 月去世後，我發現了網路友情的侷限性。你無法在 Discord 上擁抱某人，我的遠距離朋友無法陪伴我渡過傷痛。

以前，我總是依賴浪漫關係來滿足我的現實需求；但現在，我的需求對一個人來說太過沉重。我搬到了一個新城市，和新伴侶在一起，但在悲傷和疫情隔離時，這段關係也瓦解了。

再度單身後，我用繼承的遺產付了我第一棟房子的頭期款。拿到鑰匙那天，我坐在空蕩蕩的房子地板上哭泣。這對我來說是個重大時刻，但我卻沒有任何人可以分享。我在世界各地都有朋友，但沒有人能和我一起坐下來吃披薩，討論家具應該放在哪裡。

在那次經歷之後，我意識到沒有任何一段關係，沒有任何線上社群，也沒有任何遠距離的友誼能真正滿足我所有的社交需求。人類是社會性動物，即使那些不擅長社交的人也是如此。我們需要人，需要分享的對象，需要在悲傷時擁抱或陪伴我們的人，需要一個讓我們感到歸屬的地方。如果沒有面對面的友誼，我就會錯過生命中一個重要的部分。

這就是我現在的處境：一個擁有自己的專業能力，工作忙碌的成年人，試圖在一個新環境中找到朋友。希望在這本書出版的時候，我已經在這段旅程中走得更遠了，特別是我在寫這一章時學到的見解和工具的幫助下。

> 人類是社會性動物，即使那些不擅長社交的人也是如此。

我學到什麼

雖然有些 ADHD 患者在交友和維持友誼方面沒有困難，但一般來說並非如此。ADHD 患者中有社交困難的人常常處於孤單的狀況，但那樣的他們並不孤單（哦，這真是諷刺）。當我第一次了解到這一點時，我一邊讀著研究論文，一邊淚流滿面。*這解釋了很多事情。*

我們在建立朋友圈方面有困難

身心障礙鬥士朱迪斯·斯諾（Judith Snow）是我的英雄，針對身心障礙如何發展強大的社會支持網絡的研究，她創造了一個名為「支持圈」的概念，根據這個框架，我們生活中的人分為 4 個圈子：

- **親密圈（第一圈）**：這包括我們最親近的人，很懂我們，無法想像沒有他們的生活的人，例如直系親屬、伴侶、最好的朋友。

- **友情圈（第二圈）**：這包括我們的好朋友和盟友，當我們有好消息時會打電話給他們，與家人吵架會向他們訴苦，與他們一起歡笑，邀請他們參加我們的生日派對。*

- **參與圈（第三圈）**：這包括我們與之共同參與共同興趣的人，我們在社區、工作、課堂和俱樂部中互動的人。

- **交換圈（第四圈）**：這包括我們付費或付費給我們的人，包括醫師、共乘司機、諮商心理師、家事服務員、髮型設計師和上司。

---

* 如果你在想「什麼？這不是我最好的朋友和／或伴侶的工作嗎？」，你大概明白我的意思了。*顯然*，如果我們想要充實的生活，人生中的這些時刻我們也需要其他人。

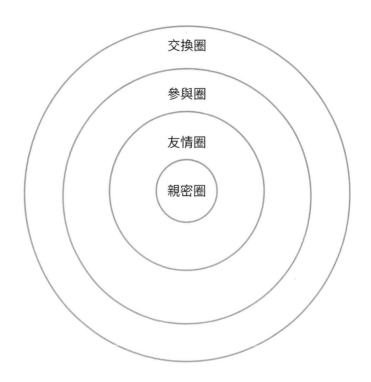

交換圈

參與圈

友情圈

親密圈

　　根據朱迪斯・斯諾的研究，身心障礙人士在第一圈中的人數通常與非身心障礙人士相當，但在第二圈和第三圈中的人數遠少於非身心障礙人士，而在第四圈中的人數則*明顯較多*。這表示我們的所有需求往往會不成比例地落在我們的最內圈或付費交易上，也就是那些在一天結束後就回家的人，以及不會在凌晨兩點接電話的人。

　　這種情況發生的原因很簡單，交朋友和維持友誼對我們來說比較困難。

　　雖然我們擁有許多優勢，但明顯的 ADHD 症狀常讓我們在這充滿偏見的社會中，更難與人交往。我們容易坐立不安且衝動，很難耐心等待並集中注意力在我們不感興趣的活動上，我們總是忘記大家的名字。而且，由於 ADHD 是一種神經發展障礙，我們大多數人從小就與同儕格格不入。我們可能與比自己小 2-3 歲的孩子或年長的孩子相處得還可以，但在同年齡人面前，我們看起

來「幼稚」，缺乏自我調節能力，無法遵循同儕已經能夠遵守的社交規則。

結果，我們被排除在外。與同儕相比，我們沒有那麼多練習社交的機會，成年後，我們的社交技能往往（可以理解地）發展不充分。由於生活繁忙且常常很混亂，我們也難以好好執行功能來與朋友保持聯繫。

我們錯過了很多事

我們錯過了大家的生日。

我們沒發現自己其實沒有按下發送鍵。

我們沒注意到社交暗示。

我們沒有意識到自己的行為對周圍人影響。

研究顯示，ADHD 孩童無法好好地管理自己的社交行為並在需要時調整，他們也比較難整合和組織社交線索，更可能根據「最近接收到的社交資訊」來詮釋社交情境。

作為一名有 ADHD 的成年人，我可以告訴你，這些情況確實存在。我們從社交活動中回家後，會反覆回想自己可能做錯的每一件事，這是有原因的。從過去的經驗中，我們知道自己可能在社交上做了某些「錯事」*卻沒有注意到*。由於我們「根據最近接收到的社交資訊來理解狀況」，如果當前的*訊息*是負面的（比如對方沒有回覆我們說「玩得很開心」的訊息），我們就會認為這段*關係*的狀況是負面的。

同理心可能會造成阻礙

同理心（或缺乏同理心）會加劇我們的社交困境，這個觀點讓我感到非常驚訝，因為我們情感非常豐富（見第 9 章「感受、調整與運用你的情緒」）。

然而，敏感和同理心是兩回事。雖然患有 ADHD 的人往往很敏感，甚至可能因為更容易過度警覺而察覺到他人的情緒，但我們可能會*誤解*他人的觀點和情緒。這些誤解可能是因為我們錯過了某個情境中的關鍵細節，或者是因為

我們太沉浸在自己的故事和情緒中，而看不清他人的情緒。*

　　即使那些擁有高度同理心的人，也可能難以有效地運用同理心。在他人遭受痛苦時感到過度悲傷或苦惱，會讓我們難以提供他們有效的支持。我們可能難以調節自己的同理心，就像我們難以調節自己的情緒和注意力一樣。

關於閒聊

　　有 ADHD 的人往往討厭閒聊，因為閒聊感覺虛偽且無聊。（除非天氣對我們特別有吸引力，否則誰會在乎？為什麼我們要聊這個？）我們更喜歡直接進入深度、有意義的對話。我們是基於興趣行動的人，很難專注於那些感覺無意義的事情。然而，閒聊的存在是有意義的，閒聊的話題通常是雞毛蒜皮的小事也是有原因的。事實上，原因有很多：

- 有些人使用閒聊來看看他們與另一個人是否有化學反應，這有助於我們決定是否有可能建立更深的關係。
- 閒聊是一種風險較低的連結方式。分享有關自己的細節可能會讓我們在情感和身體上處於風險中，直到我們了解某個人的為人處事之前，閒聊是更安全的選擇。
- 閒聊可以讓你了解哪些話題可能受歡迎。如果某人的閒聊內容全是關於可愛的小貓，他們可能不太想進行更深入的對話。
- 在很多情況下，大部分的人預期的是閒聊。如果我們一開始就深聊，對方可能會覺得這很突兀或出乎意料（把閒聊想像成一種社交潤滑劑）。

　　雖然閒聊對於我們的 ADHD 大腦來說可能很困難，但其好處（至少有時候）是值得努力的。

---

* 同理心有兩種類型：認知同理心，靠的是能採取他人觀點的能力；情感同理心，仰賴理解和識別情緒的能力。我們可能擅長某一種類型的同理心，但另一種類型的同理心則有困難。

心態是拼圖的一部分

關於 ADHD 和社交困難的大多數研究都聚焦在我們的行為，以及我們很難注意到這些行為所產生的影響。然而，在社交場合中表現尷尬，通常不是成年後損害人際關係的原因。畢竟，每個人都會有尷尬的時候。

根據《為什麼沒有人願意和我玩》（Why Will No One Play with Me）的作者兼 ADHD 教練卡洛琳·麥奎爾的說法，身為這個領域的先驅，在探索神經多樣性人群如何交朋友時，她發現問題不在於 ADHD 本身的行為讓我們看起來很黏人、太過分或太古怪，而是我們回家後發送的 15 則焦慮的訊息，其中充滿了道歉、解釋和尋求安慰。是我們看待和處理社交情境的心態，驅使我們發送這些訊息。

我們的心態是導致焦慮地過度糾正、反芻和陷入迴圈的重要原因，這在我們身處社交情境時很常見。我們陷入了試圖理解錯誤在哪裡、為什麼會發生某些事情或如何解決問題的困境中。我們會陷入情緒化推理：我感覺如此，所以事情一定真的是這樣。我們甚至可能預期一段關係會失敗，而這可能成為一種自我實現的預言。

有一些影響心態的因素是我們可能沒有意識到的：

- **對他人有不切實際的期望**：我們有時會期望某人在每次我們需要的時候都能出現，並且不管什麼要求他都能做到。我們認為他們可以做到某事，只是因為我們需要他們這麼做，或者因為他們以前做過。我們期待他人隨時都能準備好回應我們的需求，但他們並無法一直保持如此，我們會忘記他們也有自己的目標、需求、情緒和*生活*需要照顧。

- **對自己有不切實際的期望**：我們有時會期望*自己*在別人需要我們的時候都能出現，並且不管對方有什麼要求或需求都能做到。我們認為自己可以做到某件事，僅因為有人需要我們這麼做，或是因為我們*有時能做到*。我們期待自己隨時都能準備好回應他人的需求，但並無法一直保持

如此。我們會忘記*自己*也有目標、需求、情緒和生活需要照顧。

- **帶有「稀缺心態」**：我們在建立關係時常常抱有「我接受任何人」或「我會為對方做任何事」的心態。我們低估了自己的價值，甚至覺得能有任何人進入我們的生命中已經很幸運了。因此，我們花了大量的時間和精力去維持與不合適的人之間的關係。

- **認為自己不值得被愛**：因為我們可以依賴的人比較少，所以看起來會顯得有「公主病」。與我們最親近的人有時會因為我們太需要他們的支持而喘不過氣來，需要暫時脫離一下，但這會觸發我們的「拒絕敏感度」（見下方欄），並強化我們「自己太過分」、「不值得」甚至「不值得被愛」的想法。

- **認為我們需要「融入」才能感到歸屬**：融入在某些情況下是有其意義的（例如在機場安檢時），但這並不會帶來真正的歸屬感。正如布芮尼・布朗（Brené Brown）所說：「當我們犧牲了自己，除了會感到與他人有隔閡，還會覺得與自己脫節。」

拒絕敏感度與心態

　　拒絕敏感度（sensitivity rejection）是指對拒絕甚至是感知到的拒絕，感到極度痛苦的傾向。拒絕敏感度並不是 ADHD 所獨有的，但由於情緒調節的困難加上一生中的實際被拒絕的經驗累積，ADHD 患者普遍拒絕敏感度偏高。

　　學習如何應對情緒調節困難（見 155 頁）可以幫助我們管理拒絕敏感度。但我在這裡提到它的原因是，我們的心態和行為會影響我們如何經歷拒絕敏感（反之亦然）。雖然我們無法控制情緒，但我們可以透過思想和行為來影響情緒。

　　在面對拒絕敏感時，我們自然而然地會調整行為以避免被拒：我們迎合他人、壓抑自己的 ADHD，甚至為了融入而割捨掉自己的一部分；我們完全避免有風險的社交情境。我們在具備「後設認知」能力之前就已經開始經歷拒絕，這是

一種思考自身思想的能力。到了成年後了解到，我們常常因為*自身的行為*而被拒絕，因此我們用來避免遭受拒絕痛苦的策略就是調整自己的行為。

但正如我在「如何獎勵你的大腦」一章中提到的，我們本能地拉動的那根槓桿並不一定是正確的那一根。在社交情境中，許多 ADHD 患者往往有顯著的扭曲心態，包括「我們必須成為*完全不同的人*才能歸屬」的心態（或另一極端的心態「這就是我，大家必須接受」）。但其實我們最需要的是調整這些*心態*，而非個別的行為（這些行為通常源自於這些心態）。

對我來說，最需要改變的心態是這個：

交朋友是一個他人要立刻喜歡上我需要隨著時間建立連結的單一多步驟過程。

交朋友是一個需要隨著時間建立連結的多步驟過程

交朋友是一個*過程*，就像任何在兩個或多個人之間發生的過程一樣，這其中都帶有不確定性的元素。許多 ADHD 患者（包括我在內，我直到上個月才意識到這件事）都會想跳過這種不確定性。

當我們喜歡某個人並對新友誼的可能性感到興奮時，那種感覺（就像我們的所有感受一樣）可能非常強烈。有時，我們回應感情的方式*彷彿*這段關係已經穩定：我們分享生活中的私密細節、制定詳細的未來計畫、極度專注在對方身上，甚至因此損害其他關係和責任，或者用訊息或社交媒體不斷轟炸對方，直到讓人感到尷尬。

有時，這種行為會嚇跑對方。有時，對方可能欣然接受，但之後卻會因為我們無法保持這種強烈的程度而感到失望。在最糟的情況下，我們會深深依賴那些利用我們或對我們不好的人；而在最好的情況下，這些關係會逐漸進入更平衡的節奏，最終發展成為我們渴望已久的友誼。

當這些友誼成功發展時，不是因為一開始多麼強烈，而是因為友誼*持續*下去的方式。友誼通常不是在一瞬間建立（或失去）的。它需要隨著時間和經驗累積而來的親密感和互信。

　　你與某人之間的聯繫越多，斷開與他們的連結就越困難。回想一下 177 頁的支持圈圖，達到友誼圈的方式是通過參與圈，隨著時間的推移不斷深入。除非你在參與圈中不斷花時間，否則無法達到真正的友誼。在這之前試圖與某人建立「親密友誼」，就像寫了一堆我們無法兌現的支票。

　　麥克是我們的 Discord 社群的管理員，他指出一個原因：大多數人會認為自己是少數知道你生活大事的人，因此他們會期望能隨時獲得最新消息。當你突然把某人從這個親密角色中排除時，這可能會損害你們的關係。他們會發現自己並不特別，因為你和每個人都如此親密地交談，或者他們會感到被拒絕，因為你突然切斷了聯繫。

　　友誼需要時間來建立和維持。你們一起度過的時光的品質很重要，但你投入的時間的總量也很重要。

　　友誼是由許多獨立的連結線構成的，沒有一個魔法公式能告訴你需要多久才能建立這些連結。有些人成為朋友是因為你花了很多時間與他們在一起。其他人成為朋友是因為你們在一起的每一刻都很精彩。重要的不是你和他們相處了多長時間，或每分鐘是否都很精彩，而是你們在一起的時間是否足夠讓你們連結在一起。

　　令人失望的是（尤其對那些不喜歡不確定性的人而言），這不一定是我們能控制、加速或甚至預測的事情。很多障礙可能會阻礙新友誼的發展：時間限制、生活中的壓力、行程安排等問題。生活很複雜，我們真正能控制的只有是否經常參與，給潛在的朋友一個成為真正朋友的機會。*

「但這一切花的時間太長了，我只是想要有人一起玩！」

好消息，朋友。你不需要先交到朋友才能找到一起玩的人。我以前也是這樣想的，但不，我搞反了。

不是先交朋友，再參與；而是先參與，然後（也許會）成為朋友。

你無法選擇你的朋友。你只能選擇和誰一起做你覺得有意義的事情，然後看看隨著時間會發展出什麼樣的關係。

" 內里，42 歲，美國加州

> 我跟很多人關係都不錯，但我只有幾個朋友，而且我夢想有一天能交到一個最好的朋友。我覺得大家可能會不喜歡我，因為我無法在保持距離和過度參與之間找到良好的平衡。

" 香塔爾，20 歲，埃及

> 我發現自己一直非常愛與人交流，非常！但我總是以某種方式讓人失望。我想打電話但忘了，我想回覆你的簡訊但我一想到就有點退卻，我想祝你生日快樂但被千萬件事纏身。這讓他們覺得我不在乎他們，但完全不是這樣，我只是不擅長表達我內心的情感。

---

* 如果即使這樣聽起來也讓你覺得很可怕，你並不孤單。對於我們許多人來說，能參與的活動數量有限，或者邀請別人加入我們的參與圈有困難，我們可能需要支持來建立連結。在《從鋼琴後面》（From Behind the Piano）中，你可以了解身心障礙者朱迪斯·斯諾如何建立她獨特的朋友圈。

❝ 克里斯，39 歲，美國懷俄明州

> 我不一定會交朋友，但有幾個人從人群中挑上我，說「我喜歡你」。我不知道他們為什麼選我，但對此我永遠感激。

❝ 麗娜，53 歲，蘇格蘭

> 我不認為我真的相信別人會喜歡我。因為他們人很好，願意成為我的朋友，我就會不斷地向他們證明為什麼應該和我做朋友，好像我欠他們什麼似的。

工具箱

希望到這個時候，你已經清楚朋友不是我們能夠*找到*的東西。這是個好消息，真的！這讓我們減輕了很多壓力。如果我們無法直接交到朋友，我們可以開始專注於一些更容易做到且壓力較小的事情：和認同我們的人一起做我們認為有意義的活動。我收集了一些策略來幫助我在友誼旅程能夠順利，希望這些方式也對你有用。

1. 弄清楚你能提供什麼

人往往會吸引那些以符合自我認知的方式對待自己的人。因此，花時間思考自己有什麼優點，以及你可以（且想要）提供什麼，對我們是很有幫助的。這也幫助我們以真實的自我面對他人，而不是以我們認為他人希望的那個版本，這增加了我們在與他人關係中的歸屬感。

- **注意你欣賞他人身上的那些特質，而這些特質你自己也擁有**：我們常常更容易欣賞別人的特點，而不是重視自己擁有的特質，這是我喜歡與其他有 ADHD 的人一起相處的原因之一。與那些有趣的人在一起，聽他們一見到你就熱情地與你分享各種事情，讓我意識到他人可能也對我有

同樣的感覺！

- **聽聽他人對你的讚美**：下次當你很自然地想直接否定他人對你的讚美時，把讚美內容記下來，說聲謝謝，接受它。你知道嗎，*他們可能是對的*。如果你對讚美內容感到疑惑，可以詢問對方具體細節。*

- **找出你在尋找什麼**：如果我知道我在尋找能一起健行的人，那麼我也要能「成為健行夥伴」！

- **重新評估**：我們能（*且想要*）提供的東西會隨著時間改變。也許我們現在有更多、更少或不同的東西可以提供；也許我們現在是一個很厲害的YouTuber，還出版了一本書，誰知道呢！

❝ 匿名，23 歲，美國俄勒岡州

　　列出你的正面特質。「我很有趣、我很有創意、我很有同理心、我是個很好的聆聽者、我很有見地、我很友善、很努力、我很會讚美他人」之類的。假裝你相信自己是個值得擁有的朋友，直到你意識到你真的是。不是每個人都會想和你做朋友，*這沒關係*。你不會是每個人的菜，就像有些人不是你的菜一樣，總是會有與你志趣相投的人。

❝ 葉瑟尼雅，27 歲，美國德州

　　由於我的 ADHD 症狀，我的社交焦慮很嚴重。認知行為療法（CBT）對我很有幫助，尤其是因此學會指出我用來說服自己某次互動不順利的邏輯謬誤。當你學會接受自己時，人們自然會被你吸引。

---

* 籠統的讚美可能難以接受（「你說我做得很好是什麼意思？我遲到了，而且這裡有問題⋯⋯」），但具體的讚美就比較難反駁了。事實上，對方確實因為我們貢獻的某個具體方面而獲益，因此我們比較容易接受這樣的讚美。

2. 認識新朋友

我們不會和每個人都合得來，但認識新朋友是找到合適的人的最佳方式。這可以避免我們硬要與不適合我們的人或對我們不好的人來往而陷入困境；這也可以幫助我們避免過度依賴任何一個人。這樣一來，彼此的關係更可持續發展下去。

- **去大家會認識朋友的地方**：有些線上交友 App 有「朋友」模式，還有一些網站讓有共同興趣的人有聚會機會（如 Bumble BFF 或 Meetup. org）。透過這些管道認識朋友最直接的好處是，他們可能出於同樣的原因在那裡——尋找潛在的朋友。

- **去你能發揮所長的地方**：如果你的談話技巧比你的舞姿優秀，就去大家可以聽到你說話的地方。如果你很會跳舞，但談話時會感到尷尬，那就去你可以跳舞的地方。有很多方式可以進行社交互動，選擇那些能彰顯你的優點的地方。

- **預先準備一些話題**：記得冷執行功能（57 頁）嗎？在談話前或在你已經尷尬到不行之前，如果能事先準備好一些可以聊的話題，事情可能可以進展得比較順利。卡洛琳建議準備 3 個話題（最好是比較不會引起爭議，並且是大家實際會談論的），也可以想一些「了解對方」的問題！人們喜歡談論自己。

- **尋找共同的價值觀**：透過共同的興趣，你可以暫時和人產生連結，但擁有共同價值觀的關係才經得起時間的考驗。例如，善良、誠實、幽默和玩樂都是共同價值觀的例子。

❝ 西奧娜，32 歲，美國內華達州

> 如何交朋友：
> 第一步：多年來和家人一起練習《龍與地下城》。
> 第二步：在線上找到有著相同興趣的怪咖、酷兒、神經多樣性的人。
> 第三步：求他們和你一起玩《龍與地下城》。
> 第四步：多年來保持友誼。

❝ 馬克思，32 歲，美國俄勒岡州

> 為了交朋友，我首先找到了一個我覺得有歸屬感的地方，而且這個地方也會有其他人經常前往。對我來說，這個地方就是劇院。當我到那裡時，我發現了許多和我相似的人，這就是我想要的！

❝ 林賽，37 歲，美國馬里蘭州

> 我找到和我有相似奇怪小眾興趣的人，然後坦白地說「嗨，我完全不知道成人是怎麼交朋友的，想喝杯咖啡嗎？」有時這真的奏效。

3. 提升你的社交技能

當我為頻道學習社交技能時，我意識到我認為自己不擅長交朋友的原因是：從電動的角度來看，我在越級打怪。由於我的神經發展遲緩，我的大部分生活都在玩對我來說挑戰性較高的關卡，因為這些關卡需要用到我尚未發展出來的技能。這讓我感到氣餒，想乾脆放棄不玩，但不玩又讓我落後更多。事實是，沒有人天生就擁有社交技能。我們要透過學習才能擁有這些技能，即使是成年後也是如此。

- **觀察他人**：卡洛琳稱這為社交間諜。觀察他人在社交場合中通常會做（和

不會做的事情），可以幫助我們校正自己對於這些社交情境的理解與期待。你也可以研究與你有相同大腦類型的人如何互動。社交規範在神經多樣性社群中往往不同，熟悉自己的語言也很重要，不然，你怎麼能和講這種語言的人建立連結呢？

- **要求更明確的社交提示**：「社交回饋迴路」幫助人們能更善於社交。不幸的是，這些回饋迴路通常依賴微妙的社交提示，如果你知道自己容易錯過或誤讀這些提示，那麼請求更明白的提示是完全沒問題的。當我的朋友亞歷克斯意識到我沒有機會加入談話時，她說：「嘿，我知道當我興奮時會搶話。如果我這樣做了，就說『猩猩！』這樣我就知道要讓你有機會說話了。」

- **尋求指導**：如果你對如何應對某種社交情況感到焦慮，事先知道預期會遇到什麼狀況也很有幫助。問問你信任的人是否有任何需要注意的陷阱。打電話到你要去的地方，問問那裡的氛圍是什麼樣的。你還可以在線上搜尋教你如何應對特定社交情況的相關內容（WikiHow 萬事指南就很好用）。

- **選擇你喜歡的「關卡」**：如果你在社交時感到挫折或極度焦慮，這可能表示你正在挑戰一個還未準備好的關卡。如果第三關「一起去上瑜伽課」對你來說已經是個挑戰，那麼挑戰第十關「一起去瑜伽旅行」可能就不太明智。大部分時候，待在你感到舒適的關卡，可以享受到更多樂趣，這樣你也比較有機會多玩幾次，幫助你輕鬆升級。*

---

* 不過，偶爾也要嘗試挑戰新關卡，測試自己的極限。第一次嘗試某些事情時，我們可能會不喜歡，因為不知道會發生什麼事，我們會感到壓力。當你知道將會發生什麼時，下次可能會更有趣！

關於偽裝

提升社交技巧並不表示要「學會一整天都完全隱藏你的神經多樣性」。長時間偽裝會損害我們的情緒和心理健康，因為需要壓抑那些幫助應對這並未考慮我們需求的世界的行為。雖然偽裝可以幫助我們融入，但從長遠來看，它無法建立深刻且有意義的關係。過度隱藏自己的神經多樣性以至於我們找不到彼此，會讓我們感到孤獨和疏離。我們想要達到的目標是有效地與他人互動，或如布芮尼・布朗所說：「學會在與人相處時保持真我」。

" 賽巴斯提安，29 歲，瓜地馬拉

帶你的朋友加入你當下真正感興趣的事物中。最近很迷烘焙嗎？那就帶杯子蛋糕到下一場派對吧。想瞭解為什麼天空這麼暗嗎？找些文章來談論，或邀請某人一起去參觀有太空展覽的博物館，你會驚訝地發現自己變得多麼有趣！

" 莎拉，52 歲，美國

我喜歡接近那些會低調聚集和聯繫人群的人。你可能認識這類人，他們不是顯眼的社牛，但他們很會交朋友，並且樂於輕輕地將朋友們融合在一起。他們對社交的需求有助於對抗與 ADHD 相關的惰性。

" 瑞秋，28 歲，美國華盛頓特區

成為一名社交間諜是一項在社交和職業場合中都能帶來巨大影響的技能。想要建立一段成功的關係，重要的是要花時間成為一名社交間諜，並以適合對方的方式理解他們。

4. 將社交變成常規

我們不擅長自由回憶（詳情請見 139 頁）。當你將社交融入日常生活時，表示你不必靠自由回憶來記住社交活動，因此與朋友聯絡成為你生活中的固定作息。大量研究指出，這對我們的幸福和健康*至關重要*。就像睡眠一樣，*朋友不是一個支線任務，他們是主線劇情的一部分*。讓朋友融入你的生活中。

- **訂下固定的日子或時間與人聯繫**：這可以像是每週一次的課程／俱樂部會議／遊戲，或者是你日程中專門為社交而設的一小段時間。如果你像我一樣容易感到不堪重負，可以按照圈子來安排優先順序，例如，在休息或下班後回應第一圈的朋友，在特定的日子聯繫第二圈的人，只在週末與第三圈的人接觸。當我需要獨處時，我會減少圈數。*

- **和特定的朋友一起參加特定活動**：當你想去打保齡球時，也許你會傳訊息問某個特定的朋友，找一起跑腿的夥伴是一個將友誼融入日常生活的好方法，也能讓乏味的任務變得不那麼單調。到朋友家一起包裝聖誕禮物，比自己單獨做要有趣得多！

- **當你想起某人時就主動聯繫**：我以前害怕當我想到某人時主動開始對話，因為我不想因此分心。現在，我知道簡單傳個訊息說「嘿！我還在工作，但看到這個讓我想起你。晚點再聊？」這樣是完全可以的，這樣說完就可以不再多說。

---

* 當我需要獨處時，我第一個反應是暫停與所有的人聯繫。但隨後，當我從封閉狀態中走出來時，我會感到不知所措，因為我現在得聯絡所有的人。我正在學習辨識何時我會感到社交壓力過大，然後逐步減少與人的連結，這樣我仍能有更多的獨處時間，但不至於同時忽視所有的人際關係。

❝ 譚雅，31 歲，加拿大

> 我每天都會打電話給我的好友，我們會在午休時間一起打電動或視訊聊天。這種定期的安排讓我們能夠根據需要隨時參與或退出。

❝ 菲利普，35 歲，德國

> 主動一點！成為那個發起聚會的人，而不要只等著別人邀請。「現在」就是開始規劃的最好時機。

❝ 葛妮絲，30 歲，美國密西根州

> 我有一些奇怪的小習慣來確保自己與朋友保持聯絡。我使用 Sweepy 清掃應用程式來管理家事，但我還新增了一個「社交」的項目，這幫助我看到自己有多久沒有聯絡某個人，並將這項任務納入我的待辦事項清單。這提醒我，社交生活對我來說和掃廁所一樣重要，而且完成這件重要事情，在待辦清單上打勾，也會給我帶來一點成就感。

5. 傳達你的界限

　　沒有人會讀心術。對方無法知道為什麼我們會打斷他們說話，也不知道我們是否感到不知所措或刺激過大，或者我們是否到達了當晚乖乖坐著的極限。同樣，他們也無法知道我們渴望被邀請去他們剛剛提到的活動。這表示我們可能需要*主動說出來*。傳達這些資訊不僅更可能滿足我們的需求，還能讓對方覺得可以安心地對我們表達他們的需求。

- 區分**「想做」**和**「願意做」**：我們經常說「我很樂意！」，但深層的意思可能是「我願意做這件你很想要我做的事，因為我重視我們的友誼。」兩者都很好，也都很重要。做一些「想做的事」和一些「願意做的事」

表示友誼是互惠的。

- **討論期望值**：這可以是一場深入的情感對話，也可以像「嘿，今晚去健身房嗎？」這樣簡單。按照你的方式來就好。

- **提出你想要的，但尊重對方的界限**：正如貝蒂·馬丁（Betty Martin）和羅賓·道爾森（Robyn Dalzen）曾在《給予與接受的藝術》（The Art of Giving and Receiving）一書中分享的那樣：在接受時，你的責任在於你要提出你想要的，溝通期望，並尊重給予者的界限。

- **當你成為給予者時，要尊重自己的界限**：在「*我有東西可以提供！有人需要！*」的興奮中，我們有時會忘記問自己是否 OK。

- **設定自己的原則**：制定與特定的人或情境無關的原則，這樣你更容易記住，別人也更容易理解。以下是我自己的幾個例子：「我不借錢給朋友」、「我目前正在尋找實際會見面的朋友」，以及「每天下午 1 點到 2 點是我的午休時間。」

❝克勞蒂亞，32 歲，墨西哥

我以前在見到新朋友時會害羞且在意自己的「缺點」。現在，我在認識新朋友時會盡量展現自己大聲、混亂、傻氣的一面，因為我希望他們從一開始就了解真正的我。

❝梅林，32 歲，美國馬里蘭州

一開始先簡單討論一下彼此的期待很有幫助。知道對方是否不擅長傳訊息或偏好打電話，能幫助我據此調整。

"賽巴斯提安，29 歲，瓜地馬拉

> 以尊重自己的方式坦誠表達你的極限和困難。「嘿，貝琪！你這週晚點可以傳訊息提醒我聚會的事嗎？」「我們可以一起搭車嗎？我想確保自己準時到達。」「我們可以只待一晚而不是兩晚嗎？」「和我一起去找OO的生日禮物吧，不然我可能會忘了買。」

這有什麼意義？

有一天，我感到很沮喪，我問諮商心理師：「朋友到底有什麼意義？」

朋友讓我覺得只是因為應該有，所以我才需要他們。「好像我必須停下手邊的事情去回覆別人的訊息，或者去跟他們見面，但通常這樣做並不如我原本可以做的事情來得有趣或有生產力。所以⋯⋯交朋友到底有什麼意義？」

我的諮商心理師回應說：「好問題。朋友的意義是什麼？對此保持好奇心，下次當你和某人相處時，問問自己，你從中得到了什麼？」

我這輩子從來沒有問過自己這個問題。我是說，難道友情的意義不就是擁有朋友嗎？這樣我就不會孤單？這樣我就可以在那些代表我在正確地過生活的任務清單上打勾嗎？

在此之前，我學會了透過其他方式來獲取朋友能提供的所有好處。娛樂？去打電動；渴望與人聯繫或受關注？有我的伴侶；當伴侶不在身邊時的聯繫或關注？我有一隻狗。

如今沒有朋友變得比以往任何時候都更容易。正如卡洛琳跟我說的，現在有許多 App 提供我們過去需要依賴他人才能獲得的日常幫助。需要去機場的接送？感冒了需要喝湯？需要有人幫你買日用品？有 App，而且一些情況下有很多 App 能幫助你解決這些問題。*

---

* App 提高了便利性，這很重要（尤其是對於我們這些有障礙的人），但當它們完全取代了你生活中的人際關係時，這會讓人感到孤單。

他們說朋友能幫助你建立生活。因為我沒有很多朋友，所以我學會了自己建立生活。事實上，我所建立的生活甚至沒有空間容納朋友。如果我要把友情加入我的主線劇情中，我需要知道這樣做的價值所在，這樣才值得付出努力，承受潛在的拒絕和不確定性。

而這個理由不能只是「這樣你就不會孤單了」，因為老實說，我嘗試結交朋友的過程往往讓我感到比獨自在家更孤單。

於是我開始變得好奇。朋友的意義到底是什麼？也許我不會刻意去找朋友來滿足某些特定需求，但當我和朋友相處時，我可以留意自己從中獲得了什麼。

一開始，我的答案令人失望：獲得不太多。我發現自己經常參加一些並不適合自己的活動，和朋友的聚會並沒有讓我得到多少好處，尤其是與我付出的代價相比。因為這段友誼更多是為了讓他們開心，滿足他們的需求，而不是讓我開心或滿足我的需求。

> 如果我要把友情加入我的主線劇情中，我需要知道這樣做的價值所在，這樣才值得付出努力，承受潛在的拒絕和不確定性。

我原本的目標只是擁有朋友，所以我努力讓他們開心。但現在我有了一個新目標——建立對我也有益的友誼。這改變了遊戲規則。

我發現我可以邀請別人參加我想做的活動。我在 Bumble 交友 App 的好友簡介也從「選我！看看我能提供什麼！」變成了「我在尋找的是什麼，我需要的朋友有哪些特質。」結果我找到了適合我的人，能讓我在他們面前做自己的人，其中有幾個人也有 ADHD。有一天晚上我流著淚回家，因為我以為我對我們正在做的活動太過興奮，所以他們晚上結束時看起來很不耐煩。但這次我錯了，他們只是*累*了，一切都很好。我並沒有太過分，至少對他們來說並不會。

我意識到，從實際見面的朋友身上，我想獲得的其實和我在網路社群中尋找的一樣——歸屬感。

我正在慢慢找到這種歸屬感。當我寫這一章時，我一邊在思考今晚要參加的《龍與地下城》遊戲中該做些什麼。儘管我還沒完成這本書的編輯工作，我

還是放自己一天假，和一位從遠方來訪的朋友一起探索了這座城市。

現在我明白了，無論如何，我無法完全避免交朋友過程中的痛苦和付出，但我可以追求那些對我來說值得的友誼。

我不再試圖強迫自己融入他人，而是選擇適合自己的地方。我可以尋找我可能有歸屬感的地方，尋找那些擁有我所重視的特質，並且珍惜我的付出的朋友。尋找那些不僅僅因為我努力展現的表象，而是因為真實的我而重視我的人。

> 我意識到，從實際見面的朋友那裡，我想得到的其實和我在網路社群中尋找的一樣——歸屬感。

第 11 章

─是什麼讓 ADHD 族群生活更艱難─

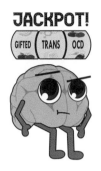

事情的複雜度是沒有上限的，因為一件事總是引發另一件事。
──埃爾文・布魯克斯・懷特（E. B. White）

ADHD 以及 . . . ？

在這本書中，我花了大部分的篇幅談論我們這些有 ADHD 的人常見經歷：注意力困難、執行功能障礙、時間管理問題、睡眠問題等等。我發布了許多關於自己 ADHD 症狀實際發生的困擾的貼文，不知道被多少來自世界各地的 ADHD 大腦們轉發，大家都在說：「就是這個！就是這裡！這解釋了我的整個性格！」*

在本章中，我想談談我們經歷上的差異。

有許多生物、心理和社會環境因素影響著地球上每個人的生活經驗；各種因素使我們的生活經驗有所不同。這也是為什麼一個對於某位 ADHD 患者有

---

* 顯然，我們之中許多人不管什麼時候，都會在桌上放至少 5 種不同的飲料。誰會知道呢？

效的工具，對於另一位具有相同需求的人可能起不了作用的原因之一。舉個無害的例子，假設有一面大白板，對某些人來說，它可能非常有用；但對於另一些人來說，白板筆的氣味可能會讓他們分心，或者他們工作場所的牆壁上可能沒有足夠的空間來放置白板。

即使我們社群中的每個人都擁有相同資源，面臨相同程度的歧視，有相同的障礙，以及相同的執行功能需求，這種生活經驗的差異仍然存在。即使我們的 ADHD 症狀和障礙一直保持不變，差異也依然會存在。而現實是，我們並非完全相同，我們的情況也有所不同。

儘管 ADHD 對於大腦發展和認知的影響，在性別、種族、階級和國籍之間大致相同，但這些社會身分的層面，也被稱為身分交織（intersectionalities）*，因為各個社會身分面向相互交織，顯著影響我們的生活方式。這些身分交織可能會決定我們面臨的劣勢和歧視程度*，也可能影響周圍的人如何看待我們與 ADHD 相關的行為、如何診斷我們、我們是否能得到診斷，以及我們會接受什麼樣的治療。

當我得知 ADHD 也是一種生物心理社會性障礙時，我才剛開始了解到身分交織帶來的差異。儘管 ADHD 具有高度遺傳性，但跟很多基因都有關聯，許多因素都會影響我們 ADHD 的表現方式、症狀的嚴重程度，以及認知功能障礙實際對我們造成的影響。當然，我們的社會身分以及因此面臨的歧視程度，也在其中起了一定作用，但這並非唯一的因素。我正打算更深入地理解和釐清這些交錯影響時，我的母親突然去世了，於是我透過自己痛苦的經驗來學到這一切。

我接到來自法醫辦公室的電話，通知我母親去世的消息。這天恰好是我得知離婚手續最終完成的同一天，這一切都發生在 2020 年。

---

* 身分交織這一概念由美國律師、學者和社會運動參與者金柏莉・坎秀（Kimberlé Crenshaw）提出，她想要明確指出，不同形式的壓迫並非各自獨立，而是相互關聯的。

我一點都不好受。

我經歷的悲痛是如此巨大、如此全面，以至於壓倒了我所有的心理資源和應對策略。我經常無法正常運作，甚至無法使用我原本的策略，許多方法也不再起作用。當我的大腦有實際在運作時，它在悲痛中運作方式完全不同，而大部分時候，我的大腦是完全停擺的。

在一位朋友的堅持和支持下，我參加了一個同儕支持計畫，開始處理我的喪親之痛。我了解到自己經歷了一次「創傷性喪失」（traumatic loss），並且像許多來自複雜背景的成年子女一樣，失去最後一位在世的父母時，尚未被處理的童年重大創傷重新浮現。於是我也開始接受創傷治療。

隨著我在康復過程中的進展，我開始注意到 ADHD 對我的影響變得不同了。原來，多年來我一直認為純粹是 ADHD 引起的症狀，其實是受到其他因素的影響。我開始不僅從 ADHD 的角度來看待我的生活，而是從「ADHD 以及……」的角度來看待。

以 ADHD 以及創傷為例。情緒調節困難是 ADHD 大腦常見的經歷，但即使在我母親去世之前，我兒時經歷的創傷以及我一生中反復出現的創傷模式，已加劇了我的情緒失調狀況。

至於我的 ADHD 衝動性？在治療中，我了解到我許多衝動行為其實源自我對不確定性的無法忍受。事實證明，這在像我一樣也患有焦慮症的人群中很常見。我在年輕時，作為一個有 ADHD 以及焦慮症的成年人，做出的衝動選擇可能讓我失去了機會和友誼，但做出這些選擇，也減輕了我對未來如何發展的不確定性的焦慮。*

我發現多年來對自尊的損害並不僅僅與 ADHD 有關，而是與我經常無法達到神經典型和*性別/*期望有關，而這些期望因為 ADHD 的存在變得更加難以

---

* 這次的機會是否會失敗？那位朋友最終會傷害我嗎？衝動地毀掉一切是否比活在不確定性中更容易？答案是肯定的。

達成。當我的身體、居家生活和人際關係不符合「應該要有」的樣子時,我感到羞愧和氣餒,但我從未意識到,我對「應該」的認知在很大程度上與我身為ADHD患者以及我是美國白人、中產階級、順性別女性有關。

隨著時間的過去,我學會了看見我遭遇的困境中所涉及的細微差異,ADHD並不是*唯一*的因素。某種程度上,這算是個好消息。我會一直患有ADHD,我會一直經歷情緒調節困難,其他無法控制的因素有時也會讓我感到受限,比如我的身高太矮。但是……我不必只依賴於字面上和比喻意義上的「腳凳」來應對我的障礙。

我可以在治療中開始治癒我的創傷。

我可以認識到自己的焦慮,練習正念,接受我的不確定性,並努力設立健康的界限。

我可以透過擴展對女性身分的認知,超越我成長過程中那些「應該」和「應有」的標準來增強自尊。

我可以改變我某些方面的經歷,而有些方面則不能,但它們全部都在我ADHD的經歷中扮演了重要角色。

當我帶著這種新視角開始從迷霧中走出來時,我也在學習如何將這些經驗應用到我的社群成員身上。我們因ADHD而相連,但還有許多其他因素使我們的經歷變得獨特而複雜。我的社群成員不僅僅是有ADHD,還有很多其他的身分:自閉症患者、澳洲人、天才、酷兒、無家可歸者、移民、行動不便者、東南亞裔、慢性疼痛患者……這個名單可以延續好幾頁。

當我了解到這些共存的條件、社會身分,以及其他生物心理社會因素對個人ADHD經歷的影響時,我也開始理解到,對ADHD和其他障礙的偏見,如何與對其他社會身分的偏見交織在一起,讓我們遭遇的歧視更加嚴重(詳見209頁)。當我開始有意識地聆聽社群成員的複雜經歷時,我感覺自己第一次真正看見了這個社群的人,看見了他們的真實樣貌。

我永遠不會忘記一位黑人成員在《How to ADHD》頻道中對一集名為「身

為一個有 ADHD 的黑人是什麼感覺」影片所留下的評論，那是我在母親去世前做的最後一個專題。那位成員寫道：「我們一直在這裡，你沒看見我們嗎？」

這讓我心碎，因為答案是否定的。我沒有考慮到個體在生活經歷中的差異，因為我一直專注於 ADHD，忽略了其他一切。醫師、專家以及 ADHD 領域的專業人士（包括我）往往只聚焦在自己的專業領域，而忽略了更大的全貌。我們，包括我，可以做得更好。我們有責任將依賴我們提供資源的人視為完整、複雜且獨特的個體。

我學到什麼

對於 ADHD 患者來說，共病狀況往往是常態而非例外，同時還有一些生物和社會經濟因素影響著我們的生活經驗。雖然我才剛開始理解這種交互影響的複雜性，但我認為試著去處理這些問題是很重要的，因為本章中提到的所有因素不僅會影響我們作為 ADHD 患者的生活經歷、獲得的照護服務，還會影響我們 ADHD 的表現方式。

在這裡無法用足夠的篇幅說明每一個因素，也無法全面涵蓋所有面向。每一個因素都可以成為一本書，但我已盡力將最常見或影響最深遠的因素納入，並包括來自社群成員的親身經歷。

心理因素

據估計，60% 到 80% 的 ADHD 成人至少患有一種下列疾病。這些疾病本身就很複雜，但我列出了至少其中一種它們與 ADHD 交互作用的常見方式。如果你患有下列疾病之一，或者你正在治療這些疾病，希望這些內容能激發你更深入探究的動機。

常見的 ADHD 神經發展性疾病共病現象

神經發展性疾病涉及神經系統的發展和功能差異,這些疾病影響我們大腦在基本結構層面的運作方式。可以將這些疾病比喻為我們大腦的「操作系統」*,或是韌體。我們的功能性障礙可以被減輕,但大腦運作方式的核心差異不會消失。這些差異的症狀只能受到管理或掩蓋。

ADHD 本身就是一種神經發展性疾病(參見第 2 章「~~ADD~~ ADHD 生活指南」),但患有一種神經發展性疾病並不表示你對其他種神經發展性疾病免疫。常見的神經發展性疾病包括:

自閉症

自閉症和 ADHD 同時存在的大腦(或者你喜歡混成詞的話,也可以稱之為「AuDHD」)等於有受限且重複性的興趣＋ ADHD 相關的難以集中注意力於自己不感興趣的事物＝在狹窄的興趣範圍之外極難集中注意力 †。ADHD 患者會因各種原因錯過和誤解社交線索,但當他們同時患有自閉症時,他們可能在一開始就很難識別(或「讀懂」)這些線索,這會讓彼此的社交聯繫感相當模糊不清。

抽動症

難以控制的言語或動作衝動,可能會加劇因 ADHD 導致的社交困難,並增加掩蓋自己神經多樣性的壓力。有不到 10% 的 ADHD 患者患有抽動症,此外,60% 到 80% 的妥瑞症患者也患有 ADHD。

---

* 一位社群成員是科技達人,他指出,這個比喻不太精準,因為操作系統是安裝的,而不是內建於電腦中的,因此「韌體」這個比喻會更貼切,因為韌體是在安裝任何其他軟體之前就已存在的東西。請使用你覺得最能引起共鳴的比喻。

† 一位患有 AuDHD 的朋友跟我開玩笑說,當 AuDHD 患者第一次與你見面時,他們可能會看看你們是否有共同的特殊興趣。如果沒有,那好吧,很高興認識你,下一位。

學習障礙

ADHD 患者中學習障礙的患病率為 43%-55%，而一般人群中有學習障礙的僅為 5%-15%。常見的學習障礙包括：

- **閱讀障礙**：一種影響閱讀及相關技能的學習障礙。ADHD 患者的大腦在閱讀時往往難以調節注意力，當閱讀本身就很困難時，課業上的困難會更加嚴重。

- **數學學習障礙**：一種影響數學相關技能的學習障礙。這種障礙影響的範圍遠不止於學校課程。對於患有 ADHD 的人來說，理財已經是一個挑戰，而數學學習障礙會讓這個挑戰變得更加難以應對。

- **書寫障礙**：一種影響書寫的學習和精細運動的障礙。患有書寫障礙的學生很難快速地寫出清晰易讀的字跡，這與 ADHD 相關的組織能力和筆記能力障礙相結合，使得在沒有額外協助的情況下，傳統的學習方式幾乎無法實行。

天賦異稟

資優的 ADHD 學生可能比較難以獲得針對其神經差異的支持。因為與 ADHD 相關的注意力和執行功能困難，「學障資優生」的智力表現可能沒有受到認可，也因此被低估。同樣地，這些學生有時能快速掌握某些技能，因此可能會讓老師印象深刻，但也從而錯失辨認與幫助他們在其他領域遭遇困境的機會。

上述所描述的情況是由於大腦發展方式與（神經）典型發展的*不同*而導致的。這就是為什麼「神經多樣性」一詞，已成為描述我們這種大腦的首選方式 *。這些發展差異意味著，我們所患疾病的症狀已經深深植入了大腦的

---

* 然而並不是每個人都喜歡使用「神經多樣性」這個術語，因為它將神經典型性視為常態，但它有助於我們社群中的人們找到彼此。我個人喜歡這個詞，因為它順便提到了我們通常在發散性思維方面的優勢，這是我們的強項之一。

結構之中。

常見的 ADHD 非神經發展性疾病共病現象

相反地，非神經發展性疾病並非由於大腦發展差異引起的，可以將它們比作「軟體」，或者說是惡意軟體。這些疾病可以改變個人的感知和思維過程，與我們 ADHD 的症狀深刻地交織在一起，造成更大的考驗。

與神經發展性疾病的症狀不同，這些疾病的症狀可以隨著治療、情況或時間的變化而改變。在某些大腦中，以下的疾病可能隨著 ADHD 而來，但在其他情況下，即使沒有 ADHD，這些疾病也會發生。

憂鬱症

憂鬱症最常見的症狀之一是失樂症，也就是「興趣或愉悅感明顯消失」。ADHD 患者靠興趣引發動機，並且需要自我獎勵來完成不感興趣的事情，失樂症可能會讓 ADHD 患者明顯失去做事的能力。

憂鬱症還會加劇許多 ADHD 患者已有的自尊問題。憂鬱症讓我們覺得自己沒有用、失敗、是個負擔。這些侵入性、批判性的想法讓我們更容易相信來自外界的負面標籤和評價。

焦慮症

焦慮性反芻（anxious rumination）基本上就是腦中像跳針似的不斷重播不好的想法，這是焦慮症和 ADHD 的常見狀況。焦慮的想法讓我們的腦袋卡住，這反而更容易讓我們錯過重要的資訊，從而導致更多的錯誤，進而加重焦慮。

有時，焦慮會導致過度警覺。由於焦慮認為它在幫助我們生存，所以當它發現我們可能因 ADHD 而忽略某事時，焦慮的警覺性就會被強化。

此外，ADHD 患者的大腦受到急迫感的驅動，而焦慮非常擅長製造急迫感。這會對那些焦慮症得到治療但 ADHD 未治療的患者的大腦造成問題：他

們常常發現自己在沒有焦慮推動的情況下，難以保持生產力。

對立反抗症（ODD）

在一項針對成人 ADHD 患者的臨床研究中，47% 的受試者曾被診斷患有 ODD，這個比例遠高於一般人群中的 4%。

許多專家質疑對立反抗症作為一種獨立疾病的效度，特別是在同時患有 ADHD 的人群中。一些專家認為，這只是一系列症狀的集合，這些症狀是多年來被迫以不適合自己大腦運作的方式行事所引起的。

根據莎倫・薩琳（Sharon Saline）醫師的說法，重要的是要認識到，對立行為並不是針對所有人或所有任務，對立行為是一種關係問題，且與關係密切相關。有時問題出在與人的關係上，有時則和我們與任務的關係有關。

創傷相關障礙

在患有 ADHD 的成人中，有 10% 患有創傷後壓力症候群（PTSD）。相較之下，一般人群中 PTSD 的發生率僅為 1%。一些研究表明，ADHD 可能使男性退伍軍人比那些沒有 ADHD 的人更容易罹患 PTSD。

在 ADHD 與創傷同時存在的情況下，人們對特定觸發事件會有強烈反應，這可能會導致情感泛濫，進而削弱我們的執行功能。創傷觸發事件的存在會讓情感調節困難狀況更嚴重，而 ADHD 的衝動性可能使我們更容易對這些觸發事件作出反應。

物質使用障礙

在 ADHD 患者中，自我藥療的現象十分普遍，尤其是在 ADHD 未經治療的情況下。根據一項研究，成人 ADHD 患者的酒精和藥物依賴問題，遠高於神經典型的成人（25% 比 13%）。

處方興奮劑藥物的一個常見擔憂是其可能被濫用和誤用。有物質使用歷史

的人可能根本不會被考慮使用興奮劑藥物。諷刺的是，使用興奮劑藥物的治療實際上可以降低 ADHD 患者物質濫用的風險。*

關於飲食的幾件事

根據專門研究青少年 ADHD 及飲食失調的兒科醫師卡羅琳·倫茲－帕塞爾斯（Carolyn Lentzsch-Parcells）醫師的說法，有些飲食問題在 ADHD 患者中較為常見：

暴食症與嗜食症：暴飲暴食與清除（催吐或瀉）會增加大腦中的多巴胺釋放。對某些人來說，這可以幫助他們應對 ADHD，雖然是以不良的方式。除了暴飲暴食與清除行為外，那些限制飲食和／或過度運動的人，也可能利用這些行為所帶來的多巴胺提升來調適未被治療的 ADHD。

迴避／節制型攝食症（ARFID）：患有此症的人會因為害怕食物本身或害怕食物攝取後的後果而極度限制營養攝取量。與 ADHD 相關的感官問題和與食物相關的負面經驗，可能導致類似於 ARFID 的焦慮性飲食限制行為。

進食紊亂問題：雖然我們社群中只有少數人會發展為飲食失調，但許多人會有進食紊亂問題，以對生活產生負面影響的方式進食或思考食物，但未達到飲食失調的標準。進食紊亂問題可能是因為在意外表形象，但也可能與感官問題、內感受問題和／或執行功能缺陷有關，這些問題使我們難以計畫三餐、購買和準備食物。

為什麼我們停藥後總是想吃很多東西？

倫茲-帕塞爾斯醫師也回答了這個我們社群中許多人常問的問題。興奮劑藥物可能在白天抑制我們的食慾，讓我們無法攝取足夠的食物來維持正常的生理功能。當藥效逐漸消退後，大腦可能會告訴我們：「兄弟，我需要更多的熱量！快去找

---

*說明一下，按照處方使用的興奮劑藥物並不會上癮。正如我們社群常開玩笑說的，如果這些藥物這麼容易上癮，那為什麼我們經常忘記服用呢？然而，當興奮劑藥物被濫用時，尤其是以遠高於建議劑量使用，這些藥物確實可能會導致成癮，尤其是在不需要這些藥物或／且將其用於娛樂性目的人群中。

點吃的！」

　　相反地，如果我們已經吃得很飽，但停藥後仍然像小精靈一樣一路吃下去，這可能有幾個原因：

- 你的 ADHD 衝動性不再受到控制，所以當你看到食物時，你就會吃。

- 藥效消退後，你的大腦可能沒有獲得足夠的多巴胺，這使得它感到不滿意，覺得自己又陷入困境。「嘿，我需要多巴胺。我知道什麼能給我多巴胺，餅乾在哪裡？」

生物因素

　　有時候我們太聚焦於大腦問題上，很容易忘記*我們還有身體*。事實上，我們的大腦只是整個神經系統的一部分，而這個系統影響著我們的每一部分。讓我們來談談大腦和身體如何合作（或不合作）。

- **荷爾蒙**：ADHD 通常在青春期或青春期剛結束後被發現，這與快速的荷爾蒙變化有關。男性青春期時睪固酮濃度會增加 7 倍，因此此時的男性更容易衝動，也更過動。另一方面，雌激素與多巴胺的產生有關，當雌激素濃度上升時，多巴胺也會隨之上升。在整個月經週期中，雌激素水平會波動，ADHD 症狀可能因此在經期前（即月經來臨前的幾天或一週）加重；雌激素濃度在產後和更年期則會顯著下降。

- **生物性別**：順性別男孩往往表現出更多 ADHD 的過動特徵，而順性別女孩則更常表現出注意力不集中。研究顯示，女性較不會被轉診，即使被轉診也較不容易被診斷為 ADHD，即使被診斷為 ADHD，接受治療的可能性也較低。然而，對於那些症狀行為非外顯的男性來說，ADHD 同樣也可能被忽視。

- **年齡**：隨著年齡增長，ADHD 的表現也會隨之改變。我們的年紀越大，注意力不集中的可能性會增加。同樣地，衝動性和過動症狀也會隨著時間發展，特別是隨著生活需求的變化而改變。一個衝動的小孩可能會跑到馬路上，而一個衝動的成年人可能會辭掉工作或答應做一個額外的專案（或 5 個）。執行功能會隨著年齡增長而發展，我們也會在過程中學會調適的技巧（包括適合與不適合的）。

- **懷孕**：現有的研究顯示，懷孕期間服用興奮劑藥物對併發症的風險微乎其微，趨近於零。然而，這些研究的侷限性使得一些醫師在患者懷孕後不願意開這類型的藥物。然而，正如我的精神科醫師解釋的那樣，ADHD 嚴重影響我們處理壓力的能力，而壓力會對胎兒產生負面影響。最近的研究則指出，因懷孕而停用藥物對準父母有負面影響。

- **偏頭痛**：在 ADHD 患者中，偏頭痛是很常見的。一項研究發現，患有 ADHD 的男性經歷偏頭痛的可能性是非 ADHD 男性的兩倍。偏頭痛不一定會伴隨疼痛，我在開始經歷「預兆偏頭痛」時發現了這一點。我可能某天大腦運轉得非常好，卻無法寫作，因為我看不清楚螢幕。

- **慢性疼痛**：對於那些患有慢性疼痛的人來說，他們經歷著疼痛程度不同的日子，而這種情況在大腦狀態好壞交替時會變得更加複雜。任何程度的疼痛都會令人分心，而 ADHD 患者的大腦不擅長過濾掉感官上的干擾。慢性疼痛也可能使我們不願意參與那些有助於我們心理和身體健康的活動。做我們喜歡的事情會增加多巴胺，讓心情變好並減輕疼痛感。由於疼痛嚴重而不參與那些能提升多巴胺的活動，可能會導致大腦狀況糟的日子變多，因為我們無法獲得集中注意力所需的多巴胺。

值得注意的是，任何慢性疾病在患有 ADHD 的情況下都可能變得更為嚴重且難以治療，因為這可能需要大量的後續療程跟進，或複雜的藥物管理。當

我們連生活中的常規都難以遵守時，「治療依順性」自然也會成為一個挑戰。與其拒絕治療那些在依順性上有困難的患者，醫療提供者應該與患者合作，制定適合他們大腦和身體的治療計畫。

同樣地，ADHD 患者的大腦在面對常規預防性醫療保健時也會遇到困難。對我們許多人來說，這表示要應對一系列執行功能陷阱：複雜的醫療保健系統、時間安排以及保險問題，而這還不包括準時看診和正確填寫表格等日常挑戰。此外，由於預防性醫療保健通常不緊急，所以我們更難堅持進行年度健康檢查、篩檢、洗牙等保健事務。

污名化、偏見與歧視

ADHD 被嚴重地污名化，對於 ADHD 患者的誤解和刻板印象比比皆是。這些偏見導致了成見和歧視，更具體來說，是*能力歧視*。能力歧視是基於對（神經）典型能力或擁有（神經）典型能力的人固有優越性或價值性的信念，對於包括 ADHD 在內的身心障礙人士帶有歧視和社會偏見。

在許多環境中，你都可以看到能力歧視的例子。甚至在幼兒園教室裡的海報上經常列出以下（或類似的）「良好聆聽的規則」：「眼睛要盯著，耳朵要張開，嘴巴要閉著，手放好，腳不亂動。」我們被要求遵守這些規則，但其中一些規則卻可能反而會妨礙我們的專注力，而且當我們無法遵守時，經常會受到懲罰。（參見第 3 章「缺乏專注與過度專注」）

在我們的整個人生中，患有 ADHD 的人會經常接收到這樣的訊息：表現出 ADHD 或其他神經多樣性的特徵在社會上是不被接受，甚至是不安全的。我們為了應對社交情境和滿足期望而使用的許多應對機制，也被認為不恰當。

我們在日常生活中經常面對各種顯性和隱性的歧視。對於 ADHD 患者的歧視性偏見經常與針對其他邊緣化身分的偏見交織在一起而放大了歧視。例如，針對多元性別 LGBTQIA+ 群體的偏見可能會導致恐同和恐跨症狀，這可能會加劇

ADHD 患者所經歷的能力歧視。在美國，由於「種族偏見對於學校師長的普遍影響，他們認為跟同樣表現不佳的白人學生比較起來，非裔學生顯得更會故意、更讓人厭煩、更挑釁」，因此課堂上擾亂秩序的黑人孩子比同樣擾亂秩序的白人孩子更有可能受到懲罰。

　　在幾乎任何社會中，人們都會因為性別、宗教、國籍、族裔、性取向、醫療或障礙狀況等各種原因面臨歧視。這些交織身分可能會影響到我們在下文社會環境部分中討論的所有因素。所有這些問題都根植於污名化，也就是相信某些身分或存在方式是不能被大眾接受且不應存在的。

社會環境因素

　　我們的大腦與身體是整合在一起的，而這些身體又被融入了複雜的文化、經濟和環境系統中，這些系統遍布全球，甚至可能延伸到太空。我們與這些系統的互動方式（以及這些系統與我們的互動方式）深深地影響我們作為 ADHD 患者的生活體驗。

- **文化**：ADHD 在不同文化中表現出相似的症狀，但並非每個文化都以相同的方式承認、看待和支持 ADHD。某些文化比較能接受與支持心理健康問題，而另一些則不然，各文化在治療方法上也存在差異。* 另外，文化之間的價值觀有所不同，有些文化的價值觀可能與我們大腦的傾向更為一致。例如，有些文化的時間觀念較為彈性，這讓那些有時間近視的 ADHD 患者更容易發揮他們的職責。

---

* 雖然研究發現世界各地通報 ADHD 的盛行率有顯著差異，但對這些研究的系統性文獻回顧發現，這些差異可能是由於不同的文化使用不同的診斷標準，以及對於身體障礙的評估方式也不相同。換句話說，這些差異的根源似乎是文化背景，而不是 ADHD 本身存在差異。

- **社會化／社會期望**：ADHD 患者經常發現自己與社會期望格格不入。ADHD 患者往往在性別表現上不符合傳統規範，這背後有許多原因，其中之一是我們經常難以符合（通常是基於性別的）社會期望。社會期望因文化背景和所處環境的不同而有所變化，我們經常需要應對多個次文化的要求，而每個次文化都對我們有不同的期望。然而，要達到來自工作、朋友、家庭、社會以及我們所屬的政治或意識形態社群的期望，都需要執行功能，而試圖滿足所有這些期望往往會讓我們不堪重負，無法同時應對其他的需求。

- **宗教**：許多人（包括有 ADHD 的人）會求助於宗教以獲得希望、安慰、歸屬感以及實際的社會支持。不幸的是，在某些傳統中，ADHD 相關的認知障礙可能被視為道德問題，並期望那些掙扎中的人轉向宗教教義或他們的至高力量尋求支持、恩典，或甚至「禱正」。儘管宗教提供了許多形式的支持，但它無法一直提供我們所需的那種支持。在某些情況下，ADHD 患者可能會覺得自己是一個「不良的天主教徒／基督徒／回教徒⋯⋯等」，因為他們的障礙導致難以把事情「做對」，進而使他們感到與宗教疏遠。

- **種族和族裔**：一般而言，ADHD 的診斷和治療率因種族而異，這是由許多因素造成的。例如，美國近期的一項研究發現，與白人成年人相比，黑人成年人被診斷為 ADHD 的可能性低了 77%，但黑人青少年被診斷為 ADHD 的可能性比白人青少年高出 24%。另一項研究發現，在社會經濟地位條件相同的狀況下，黑人和拉丁裔兒童被診斷為 ADHD 並服用 ADHD 藥物的機率低於白人兒童。與白人兒童相比，亞洲兒童未接受任何治療的機率更高。這些數據顯示出 ADHD 診斷和治療中的明顯種族差異，這也影響了最終的結果。

- **社經地位**：當你能夠負擔得起更換丟失或損壞的物品，請假一天也不會

影響你付帳單，或者在無法決定煮什麼時可以叫外送，並僱人幫你處理日常事務時，ADHD 的影響會小得多。然而，大多數 ADHD 患者的預算可能無法負擔這些。

- **醫療資源的取得**：世界各地的 ADHD 患者並非普遍都能得到適當的照護與治療。障礙眾多，例如在我寫這段文字時，美國正面臨著興奮劑藥物短缺的問題。而在英國國家醫療服務系統（NHS）中，評估 ADHD 的候補名單長達數年。在其他國家，例如俄羅斯，興奮劑藥物是完全非法的。儘管有專門研究成人 ADHD 的優秀諮商心理師，但這樣的專業人員遠遠不夠，當你再加上其他病症和身分認同（特別是邊緣化身分）時，要找到適合的治療提供者變得更加困難。

- **需求變化**：某些重要的人生大事，例如搬家、結婚、建立家庭、換工作、照顧年邁的父母，都會顯著增加對執行功能的需求。以上大學為例，有些人可能會經歷研究者所稱的「雙重缺陷」。他們可能難以應付增加的執行功能的需求，例如選課、熟悉新校園、申請輔助、自理飲食等，同時還要應對新社交環境和來自結交新朋友、與室友同住、約會和參加派對等社交壓力。

許多人直到執行功能的需求超過了他們的應對能力時，才會去看診，接受 ADHD 的治療。不幸的是，這表示我們通常都是已經被壓垮了才尋求幫助。現在，我們還必須在感到不堪重負的情況下和管理自己的 ADHD。太多時候，提供支持和治療的專業人員沒有意識到，新診斷出的患者因為壓在自己身上這些過度的需求，未必有力氣能立即實施許多新的應對策略。

所有這些因素之間也存在交互作用

　　有些因素能夠改善獲得治療和支持的機會。有些因素則可能同時帶來正面和負面的影響，還有些因素無疑是負面的。無論如何，重要的是要了解，不僅這些因素與我們的 ADHD 之間存在交互作用，這些因素彼此之間也會交互影響。

　　例如，有些人可能在基因上更容易罹患焦慮症，但這些基因不會在某些特定社會環境因素的影響下被「啟動」，而是直到與患有 ADHD 的生活經歷相結合，才引發焦慮症 *。文化差異、醫療歧視以及缺乏醫療照護，可能導致焦慮症未得到治療，而未治療的焦慮症可能導致憂鬱症，這些都使 ADHD 症狀更難處理。

　　在某些文化中，學生面對學業表現所承受的壓力，以及家長為了支持孩子學業表現所承受的壓力，可能對患有 ADHD 的學生有所幫助。例如，當學生在學校表現不佳時，家長可能會聘請一位適合孩子學習風格的家教，這可能會帶來正面的結果。然而，同樣強調學業成就的文化，也可能會使家長對孩子的困難感到壓力和羞愧，甚至他們可能會因此每天熬夜到凌晨兩點教孩子功課。這種文化壓力也可能讓家長不願意為孩子尋求心理健康或學習方面的幫助，因為他們覺得自己只是還「做得不夠」。

　　就我而言，母親的去世迫使我面對並處理童年創傷，這改善了我的整體心理健康狀況。但這一切的前提是我得到各方支援，有神隊友讓我能安排彈性的工作時間，我因此能安排下午 3 點的療程，與創傷諮商心理師面談。結果的差異不能簡單歸因於努力、優點或某個具體的診斷。許多其他因素之間存在交互作用，而這些因素都影響著我們對 ADHD 的生活經驗。試圖剖析各種因素之間的交互作用可能太過複雜，但承認各種因素的確相互影響，對有效支持 ADHD 患者，特別是當那個患者是你自己時至關重要。

---

* 我們的 DNA 就像一個藏書豐富的圖書館，只有被「閱讀」的基因才會被表現出來。表觀遺傳學（Epigenetics）研究基因如何根據環境因素被啟動或關閉，這真的非常酷。真的！去網路搜尋一下。

這不只是 ADHD，是 ADHD 以及 ...

我詢問了我的社群成員，請他們分享 ADHD 與其他因素（包括交織身分因素）之間的交互作用，如何影響他們的日常生活。我連續幾天讀了一個又一個故事，這讓我對我們每個人的經歷有了更深的理解，這些經歷既錯綜複雜，又精彩絕倫，然而有時也充滿了哀傷。我想和你分享其中的一些故事。

事先提醒一下：有些故事包含了對醫療狀況、種族歧視、恐跨、恐同和飲食失調等話題的直白討論。

" 老虎，47 歲，美國馬里蘭州

自閉症和 ADHD 常常在我腦海中形成一種有趣的二分法。例行公事很好，但隨後又讓我感到無趣。我們需要被刺激，但不能過度刺激，兩邊都令我精疲力竭。而許多實際上是 ADHD 防禦機制的系統，卻是由我自閉症的一面創造出來的。

" 李，39 歲，美國麻薩諸塞州

對我來說，身為同性戀並患有 ADHD，是一種雙重的出櫃過程。我擔心人們會對這些我無法控制的因素批判我，對於向那些不理解的人透露真相後會帶來什麼樣的後果，我一直很害怕，至少是帶著一點恐懼的。

" 莎蓮，35 歲，加拿大

如果你有 ADHD，那麼你比非 ADHD 人群更有可能同時患有關節過動或鬆皮症，以及自律神經失調。如果是這樣，有些行為或困難可能是你的身體為了調適而採取的策略，而不是純粹由 ADHD 引起的。例如：為了減輕關節疼痛而總是在動，坐立不安，或以奇怪的姿勢坐著來舒緩直立不耐症。我也發現，我的執行功能因關節問題引發的疼痛而顯著惡化。

翠西，38 歲，美國加州

ADHD 和肥胖恐懼症都可能造成你過度補償，以證明自己一點都不「懶」。在一個不適合你身體的世界裡，拒絕敏感也會更加嚴重。這個世界不斷告訴你，覺得自己被排斥是你的錯，或者這是你可以透過更加「自律」來控制的。

N.C.M.，37 歲，英國

當你出生在一個貧窮且父母未受過教育的家庭時，要找出你到底出了什麼問題就更加困難。家裡沒有人教我負起該負的責任，而老師們只是認為因為我很窮，所以我不想做任何學校作業。沒有人會討論這些情況，你只會聽到中產階級的觀點。

馬克，63 歲，美國加州

我在 40 多歲之前一直未被診斷出 ADHD。我也是一個第三文化小孩，在護照所屬的文化之外長大，我總是錯的。在蘇格蘭的天主教學校時，我甚至會主動認錯，因為用皮帶打我的手我也不覺得痛了。

盈，26 歲，美國維吉尼亞州

只是因為我表面上看起來很有條理，並不表示我的大腦也是如此。對我這個亞洲第一代移民的 ADHD 大腦來說，超級會處理文書作業是一種必要的偽裝。

雷克斯，34 歲，美國北卡羅來納州

我是跨性別者，並且有 ADHD。我不喜歡不穿束胸出門，但我也因為對衣物太敏感而不喜歡穿束胸，這表示我對出門這件事感到非常不自在。

賽西莉亞，37 歲，墨西哥

患有 ADHD 和甲狀腺功能低下症，會讓你更加健忘和憂鬱（即使在接受治療時）。甲狀腺功能低下也會在你已經因多巴胺不足而難以開始任務的情況下，進一步消耗你的能量。

埃姆里斯，32 歲，美國加州

我的飲食習慣不良是起因於我不擅於理財（沒錯，這就是 ADHD）。我仍然記得第一次完全沒有食物時的情景。很難完整描述那種餓了好幾天而陷入惡夢般的感受，不是因為我選擇不吃，而是因為我真的完全沒有東西可以吃。當我終於拿到食物時，我很快學會，如果我把所有食物都吃光，那麼我會再度陷入之前的痛苦。如果我只吃一點，我之後還會有食物，這樣就不會完全挨餓。就這樣，限制飲食變得與安全感有關，諷刺的是，這也成了迴避完全挨餓的一種方式。這種行為變成了根深蒂固的本能。即便現在，在壓力大的時候（比如期末考試期間），我仍然需要積極克制自己不要限制飲食。

婕妮娃，34 歲，美國密西根州

我有先天性眼球震顫，因為我的眼睛度數不同，導致我在看東西時會歪頭。再加上我 ADHD 引起的「迷糊」，在我小時候都被當作是「可愛的小女孩特徵」。直到我年齡漸長，這些行為開始變得讓人煩躁而不再可愛，這些問題才開始受到重視。

直到我上六年級時，我的視力障礙才被診斷出來，也因此能接受個別化教育計畫（IEP），以便在課堂上得到相應的照顧。但是，除非我極力爭取，否則我的老師們大多數時候都會忽視這些照顧措施。

ADHD 很需要社經地位的支持，許多能幫助我改善執行功能障礙的策略都需要花錢。

首先，接受評估的費用非常高，這對許多人來說是一道障礙。在這裡的 ADHD 社群中，大家普遍知道在公立系統下排隊等待治療是沒什麼意義的，因為除非你的生活已經完全崩潰，否則他們不會幫你診斷。我很幸運能夠負擔接受私人單位的評估，但你每兩年還需要進行一次追蹤檢查，才能更新處方，取得興奮劑藥物。這個門診費很貴，由於是受管制的藥物，每個月還需要支付處方費（不像一般藥物那樣每 3 個月支付一次）。如果你沒有錢，你在獲得所需幫助的過程中會遇到很多障礙。

" 艾克，23 歲，美國伊利諾伊州

黑人社群難以獲得治療的部分原因是醫療種族主義，以及我們社群對醫療系統的不信任。即使我們被診斷出來，我們仍然不太可能獲得幫助。

" 基瑞，32 歲，美國加州

作為一個年輕的黑人男性，我不得不「比別人好兩倍」，因此我不自覺地掩蓋了自己的症狀。許多 ADHD 的特徵與刻板印象重疊。衝動行事更容易被看作是偏差行為，而不是「哦，也許他應該去評估一下是否有 ADHD」。

工具箱

我讀過上百則像前文那樣的留言，我很佩服他們的韌性，對偶爾出現的保護因子抱有希望，但更多時候，我為我們必須單打獨鬥、應對如此複雜的困難而哭泣。雖然不可能為每種因素的交互作用提供專門的策略，但有一些通用的原則，似乎對我們中的許多人都適用。

1. 了解你面臨的問題

對於許多人來說，尤其是那些醫療資源有限的人，他們尋求幫助的旅程往往從自我懷疑甚至自我診斷開始。如果你也是如此，可能的話，建議可以尋求專業診斷，這樣你可以了解還有其他哪些問題可能存在。如果不能儘早了解所有你所面對的因素，那會產生更高的成本，因為可能有更有效的方法來解決這些問題。準確的診斷可以避免你浪費多年時間與精力在你不曾患有的病症上，或者浪費在潛在症狀的次要狀況上。

這是一個令人心碎但並不罕見的狀況，因為 ADHD 的症狀與其他狀況相似，反之亦然。一位社群成員告訴我，在她被確診為 ADHD 之前，她被誤診並接受了長達 *20 年* 的憂鬱症治療，而治療 ADHD 最終也幫助了她的憂鬱症狀。

另一位社群成員朋友是一位堅強、聰慧的跨性別女性，職業是程式設計師。她懷疑自己同時患有自閉症和 ADHD，然而，當她最終能夠進行神經心理評估時，卻驚訝地發現，她一直以為她的固著行為是因為自閉症的關係，但實際上是由嚴重的強迫症（OCD）所引起。因為她以為是自閉症所致，所以直到她的魔法思維和懼曠症嚴重到無法離開家時，她才意識到需要尋求強迫症的治療。

雖然心理學是一門不完美的科學，但它仍然是一門科學。為了提高準確診斷的機率，應該尋找一位在你懷疑自己患有的疾病方面受過專業訓練，並且最好是專門研究該疾病的醫療提供者，最好他同時也了解可能影響你表現／經歷的文化差異。專門研究你所懷疑的疾病及相關族群（如女性、LGBTQIA+、黑人、原住民、其他有色人種等）的專業人士，最有可能準確識別你是否符合該疾病的參數，並教你如何減少與之相關的功能障礙。

這可能並不一定可行。如果你覺得自己所能接觸到的醫療提供者過早排除了某種可能性，或完全誤診了，不要害怕提出問題，例如：「為什麼你排除了這種可能性？」或「為什麼會診斷出這個結果？」如果他們的回答讓你感覺不對勁，就去尋求第二意見。我的第一位醫師曾告訴我媽媽：「她不可能有

ADHD，她太聰明了。」事實上，ADHD 的孩子也可能天資聰穎，甚至能夠成為作家。

最後，即使你未能正式達到診斷標準，你仍然會因某些症狀所苦。無論你的診斷結果為何，都可以使用對你有效的策略！

2. 全盤考量

在尋找工具和治療方法時，重要的是要考慮所有相關因素。有效的治療和支持應該考慮整個人，而不僅僅是一種單一的疾病。還有，從各種不同來源中選擇適合你的方法也是很重要的，你不需要從同一個地方獲取所有的工具。

- **保持好奇心**：在尋求自我支持時，不要假設每個困難都僅僅源於 ADHD。可能是 ADHD 加上文化相關的期望？焦慮？還是你真的需要上廁所？從另一個角度來解決問題，可能會讓你發現一些原本沒考慮到的工具和策略。

- **了解你可能需要先處理其他狀況**：也許你有 ADHD，但在憂鬱症的籠罩下，很難察覺出來。或者你可能會從 ADHD 輔導小組中受益，但在你接受 PTSD 的相關支持之前，你可能無法好好投入其中。

- **在考慮策略時，請記住其他因素的存在**：確實，使用「潮流酷炫！新系統 ™」可能會幫助你解決時間管理問題，但你能負擔得起嗎？你的焦慮症狀會不會妨礙你使用呢？它是否與你生活的其他部分相容？（揮手）另一方面，你擁有哪些其他人無法獲得的資源？

- **尋找了解你交織身分的照護**：這類照護的例子包括以創傷知情照護、失能知情照護、黑人、原住民、其他有色人種及 LGBTQIA+ 友善的照護。研究顯示，患者與治療師之間建立的關係是成功的最大預測因子，而最有成效的治療關係是基於信任、支持和理解。儘管找到這類照護可能需要更長的時間，或更困難（或昂貴），但通常會帶來更高的回報。

- **為不順利的時候制定計畫**：我最喜歡的例子是「身心健康行動計畫（Wellness Recovery Action Plan，WRAP）」。這由一群與心理健康問題奮鬥的人設計，後來被認可為實證照護。建立 WRAP 計畫可以幫助你「辨認保持健康的工具，並制定在日常生活中可實施的行動計畫。

3. 尋找與你有相同共病狀況、身分和背景的社群

大量文獻顯示，對於 ADHD 的大腦而言，和彼此診斷結果類似的人互動可以增進互助並減少污名。我在「How to ADHD」社群中一再看到這一點。

我們的社群是有意識地構建為儘可能包容各種神經多樣性人士。這個社群包括來自世界各地的 ADHD 大腦、和關心 ADHD 的家人朋友們，他們熱情地討論共同的經歷、個別因素及其個人交織身分，這有助於將這些經歷正常化，幫助我們練習自我倡導，並增進對其他被污名化差異的同理心與理解。

當然，任何社群在理解和提供你所需要的社會支持方面都會有其侷限性。例如，「How to ADHD」社群的主要目的是討論…嗯，ADHD，並且不僅僅在美國，還能為全球的 ADHD 大腦及愛他們的家人朋友提供支持。我們的社群指南是以這些目標為基礎而制定的。

每個社群都有其存在的目的，即使是最有經驗的社群管理者和版主，也要全力以赴，才能在為整體服務的過程中滿足群體的需求。因此，沒有一個社群能夠完全滿足我們個人對理解和歸屬感的所有需求。作為社會性生物，我們都需要也應該得到理解和歸屬感，這不僅僅是對我們身分的其中一面，而是對我們的全部身分。如果我們有多個被污名化的身分，可能需要不只一個社群，也有一些社群是專門為支持 ADHD 與其他身分交織的人設計的。

我鼓勵大家在可能的情況下，找到專門為他們所經歷的其他困難提供支持的資源。我們的其他生活經歷同樣需要他人的幫助與同理。以我個人為例，我參加了一個同儕互助小組，專門針對需要使用第三方捐贈者來懷孕的人。

當你面對很多不同的困境時，建議可以加入多個社群＊，和能互相理解的

人聊聊是很療癒的事。

4. 尊重自己的旅程

再次強調，為了有效管理我們的 ADHD，我們有時需要拉遠視角，考慮其他因素的相互影響。我們也可以看看別人都是怎麼做的，觀察他們是如何讓事情順利運作。

然而，在那之後，我們需要縮回來，與自己的內在指引對話。我想從這裡到哪裡？什麼對我來說是有意義的？

有時候，社會對於我們使不使用某種策略或治療所施加的壓力，會超過我們對此策略的需求、嘗試的意願，甚至連是否馬上想處理這些問題都不一定清楚。也許我們需要休息一下！我們無法強迫他人同意或合作，但作為成年人，我們可以決定自己想嘗試什麼或不想嘗試什麼。我們的選擇可能看起來與「研究建議」不同，也可能不符合他人的期望。別人的做法或建議通常基於他們的需求、經驗和價值觀，因此，重要的是做出對我們來說有意義的選擇。

標籤

我在這一章談到了許多標籤。對一些人來說，這些標籤可能會讓人無法承受，尤其是當需要向關心的家人、朋友和同事解釋這些標籤時。

許多人甚至對「ADHD」這個標籤感到不自在。我經常聽到父母猶豫是否要讓孩子接受診斷，因為他們害怕孩子會被標籤所限制。這種擔憂是可以被理解的。

對這些父母，我溫和地說：「你的孩子身上已經有標籤了。老師、同儕和

---

* 如果你在你的社群中被視為領袖，這一點尤其重要。如果人們習慣於依靠你的幫助，他們可能無法立即轉而提供你所需要的支持。因此，擁有一個你可以單純參與的社群也很不錯。

家人都會在你孩子身上貼上標籤來解釋他們不理解的行為。像*懶惰*、*邋遢*、*心不在焉*和*不負責任*等，這些標籤比起任何診斷用語，都更具污名化、更容易引發羞愧感，而且更加不準確，也遠遠不如診斷術語來得有幫助。」

擁有一個能準確描述我們經歷的標籤，更能幫助我們理解狀況。這個標籤告訴我們該怎麼處理，讓我們能夠獲得治療、便利措施及其他支持。雖然這個標籤本身看似具有侷限性，但我們因此能夠獲得的理解和治療，會讓我們功能性和能力增加而非降低。了解我們使用的設備如何運作很重要，我們的大腦就是我們每日例行事務都必須使用的設備。

2022年，「黑人女孩，迷失的鑰匙（Black Girl, Lost Keys）」的創辦人芮妮・布魯克斯（René Brooks）在ADHD國際研討會上發表了「親身經歷」主題演講。這些主題演講通常長達75分鐘，而芮妮的演講僅有10分鐘，但在這短短的10分鐘已經夠震撼人心，不需要再多65分鐘。

她的演講題目是「確診ADHD後重新定義自己」。她告訴觀眾，正是「ADHD」這個標籤讓她得以獲得她想要的標籤：好伴侶、好員工、好朋友。

她說：「太多時候，這些標籤被看管著，但擁有『ADHD』這個標籤就像得到一張通行證。」

不僅如此，她表示，這個標籤讓她得以進入一個有共同標籤的社群。當她在掙扎、孤立或崩潰時，可以打電話求助於這群人。

當主題演講談到這裡，我們所有人都哭了，互相擁抱著。彼此在房間裡會心地對視，與那些我們從未見過面、擁有其他不同標籤但共同理解這個標籤的人心靈相通。

我們都曾體會過，被拒絕擁有自己渴望的標籤是什麼感覺；我們也知道，能夠看見*理解*我們的人，並被他們看見，對我們來說有多麼重要。

ADHD有著一種非凡的能力，透過一個單一的標籤將全世界擁有不同交織身分的人聯繫在一起。這種親密感、同理心和共同的理解不需要言語來形容，同時也為無數的言語敞開了空間。刻板的媒體印象可能會用單一種方式來描述

我們所有人，但與他人建立聯繫讓我們不僅看清楚自己獨特的旅程，也能看見他人的旅程。

在芮妮的主題演講之後，我們中的一些人受邀至布蘭登‧馬漢的播客節目《ADHD 關鍵指南》談論這次經歷。你可能在那集節目中沒注意到，但我們第一次真正看見了彼此。我們看見了儘管彼此有聯繫，但每個人都如此孤獨，因為我們各自有著其他人一無所知的掙扎。我們覺得不適合分享這些話題，因為我們來參加這個研討會是為了討論 ADHD。但是，因為隱藏這些事情，我們各自都感到痛苦，也讓我們無法更真摯地與彼此連結。

我們彼此承諾，不必再獨自面對自己的困難，不論是與 ADHD 相關的還是其他方面的，從此以後都不必再這樣。雖然我們因為共同的標籤而連結，但我們也學會了，真正的真誠意味著傾聽彼此故事中的「還有什麼」。如今，我們中的許多人仍在討論 ADHD 以外的困境，當想起對方時會伸出援手，也會在有能力的時候做出回應。

這並不表示建立彼此的連結一向都這麼容易。幾個月後，在更深入的討論中，芮妮和我注意到，我在這一章中提到的一些情況可能會減少彼此間的接觸。焦慮會讓我們不敢伸出手，創傷則可能引發痛苦和不信任。

正如芮妮在一次敞開心胸的勇敢對話中提到的，將我們的經歷貼上標籤（如「焦慮」、「拒絕」、「敏感性」、「創傷」、「悲傷」等），就像將我們的情緒貼上標籤（見第 9 章「感受、調整與運用你的情緒」）一樣，可以讓它們更容易理解。而傳達這些經歷則可以建立信任和連結，恢復人類最需要的事物的途徑：彼此的連結。

第 12 章

給愛著大腦的心：
如何與 ADHD 親友共處

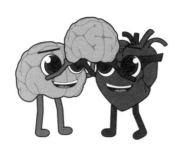

如果說有多少個頭腦就有多少種思想，那麼有多少顆心就有多少種愛。
——列夫‧托爾斯泰（Leo Tolstoy），《安娜‧卡列尼娜》（Anna Karenina）

他們為什麼不能就……？

在我開始經營這個頻道幾個月後，我逐漸意識到，不僅僅是有 ADHD 的「大腦」在觀看，還有那些關心他們、想要更好地支持他們的人。我稱這些人為「心」，因為正是他們的心引領他們來觀看我的影片。

我對他們心懷感激，並且對他們願意花時間去理解一個與自己不同的腦袋感到敬佩，尤其是這個頭腦經常與所有的邏輯和推理背道而馳。我也對他們的挫折感同身受。

我知道與一個有 ADHD 的人相處是什麼感覺，這種感覺我已經體會了一輩子。我的大腦經常不聽使喚，它答應我會記得把衣服烘乾，結果卻忘了。它告訴我要回家「一下」拿個東西，結果一小時後我還沒出門。它堅持說我需要

為一個新嗜好購買*所有的相關用品*，然後一週後就對它失去了興趣。儘管我愛我的大腦那種衝動、創造力和趣味性，但有很多時候，我真希望它能配合一點。還好，自從學會如何有效地與大腦合作後，我和它的關係變得好多了。

當我開始與一位有 AuDHD 的對象約會，並成為一個關心他的人時，我全心全意*期望*我所學到的知識能對他有幫助。

我看著我的伴侶遭遇到一些與大腦相關的難題，帶著我 6 年來學習如何與自己的大腦共處的經驗，我*野心勃勃*地想幫助他。

我自己（大致上）已弄清楚如何與自己的大腦相處，他也應該可以做到！

我耐心地傾聽他的困難，並提出建議。

我轉貼很多文章給他，並到處貼便利貼提醒他。

我鼓勵他「做自己」，甚至試圖幫他摘下面具。*

我還讀了很多關於如何成為更好伴侶以及「維繫關係」的文章。我學習了有關自閉症和述情障礙的知識，努力以我理解自己的方式去理解他的思維。

我做了所有看似「應該」奏效的事情，儘管我從來不知道到底什麼會有效。感覺就像是在把義大利麵丟向牆壁，希望有些會黏在牆壁上。

我下定決心要讓這段關係成功，因為他值得。我欣賞他出色的幽默感、他的小怪癖、他對興趣的熱情、他對正義的追求，以及他能切中要害直言不諱的能力。我們的價值觀、希望和夢想都相契合。

我愛他，但我也感到孤單。

當戀情的蜜月期結束後，他在我們談話時會分心，或者打斷我，或者突然換個話題。他忽略了我爭取關注的努力。他會答應做某事，然後完全忘記。我

---

* 然而，摘下面具的想法讓他感到恐懼，因為過去他「做自己」時常常不那麼順利。展現出他神經多樣性的特質讓他很沒有安全感，因為他曾因此被嘲笑或斥責，也曾導致感情破裂。

渴望他能像關心他的咖啡機、帽子收藏或鑄鐵鍋一樣關心我。†

他想要做得更好，而我也想幫助他，但是我們之間的溝通是一大挑戰。

我無法辨別他什麼時候在聽我說話，什麼時候沈浸在自己的世界裡。我從來不知道該對他期待什麼，他所做的或承諾要做的事情，真的是他想做的嗎？而且他能持續做到嗎？還是他只是認為這是他「應該」做的事？但他卻無法持續下去？

> 當我試著和他談論我的挫折時，他的情緒很激動，我無法與他溝通。而我的情緒也隨之高漲。

當我試著和他談論我的挫折時，他的情緒很激動，我無法與他溝通。而我的情緒也隨之高漲。

我發現自己努力忍住不說那些無數人對我和其他有 ADHD 的人說過的話：「為什麼你就不能⋯⋯」「你說你忘了是什麼意思？」「如果你在乎我，你就會⋯⋯」我甚至發現自己在想，「這段關係會很美好，*如果*⋯⋯」（是的，我發現了其中的諷刺，*這段關係還有很多發展的可能性*。）

最終，我們陷入了一個關係的死亡螺旋：他害怕「搞砸」，耗盡了所有精力來思考他應該做什麼，而我則因為他表面上的無所作為感到沮喪。我需要某個東西，但他總是做得不夠快、表現不夠一致，或者他會忘記（或錯過）最重要的部分。由於他對讓我失望感到內疚，下次我再向他要求什麼時，事情變得更加緊張。他已經「失敗過」了，而且害怕*再次*出錯。

我注意到他的猶豫，儘管我很想安慰他，但我的耐心已經越來越少。我已經嘗試了所有對神經多樣性友好的關係技巧和溝通工具，但我越努力，我的需求卻越來越無法得到滿足。

在我的社群和生活中，我一次又一次地看到這些關係問題的重演。未滿足的期望、沮喪、試圖為你的「腦袋」管理日常生活，試圖處理內疚和羞愧、失

---

† 回過頭來看，他的咖啡機、帽子收藏和鑄鐵鍋不僅僅是他的特殊興趣，也是他在努力應對關係期望的壓力時，需要投入的活動。我對他來說也是特別的，只是他有時候需要休息一下。

去尊重，甚至是失去關係。

　　我的神經典型媽媽承擔了越來越多的家事、家庭和財務責任，把自己搞得精疲力盡。我看著我爸爸（可能有 ADHD）與我弟弟（肯定有 ADHD）進行激烈的權力鬥爭*，也看到爸爸陷入憂鬱，痛苦地意識到自己沒有像媽媽一樣為家庭貢獻這麼多，但卻不知道該怎麼辦。她承擔的責任越多，他越是接受她作為一切事物的照顧者的角色，而她為了防止一切崩潰所需要做的事也越多。

　　我曾經在執行功能方面接受過這類支持。在過去的幾段關係中，尤其是在我還不知道如何管理我的 ADHD 時，我的伴侶最終都變成了照顧我的人，幫我收拾爛攤子，而我則將我的自主權和密碼交給他們，為自己無法「成為一個成熟的大人」而感到羞愧。

　　我經常聽到社群成員分享他們的伴侶如何像對待小孩一樣對待他們，而他們的父母則將他們視為需要解決的問題。我也看到他們的朋友拿他們的困境開玩笑，這些玩笑不僅傷人，有時甚至殘忍。

　　我的伴侶有個前任，曾經直接問過他：「為什麼你就不能*正常點*？」

　　我們無法成為「正常人」，我們只能做自己。我們會懷疑自己是否有表現夠好的時候。

　　那些愛我們的人也會有這樣的疑惑。他們會想知道自己是否為我們做得太多或太少，他們會想知道是否過度重視我們的困境，或低估了我們的天賦。

　　最終，我們都會疑惑自己到底做錯了什麼，*為什麼我們不能讓一切順利運行？*

> 我們無法成為「正常人」，我們只能做自己。

---

* 順便一提：你不能透過懲罰來「矯正」ADHD。懲罰只會讓我弟弟更加反抗，並教會他，當別人不按你的意願行事時，你就該強迫他們。這不僅沒有解決他的心理健康問題，反而讓情況更糟。

我學到什麼

每一段關係，無論是否有神經多樣性，都會因為未滿足的期望而面臨挑戰，要麼是因為他們沒有將期望表達清楚，要麼是因為雙方在滿足需求的方式上產生衝突。

ADHD 會加劇這個問題，因為它干擾了我們達成期望的能力，即使我們有答應要做這些事也一樣。事實上，關係問題是成人 ADHD 患者尋求治療最常見的原因之一。

所以，親愛的大腦和心，深呼吸吧。如果你或你所愛的人有 ADHD，無論你感受到怎麼樣的挫折、憤怒、內疚或羞愧都是*正常的*，而你們關係陷入的困境也不是「每個人都會經歷」的。這並不是因為缺乏努力，而是因為 ADHD。除了執行功能上的困難讓我們難以持續「盡自己的一份力」，由於神經多樣性，內在的感受與外在的表現也會有所差異。這使得我們在無法達到期望時，尤其是在抗拒那些我們無法滿足的期望時，看起來好像根本不在乎一樣。

我們比表面上看起來的更在乎

當我們在道歉了 100 次後依然重蹈覆轍時，可能讓人覺得我們並不在乎。畢竟，如果我們真的那麼抱歉，為什麼還不改呢？

我們正在努力

我們常聽到「成就來自努力」這句話。如果一個人一事無成，那他一定是努力不夠。

但對於我們這些有 ADHD 的人來說，這並不成立。我們往往必須比神經典型同儕付出*更多*的努力，才能達到相同的結果。然而，我們努力的樣子看起來不像是真的有在努力。

有時候，我們的努力並不顯眼。我們可能會忘記指示，誤解要求，或者把精力放錯地方。我們的很多努力可能根本無法被看到，因為它們是在內心發生

的。（想了解更多，請參閱第 7 章「如何獎勵你的大腦」）

改進需要時間，而進步不是穩定直線上升的

希望你所愛的人在他們有困難的地方有所改進，這並非不合理。他們也很可能希望如此！但不論是我們試圖改變自己，還是幫助我們所愛的人，通常不合理的是我們對改變速度和幅度的期望。

自我提升

@ 丹尼・多諾萬

我認為的進步

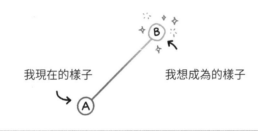

我現在的樣子　　　　　　　　我想成為的樣子

實際上的進步

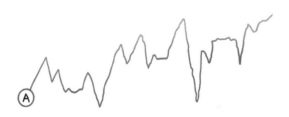

首先，我們無法改變我們的症狀。焦慮或憂鬱等症狀隨時間進展，可能會改善或變嚴重，但 ADHD 的症狀通常不會改善。我們的功能障礙可能會有所改進，我們也能在這些症狀下維持好好運作，但我們無法根除這些症狀。如果我們的症狀看似已經消除了，那只是因為我們暫時掩蓋住了。（請參閱 190 頁「關於偽裝」）

此外，大多數人一次只能進行一個方面的改變。即使我們能夠快速地在多個領域同時進行改變（這通常是別人對我們的要求，或者是我們對自己的期望），也幾乎無法持續這樣大規模的改變。

支持方式並非為我們量身設計

許多常見的關係問題解決方案，從伴侶諮商到網路上的「如何維持關係」文章，都是基於神經典型的標準設計，這些標準假設我們大致上或完全具有典型的認知功能。不僅我們的執行功能障礙使得實施任何策略變得困難，這些策略本身（或其中的許多方面）往往也因為我們大腦的運作方式而難以達成。

在某些情況下，試圖讓神經多樣性大腦接受針對神經典型大腦設計的解決方案，可能會適得其反。不論是接受或提供支持的人，都會因此感到極大的挫折（甚至可能再次造成創傷）。*

我們並不是故意處於困境

這一點或許看似顯而易見，但在當下很容易忘記。困境*並不是一種選擇*或可以避免的事情，這是必然的。如果我們沒有遭遇 ADHD 相關的困境，那就不會被診斷出患有 ADHD。這一點對於我們被診斷出的其他共病症狀也是一樣的。雖然我們的困境從神經典型的角度看來可能不合常理，但我們有困難並

---

* 這就是為什麼有一整個產業專門為神經多樣性人士設計。我們需要的是適合我們大腦運作方式的解決方案。

不奇怪；反之，考慮到我們的診斷結果，如果事情對我們來說很順利，那才奇怪。

雙重共感問題理論（暫譯，Double Empathy Problem）

2012 年，自閉症研究學者達米安·米爾頓博士提出了「雙重共感」理論，用來說明自閉症患者與非自閉症者之間的溝通障礙。以往的理論認為，自閉症患者因同理心和「心智理論」（指想像他人內心想法的能力）受損而難以溝通。而米爾頓博士則認為，這些困難源於雙方缺乏同理心和理解。換句話說，由於自閉症和非自閉症大腦在許多方面的運作方式不同，因此兩者在理解彼此的感受和想法時會遇到困難。

雖然這些研究並非專門針對 ADHD，但某些特徵在這些情況之間是重疊的。研究也進一步顯示，即使不考慮特定的診斷，雙重共感問題也可適用於具自閉症特質的狀況；而同理心和理解方面的困難，因生活經驗的差異而變得更加複雜。

在神經多樣性的關係中，錯過聯繫、誤解和溝通不良是不可避免的，而這些問題給關係帶來的壓力可能非常大。幸好，僅僅意識到這個問題，就能開啟學習如何更有效地相互交流的第一步，並幫助你尋求支持。

我們「就是不能夠」是有原因的

我們對所愛之人提出的許多期望，是基於「他們*應該*能夠做到某件事」這一假設。作為一個社會，我們傾向於根據一個人的特徵，如他們的語言能力、長期記憶，甚至是他們從事的工作，來判斷他們的智力和能力。如果我的伴侶是一位能說善道的心理學家，還能準確說出《銀河飛龍》（Star Trek: The Next Generation）第 4 季第 11 集的標題（他剛告訴我是「數據日」），那他

應該要知道怎麼買花送我，對吧？那可不一定。

認知能力其實是多種認知能力

像是買花這樣的任務，需要多種認知能力的配合，我們必須運用這些能力的各種組合來達成目標。

前幾章中已經提到許多這些能力，因此這裡我只簡單列出幾項：處理速度、工作記憶、圖形識別、心向轉移、反應抑制、語言理解、視覺空間能力、知覺推理。

有其中*幾種*認知能力在 ADHD 大腦中受到顯著影響，至少相較於我們的認知強項而言。此外，某些能力的組合對某些大腦來說更加困難。

例如，我在閱讀食譜時可能毫無困難。我的語言理解能力非常強，但反應抑制能力不足讓我很難長時間保持專注（也很難一直待在廚房裡）來準備食材和烹飪晚餐。即使我能專注，因為我工作記憶相對較弱，所以我百分之百會在做完兩個步驟後忘記下一個步驟。

我的 AuDHD 伴侶以電腦的術語來描述他的經歷。他可能有高容量的硬碟和高階顯示卡，但處理器卻是幾十年前出的奔騰 II，而且只有大約 0.5GB 的 RAM（隨機存取記憶體）。他在視覺/空間處理或圖形識別方面能做高階工作，但處理速度慢，而且只能一次記住少量新數據。

這對我們的關係有何影響？我越是解釋花對我有多重要，提到蘇茜的丈夫買花給她，那不是很浪漫嗎？並且在談論花時也聊到許多其他相關話題，他越難處理和記住對我來說重要的部分：「*嘿，我覺得有人買花給我很浪漫。*」因為我自己的大腦讓我難以組織想法，所以我也很難在不離題的情況下清楚簡潔地傳達這一點，唉。

不一致是生活的一部分

對於有 ADHD 的人和愛他們的人來說，最常見的挫折之一是，明明知道

我們*有能力*完成某件事，但出於某些原因，在該做的時候卻沒有做到。

是的，僅僅因為我們昨天能處理某件事，並不表示我們今天也能做到。也許我們昨天過度專注了 12 個小時，現在我們的大腦太累了，無法集中注意力。也許我們昨晚沒睡好，情緒自我調節能力完全失控。也許今天的干擾更多。

在我自己的關係中，幫助我非常多的一點是認識並接受這些不一致性。我學會了，就像有時候我能專注，有時候不能專注一樣，我的 AuDHD 伴侶有時候能理解我所說的話與情境之間的聯繫，而有時候則不能。

情緒阻礙了我們

羞愧和焦慮這類的情緒可能會成為阻礙我們完成任務的強大障礙，甚至看起來很簡單的任務也是。在我們努力完成一項任務的同時，我們還得面對過去失敗所帶來的羞愧和負面情緒的阻撓，因為我們知道這項任務「應該」沒有「那麼難」。

事實上，我們非常在乎這項任務，知道它的重要性，並且對自己尚未完成感到內疚，而這種掙扎和內疚感反而讓事情變得更困難（要了解原因，請翻到 116 頁）。

ADHD 特質是同一枚硬幣的正反兩面

許多 ADHD 的特質在適當的情境下反而是優勢。舉例來說，讓我們難以進行艱難對話的情緒敏感性，同時也使我們能迅速表現出熱情、理解和慷慨。正如我的伴侶告訴我的那樣，我的很多特質可能讓他感到挫折，但是在不同情境下，剛好也是他愛的。老實說，我對他的感覺也是如此。

以下是 ADHD 特質在與他人關係中可能展現的奇妙方式：

- 衝動性 → 自發的浪漫舉動！
- 被急迫感驅動 → 很有危機處理能力！
- 發散性思考 → 創新的問題解決能力！

- 過動 → 充滿感染力的活力！
- 時間範圍較短 → 能夠在當下找到樂趣！
- 被新奇事物驅動 → 經常嘗試、學習並分享新事物！（這段關係幾乎不會變得無聊）
- 情緒敏感 → 深切關心！（即使有時看起來不像）

　　與 ADHD 和其他心理健康問題相關的挫折感，往往讓人忽略與 ADHD 患者建立關係的好處。然而，當我們得到支持來應對這些困難時，這些潛在的優點就有機會真正發光發熱。ADHD 特質的這枚硬幣可以更常被翻到正面，而不會一直呈現負面的狀態。

"阿曼達，20 多歲，美國

> 　　當我感到無聊時，我會轉向丈夫尋求刺激，而他最終卻無法跟上。他沒有回應我渴望得到的崇拜和關注，所以我感到孤獨和不被愛；他則感到不堪重負，並認為自己很像一個傷害我的壞人。

"查德，36 歲，美國德州

> 　　ADHD 幾乎毀了我的婚姻。我的妻子不知道她自己捲入了什麼，這變成了一個永無止境的循環——我竭盡全力，而她卻覺得我根本不在乎。我開始服藥後，情況完全改變了。我的妻子看見這突然且顯著的變化，於是她了解到我並不是真的不在乎，只是無法表現出來。我們還是有很多痛苦需要解決，而我的 ADHD 仍然對我們來說是一個挑戰，但我們學會了區分行為和動機。

> 　　我的 ADHD 在我們的日常生活中引發了許多小摩擦，比如我反覆忘記把鑰匙掛回掛鉤上，或把洗好的衣服放進乾衣機裡。這也導致了一些重大災難，我覺得這些災難無疑影響了我伴侶對我的看法。在犯了這麼大的錯誤之後，我每天都要再次證明自己是一個有作用、有能力的成年人和伴侶。

> 　　當我發現與某人有良好化學反應的跡象時，我很容易對那個人極度固著，幾乎到了「迷戀」的地步。如果我不加以控制，這會導致邊界的破壞、感情的傷害，甚至可能毀掉一段關係。

工具箱

　　支持我們所愛的人最好的方式之一，就是支持他們尋求治療 ADHD 的努力。（第 2 章 21 頁有相關選項）我們不會以為其他疾病不經治療就能復原，那麼為什麼 ADHD 應該有所不同呢？此外，我們大多數人都沒有接受過支持他人應對健康問題或心理健康困難的訓練，即使我們受過訓練，我們也沒有辦法客觀地用有效的方式應對我們所愛的人的困難。話雖如此，仍然有一些適合你當前角色的方法可以增進你與「ADHD 大腦」之間的關係（或友誼）。

1. 投入同理心

　　許多有 ADHD 的人，以及愛著有 ADHD 的人的那些人，在他們的掙扎中感到孤獨。雖然你可能永遠無法完全理解「ADHD 大腦」的經歷，但你可以敞開心扉去了解他們，這會讓你更容易有同理心，並幫助我們瓦解這一生中因為一直覺得自己很「奇怪」或「錯誤」而積累的羞恥感。這也讓我們覺得更有安

全感、更容易談論我們大腦的差異，我們因此可以共同制定更有可能奏效的解決方案。此外，了解ADHD對所愛之人的影響，也可以讓你的經歷更為正常化。這樣，你也可以感到不再孤單，並更加理解自己需要什麼。

- **詢問他們的經歷**：雖然有 ADHD 的人常常有非常類似的故事、優勢和困難，但在表現形式、他們對診斷和困境的感受、他們嘗試過的方法以及對他們有效的方法上也存在深刻的差異。對他們的個人經歷保持好奇，即使你對內容感到意外，也能接受他們的回答，這是理解他們並讓其感受到理解的關鍵。

- **詢問他們的內在世界和思維過程**：你可能認為自己知道所愛的那個 ADHD 大腦在想什麼，或者他們做了（或沒做）某件事的原因，但如果他們的大腦運作方式與你大不相同，那麼你很有可能會誤解。記得「雙重共感問題」（231 頁）嗎？與其假設，不如直接問，而且這應該是雙向的。詢問彼此的思維過程和內在世界可以增加同理心，並使溝通變得更容易。這也可以幫助我們了解彼此的優先順序。我們經常假設他人想要的東西與我們想要他們擁有的東西相同，但事實不一定如此。

- **替他們發聲**：有些行為和舉動其實是某種策略或應對機制。如果你愛的人在家庭聚餐時突然離席，這剛好是正視並說明他們的需求的機會。聳聳肩，輕鬆地表示這是正常狀況：「他們有時會感到不堪重負，需要離開一下。」鼓勵他們以適合自己的方式做事，即使這種方式看起來「很奇怪」，並在他們這樣做時支持他們。這種做法可以為他人樹立理解和同理心的榜樣，讓其他人也能好好地與他們互動。

如果他們不想談論這個話題該怎麼辦？

有 ADHD 的人不願意談論他們的 ADHD，有很多可能的原因：

- 他們曾經因為這個被別人攻擊。

- 他們自己也不理解 ADHD，或甚至不知道自己有 ADHD。

- 他們不想被「修復」。

- 他們目前可能不覺得和你談論這件事是安全的。

- 談論這件事會引發他們想要迴避的情緒。

如果你想開啟這個話題，可以參考以下建議來進行對話：

- **從尊重開始**：記住，我們不是「壞掉的正常人」，我們的大腦只是運作方式不同。如果你能尊重我們在努力滿足神經典型期望時所面臨的困境，就能更容易尊重我們。這種互相尊重也讓我們更容易相信你是在支持我們，而不是試圖修復我們。

- **注意語氣**：「真的假的？你為什麼要那樣做？」這句話中帶著負面的情緒，而「我很想知道是什麼原因讓你那樣做？」是帶有真摯的好奇心，兩者有很大的差別。當你表達時，盡量用表示願意傾聽而不是批判的語氣，然後*專心傾聽*。我們用不同的方式做事情，通常是有我們的原因。

- **嘗試不同的方法**：對話不一定都必須以口頭進行。你可以透過畫圖、分享影片，或是使用表情符號或動態圖片來進行溝通。非同步的溝通（如發簡訊）對於很多 ADHD 大腦來說會更容易，因為這樣我們可以以一個適合自己的節奏來討論重要話題，並思考我們想說什麼。

- **當我們需要結束對話時，允許我們結束談話**：重點是不能強迫進行對話。每個人都有自己的極限，尤其是當涉及到我們不喜歡自己的某個面向，無論是不是 ADHD。為自己設立界限完全沒問題，這樣事情未解決所產生的影響就不會不公平地落在你身上。（參見 239 頁「牛奶盒規則」）

潔西卡，30 歲，美國俄亥俄州

> 我的伴侶和我都是在較晚的年紀才被診斷出 ADHD。由於我們在情緒控制上的困難（加上其中一方有情緒處理障礙），我們經常為了小事爭吵。意識到這些情緒波動是有原因的，讓我們能更理解彼此的困難。由於我們的思維方式比較跳躍，我們往往能找到其他人想不到的解決方案。

科琳，41 歲，美國賓州

> 我曾經請我現在的丈夫在指著東西時，把手掌朝上。我以為這是個有點荒謬的要求，但他立刻同意了，我們在剛開始住在一起時完全沒有因為這個問題爭吵過。如果我擔心自己做錯了什麼，我會開始陷入分析癱瘓狀態。即使是在對話中，用手指著我也會讓我感覺「天啊，我又搞砸了什麼？」而手掌朝上則告訴我他在說什麼，這動作是邀請我加入，而不是指責我。

柯林，35 歲，美國科羅拉多州

> 當我告訴爸爸我最近被診斷出患有 ADHD 時，他問我這是什麼感覺？我跟他描述了一般的日子、情況好及情況糟的日子時，他說他很抱歉以前都沒注意到。我很高興他能夠理解，即使當我告訴他我很擔心服藥狀況，因為我不想失去我的工作，他還是告訴我：「別擔心，情況好轉才是最重要的，你會找到新的工作。」這對我意義重大。

2. 選擇你的戰場

如果我們有 ADHD，我們會在生活的許多不同領域遇到各式各樣的困難，更不用說還可能有其他共病的情況。我們不可能一次解決所有問題，至少不可能全部有效地解決。我們需要決定現在應該先專注在處理哪方面，而哪些可以暫時放在一邊。

- **排定優先順序**：患有 ADHD 的人通常很難決定優先次序。如果有 10 件事情需要處理，我們可能會選擇其中一件不那麼重要的，或者是對我們執行功能要求最低的。我們可能會感到不知所措，最後什麼都不做。一次選擇專注於一件事（或許兩件），能提高我們在這件事上取得進展的可能性。哪項任務如果不完成，會對關係造成最大的影響？哪項改變會帶來最正面的影響？

- **讓我們失敗**：這一點對父母尤其重要。許多父母害怕讓我們按照自己的方式做事，因為他們擔心如果那樣做，我們會失敗。可能我們真的會失敗！但在有安全網保護的情況下，給我們嘗試和失敗的空間*非常重要*。這讓我們有機會在獨自面對更多挑戰之前，找出對我們有用的方式，也能培養我們的抗壓性。讓我們現在就練習獨自完成那些未來你不在時必須獨自完成的事情。

- **放下某些事**：也許我們永遠沒時間把浴室的壁紙撕掉，沒關係，這樣也算是一種藝術。我的男友已經學會接受，如果我在做晚餐會需要參考食譜，這也意味著我們可能會剩一堆茴香堆在冰箱裡。正如阿里・塔克曼醫師在我頻道的一次採訪中所說：「是的，我不喜歡我伴侶的某些習慣，但沒什麼大不了！我的生活中還有很多我不喜歡的事情。」

- **用「牛奶盒規則」尋找其他解決方案。**「牛奶盒規則」的靈感來自一對真實夫妻的故事。妻子每次早上加牛奶到咖啡裡之後，就會忘記把牛奶放回冰箱，而當丈夫下樓吃早餐時，他只能用溫牛奶泡麥片。丈夫請妻子記得把牛奶放回冰箱，但她總是忘記，結果牛奶還是每天都被留在外面。一種解決方法是繼續提醒妻子把牛奶放回去，但丈夫還有另一個選擇：自己買一盒牛奶。很多時候，我們可以不靠改變自己（通常與 ADHD 有關）的行為來解決問題。

" **瑪格麗特，46 歲，美國華盛頓州**

> 我希望這是更多父母互相支持的方式。現在有太多的批判「你知道這對他來說可能太難，為什麼還讓他承擔那麼多？」或者反過來說「為什麼你還在幫他做這些事？他現在應該能夠獨立完成了！」我為我的神經多樣性孩子做了很多努力，幫助他們成功，但我也學會接受孩子會在他們不再需要或不再想要那麼多支持時告訴我，而如果他們又有需要，他們也會告訴我。

" **麗貝卡，43 歲，英國**

> 我的伴侶和我會交換那些執行功能困難的工作，因為我們為對方完成任務的動力比為自己完成任務更強。比如說，我很難說服自己去郵局，而去領處方藥對他來說很困難。

" **潔西卡，28 歲，美國佛羅里達州**

> 當我的家人開始努力不再把我的怪癖，比如忘記關冰箱門當作個人問題時，我感覺自己羞愧感降低許多。

3. 共同合作解決

在面對與 ADHD 相關的困境時，這不是你和你的愛人之間的對抗，而是你們兩個一起對抗這些困境。一起解決問題吧！你們如何合作以及合作的程度將取決於兩人間的關係，但最有效的解決方案通常都涉及一定程度的合作。

- **目標要明確**：確保每個人都同意目標內容，並且理解為什麼要朝著這個目標努力。這樣，你們才會是在同一條船上。提前一起定義成功的標準，不論是針對一個目標、一週的計畫，還是一次出遊，這都能讓每個人更容易意識到成功時刻的到來。這能夠增強我們的自信，這對於那些內化

了自己「不夠好」想法的人來說至關重要。

- **允許我們以適合自己的方式實現目標**：ADHD 大腦能夠完成很多事情，我們只是可能會採取不同的方法。允許「殊途同歸」（通過不同方式達到相同結果）的存在，可能是我們能否完成任務的關鍵（或者這樣你就不用自己做完所有事情了）。

- **尋找「兼顧」的可能性**：我非常喜歡《關鍵對話》（Crucial Conversations）這本書中的這個概念。盡量避免妥協，因為這可能會導致雙方的怨恨，因為每個人都不得不犧牲一些對自己很重要的東西。相反地，尋找一個能完全滿足你*和*對方需求的解決方案*。雖然我們可能在執行上有困難，但我們通常在創意上表現出色。如果給我們時間思考，我們能提出許多可能的解決方案。你可能需要幫助我們縮小選擇範圍。

- **堅守你的角色**：最終，你還是這些 ADHD 大腦的伴侶、朋友、父母或室友，而不是他們的教練或諮商心理師。你很容易會陷入對方的心理健康困境中，但成為某人的主要支持來源，必然會犧牲你原本的角色定位。把伴侶當成孩子來對待會扼殺慾望，把朋友當成病人來對待需要你客觀地脫離情感，這也會影響你們的關係。與其*成*為對方的整個支持系統，不如支持他們建立自己的支持系統。如果他們不願意或無法這樣做，那麼請明確告知他們，你無法完全承擔起這個責任。

---

* 我最喜歡的一個「*兼顧*」的例子是：與其對自己過於嚴厲或過於寬容，你可以既溫柔又堅定。ADHD 教練達斯蒂・奇普拉（Dusty Chipura）從一本我已經不記得名字的書中教會了我這一點。

❝林達爾，30 歲，美國亞伯達省

> 大家對我的 ADHD 能提供的最好的支援之一，就是為我準備食物。我每週會有兩天跟父母一起吃晚餐，這幫助我釋放了原本要用來準備餐點的腦力，讓我可以專注於其他事情。舉個例子：某天晚上，我和父母一起吃了晚餐，這讓我有足夠的精力和腦力在當晚清洗堆了 3 個水槽滿的碗盤。

❝克莉絲蒂，38 歲，美國科羅拉多州

> 我的伴侶會提醒我要去洗澡，並幫我把水打開，等我進去，甚至在我洗澡時陪我聊天。他還會在我工作的時候，把簡單的食物放在我的桌上。

❝蘿拉，37 歲，美國印第安納波利斯

> 由於時間盲症，我總是遲到。我在準備的時候，我的伴侶會在我們預定出發時間接近時倒數計時提醒。特別的是，他的語氣中沒有任何批判或沮喪，只是單純地告知我時間。

4. 尋找優點

每個人的大腦天生就更容易注意到（並記住）錯誤的地方，而不是正確的地方，這讓我們很容易忽略實際上進展順利的部分。這在任何關係中都可能令人沮喪，但在那些可能會出現更多問題的關係中尤其如此。尋找優點不僅能鼓勵所有相關人士，還能讓大家能更容易享受這段關係。

- **注意到他們的努力**：失敗並不意味著某人沒有在努力，事實上，這通常恰恰證明了他們正在努力。是的，你的室友忘記在洗碗機裡放入洗碗劑，但他們開始用洗碗機了。如果你不確定他們是否在努力，直接問！如果他們告訴你他們有在努力，那就相信他們。根據塔克曼醫師的研

究，積極尋找並認可 ADHD 患者的努力，是改善你們關係中最重要的事情之一。（ADHD 大腦們，可以告訴愛你們的人，讓他們看到你的努力！）

- **擲硬幣**：記住，我們喜愛的特質和讓我們沮喪的特質，往往是同一個 ADHD 特質硬幣的兩面。當這些特質帶來樂趣時欣賞它們，會讓你更容易接受當它們妨礙到生活時的情況。試著找出他們的衝動性如何以你喜愛的方式展現出來吧！

- **假設好意**：當你假設一個有 ADHD 的人關心他們同意處理的問題時，你通常會發現這個假設是對的。如果你知道他們在意，但他們的行為表現得不像如此，可能有必要進一步了解：「嘿，我知道你在意這件事，你能讓我瞭解還沒做完的原因嗎？我沒看到進展。」這樣的提問能讓他們說明你所忽略的東西，或者解釋他們受到什麼阻礙。

- **慶祝他們的成功**：具體的、即時的正面回饋對有 ADHD 的人來說是非常有激勵作用的。當我們在對我們重要的事情上取得進展時，跟我們擊掌吧！來場小型舞會！做任何讓我們覺得開心的事！我們可能因在工作專案中表現超越期望、提出一個絕妙的新點子或在銷售中表現出色而受到讚揚，但很少有人會因我們在那些對別人來說似乎「很容易」或「顯而易見」的事情上付出的努力而讚許我們。

❝ 史考特，46 歲，美國華盛頓州

> 我爸爸教會我，懂得欣賞自己做過的事情的重要性。他稱之為「欣賞時間」。不管是剛除完草的草坪、洗好的車子還是新建的籬笆等，每當我們完成一項任務後，他就會說「好了，欣賞時間到了」，然後我們會站在那裡，欣賞我們剛剛完成的事情。

❝**羅恩，50 歲，美國密西根州底特律**

> 我常常整天都在努力生存，一個接一個地滅火，迫切地希望自己沒有漏掉什麼會讓一切燒毀的事情。當我妻子對我說「嘿，我真的很感謝你做了某件事」或「你建造的這個東西真的讓我的生活更輕鬆了」，我突然感覺到自己真正被看見了，自我價值感也復原了，而且這也給了我繼續前行的力量！

5. 照顧好自己

擁有一個因任何原因而陷入困境的親人，很容易耗盡你的情感。雖然幾乎沒有 ADHD 患者有意讓你的生活變得更困難，或讓你感到被忽視，但意圖並不是唯一重要的事情，你受到的影響也是一樣重要。先戴好自己的氧氣面罩，這可以幫助你有能力持續關心你所愛的人。

- **設立界限**：設立能夠讓你維持內心平靜的界限非常重要。向他人提出要求是可以的，但界限應該著重於你自己的行為，而不是你希望他人採取的行動。這是因為我們無法控制他人的行為。如果你的界限涉及他人的行為，比如大吼大叫，那麼你可能設立的一個界限是，在他們大吼的時候你不會加入對話。*

- **尋求外部支持**：治療、同儕支持、處於類似情況的朋友，甚至有關神經多樣性關係的文章，都可以驗證你的經歷，幫助你處理浮現的情緒。這些支持也可以提供指引，讓你不必獨自摸索出所有的解決方案。

- **允許自己的感受**：對於與 ADHD 相關的行為感到生氣沮喪，可能會讓人覺得不應該，因為這些行為並非有意為之。但無論事情為何發生，你

---

* 如果你擔心表達界限可能會加劇情況，請在嘗試前與心理健康專業人士討論。儘管設立界限很重要，並且可以為所有相關人員建立更大的安全感，但對於那些不習慣設立界限的人來說，當其他人開始與他們溝通這些界限時，他們可能會感到憤怒甚至反擊。

都有權利擁有自己的情緒。*可理解的行為與可接受的行為之間是有區別的。*你不必因為某人有 ADHD 而接受那些傷害你的行為。感受你的憤怒、受傷和悲傷。允許自己感受到情緒有助於理解自己的需求，調節這些情緒，並與 ADHD 大腦進行更有效的溝通。這可以幫助你專注於自己的感受和需求 *，而不是僅僅他們的行為。

- **休息一下**：確保雙方有時間分開，從事其他社交活動、興趣愛好，或只是單純地充電。分開喘口氣的時間對於許多人（即使是神經典型的夫妻）來說，是維持關係持續和幸福感的重要因素。如果需要，你也可以暫時完全脫離這段關係。對方有障礙並不表示你不能分手，我也是最終不得不暫時分手（接受了很多治療，1 年後，我們復合了）。感到長期被忽視是不健康的。而處於一段不斷失敗的關係中也是不健康的。有時，即使你們真的很相愛，但是你們目前的狀況無法維持彼此的關係，這時，退一步也是可以的。

" 克勞蒂亞，26 歲，墨西哥

> 我是個愛著 ADHD 者的「心」，我男朋友則是有 ADHD 的「大腦」。我們在一起快 9 年了，有一件事對我們的關係幫助很大，那就是理解彼此的溝通方式並提醒自己保持界限。有時他太興奮了，直接打斷我自己一直講下去，這時我會堅決地打斷他說「我還沒說完。」一開始這樣做讓我感到非常不自在，因為我不想打斷他，但這是他多次要求我做的事，而且他不會因此介意，因為這關乎我們彼此之間的溝通，而不是誰說了什麼。

---

* 邁克爾・羅森伯格（Michael Rosenberg），非暴力溝通的創始人，將批評描述為「未滿足需求的悲劇表達」。這種悲劇在於，抱怨他人的行為比表達自己的感受和需求更不容易帶來改變。我們批評的人往往會感到被攻擊，進而進入防禦狀態。

" **卡斯托爾，**24 歲，英國

> 當我們難以理解彼此時，會改變溝通方式。我們會建議「我們輪流來，用訊息聊天吧。我沒有生氣，我不覺得我表達出了我所感受到的情緒，這不是你的錯。」我和伴侶都有焦慮症和 ADHD，使用這樣的工具來找到空間很有幫助。我們最近慶祝了交往 10 周年，維持關係的關鍵是要明確表示我們並不一定能好好地表現，或解讀彼此的情感。

有什麼計畫？

與 ADHD 患者生活並相愛的人，往往發現自己常常需要跟在後面收拾他們的東西，承擔越來越多的責任，並對他們的錯誤變得過於敏感。而患有 ADHD 的人則經常感到自己在關係中越來越渺小，時時擔心犯錯，擔心自己做得不夠或不夠好。我們幾乎在不知不覺中陷入這種模式。這並不是任何一方選擇的結果，但由於我們在執行功能上的困難，這往往成為默默發生的現實。

這種安排對任何人都沒有好處。

不過，我發現有一種更好的方法，這一切從一個簡單的問題開始：有什麼計畫？

我知道我不想重蹈父母（甚至祖父母）的覆轍，我不想在關係中扮演父母的角色，我也不希望我的伴侶扮演這個角色。我想要一個真正的伴侶，一個我可以尊重的人。我也希望得到尊重，並能夠尊重自己。

當我第一次和伴侶同居時，我們問彼此：家務分配要怎麼計畫？我們在意哪些地方的清潔和整齊？誰要負責哪些事？剩下的怎麼辦？我們要放手嗎？要尋求外援嗎？

這次對話幫助我們更平均地分擔了家務的心理負擔和實際工作。我們會檢視並根據需要調整計畫，結果非常理想。我們現在都知道誰負責做什麼，如果有

> 我發現有一種更好的方法，這一切從一個簡單的問題開始：有什麼計畫？

事沒有完成，我們也不會感到有必要插手去幫對方完成，我們只需提醒彼此我們之前的約定。我們作為平等的夥伴一起工作，公平分擔任務。*我們都為自己的貢獻感到自豪，也感謝對方的努力。而對於那些我們無法完成的事也不會過於擔心，我們會選擇外包或是乾脆放手不管。

3年後，我發現自己陷入了本章前面提到的關係死亡螺旋中，我不得不謙卑地承認，我仍然在「照顧」我的伴侶，只不過是以我之前沒預料到的方式。

事實證明，情感層面也是任何浪漫關係中重要的一部分，而你可能會發現自己在為雙方處理這一切！我在不知不覺中承擔了這些責任。

為了確保我們的關係情感健康，我努力去理解他需要什麼，並調整自己的ADHD狀況來滿足他的需求；同時，我也試著理解我需要什麼，並調整他的AuDHD狀況，讓他能夠滿足我的需求。

當我告訴伴侶，我因為努力支持他的心理健康並維持我們的關係而感到筋疲力盡時，他回答說：「我沒要求你這麼做。」

你知道嗎？他說得對。

我自己認為我需要做這一切，於是就擔下了這些責任。他不僅無法同意我的支持，甚至也無法真正覺得感激。結果發現，他也在為我做類似的事──提醒我吃藥、幫我收拾東西，即使他已經負荷過重、需要獨處時間，仍試著在我悲傷時陪伴在我身邊。而我甚至都沒有意識到這些。

我和伴侶開始每週安排時間進行關係檢討。我們再次問道：有什麼計畫？

我們什麼時候一起共度、什麼時候各自活動、什麼時候和朋友相處？約會之夜要做什麼？讓我們把這些都記在行事曆上。

你的心理健康狀況如何？你是否需要支持？如果需要，你打算如何獲得這

---

* 期待伴侶之間能夠均等地分擔工作，是不切實際的。如果其中一方工作時間較長呢？如果由於某種障礙，家務對其中一方來說要花費兩倍的時間呢？不要追求平等，而是追求公平：不要只看「每個人做了多少」，而要考慮每個人擁有多少空閒時間／精力來追求他們的興趣、愛好等。每個人的需求都得到了多大的滿足？

種支持？你希望我在其中扮演什麼角色？

> 接受這些事實固然可貴，但這只是起點，而不是終點。

如果你以為 ADHD（以及其他共病狀況）不會影響彼此的關係，那就太天真了。接受這些事實固然可貴，但這只是起點，而不是終點。

無論是管理家務、購車、親子教養、經營關係，還是支持對方的心理健康，通往真正夥伴關係的道路都是一樣的。如果你們一起制定計畫，就能討論什麼是你的責任，什麼是對方的責任，並決定身為成年人和夥伴，你們要怎麼做，而不是要作為必須管理對方的人。

計畫不一定能完美執行，但要保持事情在一週的時間內不會偏離軌道太遠。如果對雙方來說都不起作用，可以調整計畫。†

改變舊習慣真的很難。我們學會如何表達需求，而不是只提出解決方案或抱怨，這並不容易。我們學會如何支持彼此的努力，而不是替他們努力，這也不容易。哦！我有說過我們兩個都有焦慮症嗎？

> 如果你們一起制定計畫，就能討論什麼是你的責任，什麼是對方的責任，並決定身為成年人和夥伴，你們要怎麼做，而不是要作為必須管理對方的人。

有一個共同的計畫也有助於控制焦慮。之前，我的焦慮總是讓我不斷制定新計畫，而他則在某個地方陷入焦慮性反芻，反覆思索可能的解決方案長達 8 個小時……此時，我早已想出了更好的計畫！事實證明，這是我們陷入循環的主要原因之一。

我們現在已經在一起 4 年了，我們的關係比以往任何時候都好，這也是彼此之間擁有過最健康的關係。我們真的每週都開會嗎？沒有，我們都患有 ADHD。但我們會在錯過這些會議時互相檢討，並進行誠實且不帶批判的對話，看看如何重新回到正軌。

---

† 請把計畫寫下來。你們之中至少 1 人有 ADHD，有人會忘記的。「別擔心！我會記得！」你可能會這樣想。不，不太可能。尤其是在你感到壓力或焦慮的時候。帶著筆記本準備好行事曆，筆也帶著。我在網路資源頁面上做了一個「有什麼計畫？」的工作表（掃描 294 頁的 QR Code 即可找到）。

有趣的是，當我們一起計畫時，對雙方來說實際上也減輕了負擔，因為各自承擔的工作對彼此來說更有幫助，也更有意義。這是一種有效的運作方式，這不僅讓我們感到更加樂觀、自我賦能，也讓自己的努力更受到對方的重視。

第 13 章

—— 改變，讓世界更友善 ——

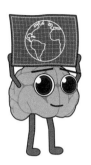

我們對他人的每一次接觸，都會留下痕跡。

——佩吉・塔博・米林（Peggy Tabor Millin）

改變的計畫

我開始了我的YouTube頻道以及自我賦能的旅程，前提是，我可以「克服」ADHD給我的挑戰。並不是說我會完全不再有 ADHD，但我想保留我喜歡的部分，弄清楚哪些障礙在妨礙我，然後找到解決方法，*這樣我將會成功*。我終於成為我*預期*成為的人，一個能記住朋友、擁有乾淨的家，以及擁有完善的理財規劃的人。

對於我們可能「克服」的障礙、實現的潛能、成為「預期」成為的那個人，有各式各樣的建議等著我們。他們總是建議「只要做 ____。」例如，買這個計畫本、設定計時器、列一個清單……。我們可以透過能提高效率的技巧和方法來克服障礙，不再掙扎，這就是我的計畫。我願意接受如果我與眾不同，可能就需要以不同的方式來做事。

我不願接受的是這種方法的局限性。事實證明，即使以適合我們大腦的方

式做事，並為自己配備讓我們更容易接近世界的工具，也並非萬能的。如果有人能夠「克服」自己的 ADHD，那一定是我。我擁有時間、精力和資源，我把這當作我的一生的志業。不幸的是，事情並不是這樣運作的。

我們在任何時間能使用這些工具的數量是有限的，這些工具也並不是一張「擺脫困境」的免死金牌。

幾乎每一種我們需要使用的工具都要付出某種代價──時間、金錢或精力。我們需要找到它們，學會使用它們，調整它們以適應我們的需求，捍衛我們使用它們的必要性，重新申請及支付費用……哦對了！

> 我們在任何時間能使用這些工具的數量是有限的。

還要找到提醒自己使用它們的方法。我們花費在那些別人不必使用的工具上的時間、精力和資源，正是我們無法用來與朋友外出、享受嗜好或體驗生活其他重要層面的時間、精力及資源。

而有 ADHD 的人不僅需要一種工具，翻閱這本書，你會看到數百種工具。其中幾十種工具可能對任何有 ADHD 的人來說都至關重要，他們可能需要每天使用這些工具才能應對日常生活。

由於 ADHD 是一種慢性病，這些工具並不只是我們暫時需要的。我一個一個收集來這些「簡單」的工具，但當它們全部擺在眼前時，很明顯地，管理 ADHD 不是一件簡單的事。「只要做這個，還有這個……哦，還有其他 50 件事。」什麼……*永遠都要這樣嗎*？

在我旅程的結束時，我的工具箱已經滿出來了！我明白了如何以及何時使用哪些工具，還有為什麼要這樣做。我為自己配備了在神經典型世界中能夠相對良好運作所需的東西，而且我如此幸運，能夠負擔得起許多曾經超出我預算的工具。

然而，無論你擁有多少工具，無論你多擅長使用它們，都無法完全消除困境。並非完全如此，問問任何一位輪椅使用者就能知道。

無論他們的輪椅多麼棒，仍然有許多場所對輪椅使用者不友善。此外，社

會對輪椅使用者還存在偏見、污名、誤解和道德評判。

擁有工具並不夠。我們的工具需要與環境良好互動，我們必須能夠方便地獲取和使用這些工具，也需要感到足夠安全以便透露我們需要它們。在理想的世界裡，我們甚至不必考慮這些工具。能夠有效運作的工具應該融入我們的環境中，讓任何人都能在不必解釋理由的情況下使用，就像我們在公共設施中建設電力、人行道和網路服務一樣。

這是有可能的。

當我發現自己「克服」ADHD 的能力有限，並且無法過上我想像中（非常神經典型的）生活時，我意識到人類能改變的程度是有限的，然而，我也認識到世界是可以改變的。而且，世界可以迅速改變。

> 系統的靈活性和適應性遠超過個人。

世界由系統組成，而系統的靈活性和適應性遠超過個人。系統可以被建立、撤銷和重組。*

隨著我學習更多有關系統性的問題，我學到了「障礙的社會模式」。該模式主張，障礙並不是一個人醫療狀況的固有特徵，而是源於生活在一個不考慮他們需求的世界中，與沒有障礙的人相比，系統建置時並沒有考慮到他們。

我意識到，系統性問題正是造成我需要使用半數以上這些工具的原因，而我並不孤單。

有 ADHD 的人之所以需要尋求繁瑣而複雜的系統，來幫助自己持續高效、管理時間和保持家裡較宜居，並不是因為這樣好玩，而是因為我們別無選擇。無論代價如何，我們無法選擇不去管理自己的 ADHD，因為全世界都在告訴我們必須找出解決方案。如果我們做不到，就不夠好；如果我們做不到，就不可被接受；如果我們做不到，就會被解僱。如果我們做不到，要付出的代價會比現在更高。

---

* 比方說，在 Covid-19 大流行期間，有多少人突然能夠在家工作？

我意識到，創造一個考慮神經多樣性的環境，比讓人們不具神經多樣性要容易得多。那麼，為什麼我們不就此開始呢？

如果我想實現自己的潛力，並幫助社群中的其他人也做到這一點，我意識到我需要幫助建造一個讓我們能夠合理實現潛力的世界。在這個世界裡，讓系統可近性高的所有成本，不應該由已陷在困境裡的人來承擔。

我們不僅被期望提供自己的「輪椅」，還被期望在明顯需要的情況下，為自己建造個人的「坡道」。這種心理、情緒和身體上的勞動代價不菲，不僅對我們自己來說是如此，對我們所愛的人（參見第 12 章「給愛著大腦的心：如何與 ADHD 親友共處」），以及對整個社會來說也是如此。雇主們面臨著高流動率和職業倦怠，我們的監獄中有相當比例的人是未接受治療的 ADHD 患者。研究顯示，僅在美國，每年在 ADHD 上的社會成本高達數十億美元，而對 ADHD 的治療和支持僅占此成本的*極小部分*。

期望 ADHD 患者自行「克服」ADHD，這個計畫對任何人來說都是行不通的；反而傷害了我們、傷害我們所愛的人，也傷害整個社會。

> 創造一個考慮神經多樣性的環境，比讓人們不具神經多樣性要容易得多。

我們需要一個更好的計畫。一個依賴於可行、可持續，並且對所有人都有益的改變計畫。

我決定改變方向，著手改變世界。

我學到什麼

像許多想要改變世界的人一樣，我發現變化其實已經在進行中。

當我開始經營我的頻道，當時的世界與現在相差甚遠。這些年來，環境已變得更加友好於神經多樣性。

我還了解到，我之前所做的事情在這一變化中也起了作用，而且我們所需的變化不僅是可能的，還是對*每個人*都有益的。

個體賦能促進系統變革

我起初沒有意識到，但我試圖將一個簡單的解決方案替換成另一個：我們無法改變自己擁有 ADHD 的事實，因此需要改變的是這個世界（我能說什麼呢？人類喜歡簡單的解決方案）。

在一個沒有考慮到我們需求的世界中，我們能合理地自我賦能的程度是有限的，但這並不意味著我的自我探索之旅是浪費時間。

學習關於 ADHD 的知識，有助縮小自我差距

在我開始學習 ADHD 知識之前，我當下的樣子和我認為自己「應該」成為的樣子之間有巨大的差距。

在我與其他人認為我「應該」成為的那個人之間，因為這樣的差距而非 ADHD，讓我感到自己不夠好。這使我接受了他人對我的評價，當大家告訴我我沒有發揮潛力時，我因此拼命努力去追趕。在我們的社群中，我一次又一次地看到這類情況。

我學到有一個術語可以描述這樣的差距——「自我差距」。它是造成許多人情緒動盪和負面心理健康結果的主要原因，尤其是當他們想要或是感覺應該成為的那個人，與他們實際上成為的那個人不符時。這情形並不是 ADHD 特有的。

「自我差距」對於我們這些有 ADHD 的人來說，可能是一個巨大的鴻溝。我們自己和他人對我們的期望，往往與現實大相徑庭。有時我們能以非常高的水準表現，有時卻在「簡單」的任務上陷入困境。由於 ADHD 是一種「看不見」的障礙，在大多數環境中未能獲得適當的支持或考量，使我們的自我差距更加深刻。

我收集和分享的工具和資訊並沒有讓我克服 ADHD，但它們確實幫助我縮小了這個差距。我學到的知識讓我能夠放下不切實際的期望，並了解到，例如我的表現變化在 ADHD 中是正常的。我的「潛力」並不是一個固定的點，而

是一個*範圍*。我現在擁有的工具，讓我能夠更穩定地在更高的水準上表現，並且明白我某些 ADHD 行為（例如坐立不安）其實是健康的因應機制。這改變了我與世界互動的方式，也改變了我為自己辯護的方式，它幫助我能更常實現我想要達成的目標。我能夠調整對自己「應該」成為的人的理解，讓它更接近我已經成為的那個人，同時，仍然朝著我想成為的版本邁進。

學習有關 ADHD 的知識，幫助了我們社群中的許多人實現同樣的改變。

這改變了我們如何與自己互動、如何對自己說話、如何設定人際關係的界線，我們的心理健康（和自尊）因此獲得改善。我們慢慢開始放下並拒絕聆聽那些被內化的訊息，例如我們*不夠好、不夠努力、不夠出色*，或者沒有「*實現潛力*」。我們開始理解並且教育他人，我們已經是我們應該成為的人了。

個體賦能的漣漪效應

我原以為開始改變世界意味著重新踏上一段新旅程，我以為自己會再次毫無頭緒，需要從零開始學習。結果我發現，這些年來我所做的事情，並不是推動系統變革，而是實際促成了*系統變革*。

事實上，我是這個系統的一部分。我接受和理解自己的 ADHD，公開討論它，分享對我有幫助的經驗，這些努力產生了超出我直接影響範圍的漣漪效應。也許我原本希望人們觀看我的影片，學習了解自己的大腦，並為自己創建一套策略工具，但我沒有意識到我的社群中會有這麼多人繼續創造他們自己的漣漪。以下是我所知道一些例子：

一位蘇格蘭國會議員發給我一段影片，內容是他在蘇格蘭議會裡要求對一部關於 ADHD 極具誤導性的「紀錄片」採取行動。

一位中學老師告訴我，她為她的 ADHD 學生創辦了每週一次的支持小組。一些觀看這個頻道的大腦朋友們成為了倡導者，建立起自己的平台，甚至還寫了自己的書。

但當我開始和社群討論希望專注於系統變革的想法時，更多的人主動聯繫

我，分享他們如何成立員工資源小組、與政治領袖合作推動，有助於我們社群的倡議，或是請求他們的老闆為 ADHD 員工提供特殊的便利設施。

我漸漸意識到，在我所知道的漣漪底下，還有許多我不知道的漣漪，而這些漣漪又創造了更多的漣漪。它們不只達到最初預期的對象，而是*持續擴散*。

我回顧那些曾經影響我的漣漪。我不僅在影響他人，同時也受到了他人及其前人們的影響。我所閱讀過的論文的研究者，可能沒料到我這個隨機的 ADHD 患者，透過我認識的一位護理專科學生接觸到他們的研究，最終在 YouTube 上分享他們的成果，但這正是我們所做的。專業與草根人士的努力在 ADHD 的世界中早已創造出漣漪，這一切在《How to ADHD》或 ADHD TikTok 出現之前，就已經開始了。

其他倡議團體、組織和社群也正在創造漣漪。LGBTQIA+ 社群 * 為人們能安全地表達自己的性傾向或性別身分打下基礎。自閉症倡議者和身心障礙倡議者正在發起有關神經多樣性、能力主義和認知無障礙的討論。研究者和心理健康提供者也更加公開他們個人的狀況，並推動更大程度的合作，以更有效支持他們所服務的社群。

當我環顧四周，我意識到這些漣漪正在匯聚，形成重大變革的*浪潮*：關於神經多樣性的開放對話、改善對成人 ADHD 的關注、考慮對神經多樣性以及對所有人更公平的環境。

這些變化目前並不適用於每個人，*至少還不是*。正如認知科學家德爾德麗‧凱利博士（Dr. Deirdre Kelly）所言：「未來已經存在於世界的某些角落，當我們接受這一事實，並學會看見美好的一面時，我們就能做出更接近需求的決策和行動。尋找可能性，並實現它。」†

---

* LGBTQIA+ 每一個字母都代表一個性傾向或性別身分，加在一起就是「性小眾」的總稱。L= 女同志；G= 男同志；B= 雙性戀；T= 跨性別；Q= 酷兒／疑性戀；I= 雙性人；A= 無性戀；+ 則代表未來可能持續增加。

† 為了鼓勵更多產品和服務使用對 ADHD 友善的方式設計，並幫助 ADHD 患者與已有這類設計的產品連結，我們與德爾德麗‧凱利博士合作創建了一個（免費！）無障礙評估標準。可在 294 頁找到線上資源的連結。

接納的階段

不幸的是，即使在取得如此多進展之後，你的生活中仍可能會有些人，如家人、朋友、同事，甚至醫療提供者，對你的 ADHD 症狀困擾抱持懷疑態度。也許你自己也還是如此！

在 LGBTQIA+ 社群中，人們經常提到某人在出櫃過程中可能經歷的階段，這些階段主要基於 1979 年德瑞維安・卡斯博士（Dr. Vivienne Cass）開發的原始模型，並擴展到那些正試圖接受他人的人們。每個人以自己的步伐走過這些階段，經常在不同階段之間反覆穿梭。這些階段同樣適用於接受被污名化的身心障礙。以下是我根據莫妮卡・盧德克（Monica Luedke）的接納模型進行的調整，以呈現我在 ADHD 接納過程中所見的各階段：

- **否認**：否認 ADHD 的存在，或者否認你擁有 ADHD 的事實。（「這只是懶惰和紀律差！」）

- **承認**：承認 ADHD 是真實的，但仍對這種狀況存有誤解。（「你看起來不像是有 ADHD。」「ADHD 不應該限制你！」「為什麼他需要『便利設施』？這樣給了他不公平的優勢！」）

- **接受**：認識到 ADHD 的思維方式與大多數人不同，這些差異造成了實際的障礙。相信你的體驗。（「嗯，好吧，我之前不知道情緒調節障礙是 ADHD 的一個方面，這樣說來就有道理了。」）

- **肯定**：詢問你的經歷（並傾聽你的回應），鼓勵你獲得所需的支持，並提供便利設施。（「謝謝你告訴我在多個專案同時到期時，你在優先排序上有困難，把截止日期分開會幫助你一次專注於一個專案嗎？」）

- **倡導**：為那些有 ADHD 的人發聲，即使他們不在場。在他們還沒請求的情況下主動提供支持，同時也會為自己及自己的需求向他人發聲。（「同學們，我們這部分講解進度比較快，可能有些同學會來不及筆記，我會把講課大綱寄給大家，助教也整理了一些筆記，大家可以參考。」）

　　我猜想你可以想到生活中符合這些類別的人，無論是好是壞。某人在他們的旅程中處於不同階段，並不意味著他們就是個糟糕的人，永遠不會支持你。如果你和我一樣，可能會想起自己曾經處在有別於當前階段的那些曾經。*

　　一段旅程總會包含移動，即使人們的移動速度並不符合我們的期望，但隨著更多的訊息和經驗，大多數人都能變得更具接納和支持。我永遠不會忘記有位觀眾曾對我影片中的 ADHD 內容憤怒評論，稱一切內容都是假的，我所說的都不是真的；然而，幾年後他回來道歉，並分享了他被診斷為 ADHD 的經歷。他坦言自己當時還沒準備好接納這事實，而我的影片幫助他達成了接納。

我們創造的變化對所有人都有益

　　動機很重要，無論我們是在說服自己還是別人去改變。值得慶幸的是，我們所推動的變化對於有 ADHD 的「大腦」們、對愛護 ADHD 大腦的「心」們、對我們的雇主以及整個社會都有明顯好處。

---

* 我們對自己所處的接納階段可能與對他人的不同。（「如果其他人需要便利設施也沒問題，但我不需要！我應該能做到這些！」）

關於神經多樣性的開放對話

　　隨著我們的討論，我們逐漸普遍化，改善了對彼此的理解，並增進對神經多樣性的認識。我們中許多人第一次感受到不必再妥協於*適應*環境。在越來越多的場合中，我們找到了自己的*歸屬感*。對我們有效的應對機制和工具正變得越來越普遍且可被期待，這讓我們能夠採用有助於有效應對挑戰的策略，而不是隱藏這些挑戰。我們互相找到彼此、互相支持，甚至激勵那些未意識到自己有 ADHD 的人去尋求診斷和治療，因為我們所說的話題似乎*非常相似*。如果沒有這些對話，許多人可能在沒有支持的情況下，經歷多年甚至幾十年的困境，無法發聲、獲得支持，並茁壯成長。當我們為自己的 ADHD 發聲時，我們的摯愛、雇主和朋友也能相互聯繫，共同探討他們能有什麼方式支持我們。

改善對成人 ADHD 的照護

　　成人 ADHD 患者一直存在，但許多人未被診斷、未接受治療，且得不到足夠的支持。事實上，截至目前，針對成人 ADHD 的治療並沒有具體的指導方針。因此，照護的品質參差不齊，這使得我們在求助新的醫療提供者時，難以預期所需的支持，也讓醫療提供者困惑於該選擇哪種治療方式。

　　這個情況正在改變。現在業界已達成共識，即人們通常不會因為「長大」而擺脫 ADHD。美國 ADHD 及相關疾病專業協會（APSARD）正在制定診斷和治療的指導方針，這不僅對於治療 ADHD 的專業者（以及需要接受治療的人）有好處，也對整個社會有益。改善成人 ADHD 的照護可以正向影響我們期望的各種社會變革：更好的心理健康、更安全的道路、肥胖和成癮率降低，以及平均壽命提高……這些只是一部分而已。

職場與高等教育提供 ADHD 更多支持

　　當 ADHD 患者能發揮最佳表現並做出有意義的貢獻時，他們對工作或學

校的滿意度會更高。越來越多大學開始提供支持思維方式不同學生的課綱，並鼓勵學生利用可用的便利設施。這不僅提高了我們的歸屬感和心理健康，還提升了畢業率。許多雇主也在推行神經多樣性招聘計畫，並學習如何有效支持他們的神經多樣員工，使其在入職後能夠成功適任。

在職場中提供便利設施，相較於缺勤、勉強出勤、倦怠、錯過截止日期和員工流失的高成本來說，往往是相對划算的。當得到有效支持時，我們中的許多人都能脫穎而出，ADHD 患者經常被稱為「行動者」、「積極進取者」和「問題解決者」。我們能迅速做出決策並追求成就，而不會讓挑戰或障礙阻止我們。在許多情況下，問題越困難，我們越想探索和解決它。當我們能減少在繁瑣文書工作上浪費的時間，就能花更多時間在創新、解決問題、合作，以及勇於承擔對他人來說可能令人生畏的專案。

為每個人提高可及性 *

在加拿大，有一項倡議旨在讓我們在學校易於獲得所需的工具，這些工具不應該是必須爭取、跑文書流程才能取得的便利設施，而是任何需要它們的人都能夠使用的標準配備。這就是「通用設計」的範例，它考慮到人類能力的多樣性。

通用設計（名詞）

指產品、服務或環境本身的設計達到最大可及性，使盡可能多的人群易於使用，而無需進行適應或提供特殊便利設施。

---

* 譯註：原文 accessibility 在中文沒有標準譯法，亦可作可近性、無障礙、近用性。本段內容與環境相關，因而採用環境設計中常使用的「可及性」一詞。

通用設計之所以有效，是因為為某一群體創造的*可及性*往往能讓所有人的日常生活變得更*輕鬆*。想想人行道的斜坡道，它們讓輪椅使用者能夠輕鬆穿越斑馬線，同時也方便了托著行李箱的人、送貨的快遞員，甚至是騎著電動滑板車的小夥伴們。

通用設計使支持設施天衣無縫地融入我們的環境中，我們不必特意去尋求或是引起關注才能獲取這些支持。它還提供終端使用者有不同的選擇。就如同我們能決定是否開啟桌燈工作一樣，我們也可以選擇使用站立式辦公桌或坐著工作，*所有人都是如此*。*

ADHD 友善的空間通常會備有白板、便條紙和其他辦公用品，讓使用者隨時可用。我們可以使用安靜的空間來集中注意力，或者在感到不知所措時暫時離開工作。所需的工具被放置在執行任務當下觸手可及的地方，這樣我們就不必記得帶上它們或尋找它們。此外，無會議日能讓我們能放心進入心流，而不必擔心過度專注可能帶來麻煩。

這些都是通用設計如何為 ADHD 和其他認知挑戰者創造更大可及性的例子，同時也為所有人提供有用的工具。每個人的工作記憶都是有限的，會遺失也會忘記東西，並經歷執行功能過度負荷的時刻。正如微軟的認知包容性指南所解釋：「為了使任何任務成功，動機必須等於或超過認知負荷。」通過減少認知負荷，我們降低了成功的門檻，讓*每個*人都更容易達成目標。

工具箱

有一個笑話我經常在 ADHD 社群中聽到：有 ADHD 的人可以改變世界，如果我們能記住自己想要什麼，並好好組織自己去追求它的話。

---

* 這樣的設計也減少了對我們所需便利設施的批評與嫉妒，因為某些人可能將這些視為「不公平」的優勢，而忽視了這是為了滿足我們面對的障礙而創造的可及性。

這笑話聽起來可愛，每當我聽到時都會和其他人一起笑。我真的很欣賞這句話，它表達了對 ADHD 限制的善意接納。

不過，我也不認同這種結論，認為我們因為有 ADHD 而無法改變世界。

事實上，我們*正在改變世界*，改變並不是因為「克服」了 ADHD，而是在面對分心、藥物不足或獲取藥物的障礙，以及與慢性疼痛的抗爭同時，我們依然在改變世界。我們在斷斷續續地、不完美地，甚至有時在無意中建立一個對 ADHD 更友善的世界，但我們*正在做這件事了*。

我們是怎麼做到的？是通過與我們的大腦合作，而不是對抗它，並將我們的努力放在能創造最大影響的地方。

1. 找到你的能量來源

有 ADHD 的人往往更容易感到沮喪。「*我嘗試（在 5 分鐘內）改變世界，但沒成功。*」然而變化往往需要時間，一開始都是播下需要時間才能發芽的種子，或是投入一顆石子看漣漪擴散到哪裡。我們需要儲備能量，以應對這條有時漫長而令人沮喪的旅程。

- **存一個「鼓舞」文件夾**：當我開始發布影片時，我閱讀了每一條評論，並保存那些讓我感受到被珍惜、或讓我知道自己正在產生影響的評論。每當我感到疲憊或沮喪，重讀這些評論讓我重新振作。製作一個鼓舞或使人愉悅的文件夾可以幫助你保持正向積極，並在你（不可避免地）忘記為什麼自己所努力的事物是個好主意時，重新連接回你情感上的「為什麼」。

- **成為你曾經需要的人**：許多做出令人驚嘆的工作的倡議者，之所以能夠持續下去，是因為我們正在創造我們曾經需要卻無法得到的東西。如果你創造出你所需要的支持，這也很可能會惠及他人，而且你能夠重新感受到這對你有多重要。

- **花一些時間來構思**：我們的大腦擅長於創造、產生新想法，以及跳出常規思維。想像一下你希望參與建設的未來，那個未來是什麼樣子？它將服務誰？如何實現？世界上其他角落正在發生什麼，而我們的所在地又可以實施什麼？

適時節省你的能量

改變世界並不意味著要在所有需要改變的方面都去努力。我們社群中的許多人光只試著讓基本生活好好運行，就已感到疲憊不堪，因此，我們的精力應該花在能夠產生最大影響力的領域。

每個人都有可以控制的事物、可以影響的事物，以及超出自己影響範圍的事物（在那些範圍以外只有「漣漪」能達到了）。儘量將你的能量投入在你影響範圍內的事物上，並且記得休息。這是一場馬拉松，而不是短跑衝刺。

"**尼克，40 歲，美國紐約**

我的秘密武器是群眾外包。我透過與志同道合的人交流，能夠更理解自己，並發現他們的觀點幫助我欣賞自己。感受到社群和連結的存在，可以打破污名，重新定義那些曾被視為文化規範的東西。

"**伊曼紐，30 歲，美國喬治亞州**

神經多樣性者的支持團體（如 ADDA），對我理解自己和 ADHD 都有莫大的幫助。支持團體縮短了孤獨和隔離的距離，也讓我明白展現與講述自己的故事是有力量的。

"Chris，37 歲，美國華盛頓州

> 我創作了《柔焦》（Soft Focuses），這是一款幫助非神經多樣性者更理解我們 ADHD 人士日常經歷的遊戲。許多人告訴我，這款遊戲幫助他們的親人更好理解他們，甚至幫助一些人意識到自己有 ADHD。這是一款非常小眾的遊戲，但我為此感到非常自豪，且很高興能夠幫助到他人。

2. 專注於你想要的，而不是你不想要的

當我們的運營總監 J2 學習騎摩托車時，她得到了一個建議：「不要看你不想去的地方，否則你會摔車。」根據我們的社群經理哈雷的說法，騎馬時也是如此。研究顯示，推動變革時同樣適用此一原則。專注於你想要的方向，並鼓勵他人朝那個方向前進，遠比試圖糾正別人不想去的方向來得有效。

- **設定有建設性的目標**：沒有積極的目標可追求，無論是小目標還是大目標，我們都容易陷入避免負面結果的陷阱，這可能導致我們逃避採取能夠帶來正面結果的行動。如果你太害怕投籃不準而不敢投球，那你就無法進球。（如果你經常忘記自己的目標，這是 ADHD 的常態。可以參考第 8 章「忘記與記住之間，如何自處」）

- **用正面語言表達請求**：人們通常更有意願（也更有能力）去做某事，而不是停止做某事。大多數*停止*消極行為的要求，其實都可以用正面方式來表達。例如，如果你希望某人不再對辦公室的 ADHD 新同事表現評判的態度，可以請他們使用歡迎和鼓勵的語言，這樣的表達方式能產生更好的結果，因為它幫助對方理解什麼方式能夠成功滿足你的請求。

- **回應那些為交流增添價值的人**：我在 YouTube 職業生涯初期就學到，你的注意力就像聚光燈，會將光芒聚焦在你想被看到的事物上。忽略、刪除或封鎖那些無法促進交流（或未能尊重地提供不同觀點）的評論，

這樣你就能專注於回應並提升那些有建設性意見的聲音。換句話說，別去理會那些挑釁者。

- **投票**：你可以通過在選舉中投票來表達自己的意見，同樣也可以用你的消費行為來投票。支持友善的 ADHD 倡議、產品和服務，以及那些優先考慮心理健康或正在採取措施的企業。你甚至可以透過將專注力放在某些所聽、所分享和所重複的內容，達到投票效果。

" 亞歷克西斯，30 歲，美國奧勒岡州

我最喜歡的幫助方式是從小處著手：在我家族的某些支系中，我是被診斷的年紀最大的 ADHD 患者。因此，我可以為年輕的孩子們發聲，他們可能表達不夠流利或不被尊重。有時他們會請教我建議（我會加上免責聲明，鼓勵他們多聽聽孩子的聲音）；有時我可以為一個令人沮喪的情況提供背景說明；有時我透過識別和滿足需求來幫助孩子免於情緒崩潰，而其他成年人可能因為情緒不穩或過於天真，無法處理這些需求。

我知道這些做法能在當下帶來平靜，我認為它們有助於建立起互相理解的家庭文化。我希望能幫助我消除這些孩子在成長過程中可能經歷的負面情緒。

" 雅各，27 歲，澳洲

在我年輕的時候，我非常堅持要證明自己能做到什麼、具備什麼能力。現在我走過這段路，反而想讓人們明白，我所取得的許多成就都是以自己的健康為代價，而對特殊便利設施的需求，並不等於缺乏價值。

展望未來，我希望運用我的成就作為改變的影響力：「哦，你喜歡我現在的表現嗎？那麼，想像一下如果我不必一隻手被束縛，我能取得多少成就？」沒意外的話，我希望能為人們奮戰，無論他們需求如何，都能好好實現自己的潛力。

3. 與正在努力的人們攜手合作

或許已經有人在為你希望看見的變革而努力著。與他們聯手，可以提高倡議和組織的工作效率，因為這樣他們就不必競爭相同的資源，或是從零開始展開倡議工作。這也幫助你看到可能存在的空缺，以及你如何用自己的力量來填補這些空缺。你可以用各種不同的方式支持已經在進行的工作：

- **捐款或募資**：如果沒有我的 Patreon 募資平台支持者，就不會有這本書出現。他們的捐款讓我得以辭去白天的工作，全心全意專注於《How to ADHD》，招募團隊，並抽出時間來撰寫這本書。許多我曾接觸的組織團體強調，要支持一個事業的最佳方式，就是提供他們所需的資源——金錢、物資、志願者，然後讓他們自行發揮。

- **擴大影響力**：透過評論、分享、轉發資訊，並將資訊傳遞給相關組織或倡議者原本無法觸及的人，這是創造實質「漣漪」的另一種方式。特別是向能夠促成變革的人士，例如你的雇主、學校董事會或地方代表進行影響，會特別有幫助。

- **分享資源**：不要低估分享你所知的力量！你可能會將某人與他們可用來充實和改善自己工作的資訊串聯起來。在分享時，檢查你的資訊來源是很否可信。

- **合作**：在我所屬的 ADHD 和神經多樣性倡議圈中，合作是受到歡迎和鼓勵的。雖然我們從不同的角度和媒介來解決 ADHD 問題，並且不一定對所有事情都達成共識，但我們的共同目標是一致的：為擁有 ADHD 的人創造更好的生活。

"陶德，44 歲，澳洲

> 我在工作中成立了一個只有 5 人的支持小組，經過 18 個月的努力，這個小組成長到 35 人。我們分享有關診斷和治療途徑的知識、建議和經驗。

"克勞蒂亞，32 歲，墨西哥

> 我有機會為 PAX 遊戲文化慶典組織了幾個小組討論，討論影音電玩遊戲和桌上角色扮演遊戲（TRPG）的交織性。這對我和我的同伴們來說都非常棒，我們有幸在思想開放的觀眾面前發言。

"約翰，75 歲，美國德克薩斯州

> 我與教師和輔導員合作，幫助在我們的學校創建更多友善的 ADHD 政策和空間。我有 35 年的教學經驗和 15 年的新聞記者經歷，現在我明白如何為 ADHD 多樣性進行倡議。因此，我撰寫有 ADHD 角色的小說、專欄文章，並指導閱讀計畫，幫助有神經多樣性狀況或有其它需求的學生。

4. 分享你的故事

根據有關減少心理健康污名的研究，「說故事」是為變革奠定基礎的最有效方式之一。人類對數據或正確性不會有太大反應，而會對情緒有反應，也就是某事給他們的*感受*。透過談論你的 ADHD，即使只有對一個人，或是聚焦於朝著 ADHD 友善世界邁出的微小正向行動，你可能正在創造「漣漪」。這些漣漪將促成你從未見面的人和系統做出變化。

66 約瑟夫，22 歲，美國俄亥俄州

> 我做過的最好的決定之一，就是坦白自己是神經多樣性者。我感覺自己更像自己，並且能夠與其他有相似經歷的人建立連結，甚至公開談論神經多樣性。曾有人說過我的話語產生了影響，這讓我持續寫作並公開講述神經多樣性。

66 茱莉亞，39 歲，美國加州

> 我在個人和專業生活中都毫不避諱地談論我的 AuDHD。當阿德拉（Adderall，聰明藥）短缺影響到我時，我坦誠地和我的老闆與團隊溝通。我在公開的工作平台上發言，我教育女兒要驕傲於她的大腦運作方式，永遠不要感到羞愧。

66 杜威，43 歲，美國科羅拉多州

> 我創作的藝術作品涉及心理健康和「社會多樣性」，希望開啟更深入的對話，探討身而為人的意義。我提出這樣的問題：「誰制定了這些（社會可接受的）規則，為什麼？如果我們選擇不遵循這些規則會怎樣？」我相信這幫助那些神經多樣性者感受到不再孤單，也有助於與神經典型者進行對話，擴展他們對他人和自己的理解。

66 阿蘭娜，30 歲，美國賓州

> 每當我需要特殊便利設施時，我會努力公開表達這是因為 ADHD，即使不是必須的。這樣可以讓人們知道，這個診斷疾病在成年後仍需要特殊便利設施。

"珍，32 歲，美國

> 每當我感到安全，我就能自我揭露，儘管這很困難。當人們在日常互動中（無論是面對面或線上）看到一個有 AuDHD 的人時，人們就會明白他並不是怪物，不僅是用極端或刻板印象的眼光來看他。揭開「他者」的神秘面紗是有力量的。我藉由真實地存在人們面前，並對我的困境與成就保持開放和誠實，希望能將人性從冷漠和無情的氛圍中重新帶回。畢竟不一樣，不等於比別人差。

觀點

當你開始著手改變世界，要明白你所持的觀點與其他人並不相同。其他人可能認為改變是不可能的、想要不同類型的變化、希望加速變化的發生，或者壓根不想改變。你對世界的看法可能會有很多底層原因。

其中一個原因是，大腦本身就會出現錯誤。

我們*總是*以不精確的視角看待世界。這是我曾從《懷疑者指南》（The Skeptic's Guide to the Universe）學到的事，但在寫這本書的過程中，其中一段話再次提醒了我。一位來自華盛頓的悲傷輔導員布萊恩，描述自己在一次事故中失去了一根手指的情況：

> 「在我失去手指後，我的大腦無法接受它的缺失，於是它假設這世界出了問題。當我把手放在桌子上，我的大腦感知到桌子上有個洞，我的手指應該在那裡，而不是認知到手指再也不存在了。我的大腦至少花了半年時間，才開始接受這個世界並沒有壞掉或缺失，而是我身上的一部分缺失了。」

我們對世界的看法是透過感官來獲取的。大腦通過將這些訊息與既有知識

進行比較來編碼，並填補進任何空缺。然而，當輸入的訊息與我們的現有觀點相符並能夠理解時，我們才會將其納入。如果這些訊息威脅到我們的自尊和自我概念，我們往往會拒絕它。理解這一點非常重要，因為這意味著：人們改變想法的方式，不是用我告訴他的事取代他已知的事，而是在他可以接受的情況下，將其融入他的現有觀點中。

觀點的轉變無法被強迫。如果你與某人分享的資訊與他們目前相信的資訊相左，轉變可能需要時間醞釀（如果它真的發生的話）。即使這資訊是真實的，且你能提供證據來證明它的真實性，情況仍然如此。有時，人們會在自己的觀點周圍建立防禦堡壘，並尋找證據來加強自己的觀點，以至於沒有人能輕易地推翻它們。

讓某人更容易理解我們的視角的方法是聯結。在一首名為《四隻眼睛》（Quattro Occhi）的義大利詩中，詩人描述了當你戀愛時，可以用四隻眼睛而非兩隻眼睛來看世界。

我非常喜愛這首詩，因為它捕捉到了愛一個人能使人生改變的主要原因。我們能夠從認為我們美麗、聰明或勇敢的人的視角來看待自己，即使在我們只看到困境時，也能看見自己的優勢。同時我們能透過他們的視角來體驗世界。不過，這存有潛在危險，如果我們信任他人更勝過相信自己，最終仍然可能只剩下兩隻眼睛……用他們的視角來看待世界。*

如果你長期待在一個全部人都接收並重複同樣觀點的環境中，這種情況也會發生。對於許多有 ADHD 的人來說，我們沒有機會用自己的兩隻眼睛看待世界，因為在大部分人生中，我們經歷且內化了神經典型者的觀點，讓我們知道應該如何在這個世界上立足。

在我努力成為演員的時候，周圍包括經紀人、經理、選角導演很多人告訴

---

* 這種情況在虐待關係中特別常見，在這種關係中，你可能會感到孤立、被操控，或者經歷「煤氣燈效應」（即被說服放棄自己的觀點，轉而接受對對方最有利的觀點，這使你感覺自己快要失去理智。）

我他們如何看待我，以及他們認為我需要改變什麼才能在他們的世界中被接受。直到某位同業人士跟我說，用自己真實的面貌示人是可行的，我才開始轉變對自己、以及對我需要成為什麼的看法。反過來，我也能為其他人做到這一點。我改變世界的方式並不是要求世界改變，而是分享我的觀點同時傾聽他人的觀點，學會用四隻眼睛而非兩隻眼睛來看待這世界。

當我們在安全感足夠的情況下敞開心靈，接納其他觀點時，我們能接觸到新的想法，並獲得更多選擇，這有助於改變世界。我們可以彼此分享所知，從而獲得新的資訊和工具。此外，當我們與他人交談並試圖理解他的觀點時，他也能更清楚地聽見我們的看法。這也意味著，你不能只想著要改變世界，你還必須準備好被改變。進行這些對話可以拓展你的視野，但有時也可能受到威脅，甚至被顛覆。在聆聽和學習來自這個社群、研究、其他倡議者、我的團隊，以及網友的過程中，我自己的觀念也多次發生了劇烈變化。

雖然這些對話所帶來的觀念轉變可能會讓人感到困惑，但我很高興地跟大家報告，它同時能賦予人更大的力量。當我們分享不同的觀點時，我們的觀點變得更加完整，這使我們更容易與他人聯結，聆聽他們的觀點而不失去自己的立場。新觀點不再對我們構建的世界觀產生威脅，而我們對於追求美好世界的願景變得更加清晰可實現。

最後，我想和你分享一個迪爾德麗曾告訴我的觀點：如果你想改變世界，你可以。現在，就在此時此刻。如果你希望世界變得更多包容和理解，那麼首先要接受和理解某人，這樣世界將變成一個充滿包容和理解的地方。這是無法避免的，因為你是整個系統的一部分，我們都是。

── 故事與結局 ──

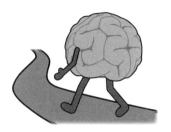

黃葉林裡岔出兩條路，

可惜我無法同時涉足，

身為旅人，駐足許久，

沿其中一條極目遠望，

只見路彎入灌木叢深處……

——羅伯特·弗羅斯特（Robert Frost），〈未行之路〉（The Road Not Taken*）

「但是」以及「因此」

我們的生活並不是書頁上的故事。

我們無法決定接下來會發生什麼，也無法決定其他角色會做什麼。

儘管如此，我們的生活中依然充滿了故事，有我們告訴自己的故事、試圖演繹出的敘事，以及想改寫的往事篇章。

---

* 我最近發現自己錯過了這首詩最美的部分（大多數人也是如此，這就是為何它的題名常被誤稱為〈人煙罕至之路〉）。*敘述者所選擇的路並不是那條較少人走的路*。正如他在詩的前段指出「兩條路相差無幾」，但現在他已經選擇了其中一條，他知道將來會講述自己如何選擇這條路的故事，並會用賦予此選擇意義的方式來講述：「我選擇了那條較少人走的路／而這讓一切變得不同。」

就如同電影和書一般，我們生活中的故事路徑並非線性的，不是「我們先做這個，然後做那個，再接著做這個和那個」。就像所有好故事一樣，我們會遇到重重障礙與選擇，不斷面臨「但是」以及「因此」。

我們的主角這樣做。

但是……這發生了！

因此……他們做了一個新的選擇。

無論他們面對的障礙來自內部或外部，對於我們的英雄來說都是一個*抉擇時刻*：他們可以嘗試繼續沿著原路前行，或者改變方向。

他們的選擇可能有限，他們可能沒有理想的選擇，他們甚至可能沒有足夠的資訊來做出那些看似顯而易見的選擇。但他們確實*擁有*選擇的權力，並且做出了選擇。

以我本身的故事來說，過去花 7 年學習我的大腦如何運作，幫助我認識到更多這樣的*抉擇時刻*。它幫助我理解了那些「但是」，也就是不斷遇到的隱形障礙，並給了我更多有效的選擇。

起初我是這樣的：

我需要填寫這個表格。

但是……我持續感到沮喪和不知所措。

因此……我會避免填寫，轉而玩電玩遊戲，同時感到自己是一個無法變成熟的可怕人類。

後來轉變為：

我需要填寫這個表格。

但是……我感到沮喪和不知所措。

因此……哦，這可能是工作記憶的問題。我需要一步一步來，將指示放在一旁以便參考，或也許使用一個活躍的「替身」來支持，請他在我填寫的時候讀給我聽。

我學會了放下自己「應該」有多努力的想法，根據*實際*情況做出選擇。我讓那些隱形的障礙變得可見，這使得我有時*能夠*繞過它們。當我再次遇到這些障礙時，我知道該怎麼做，它們只是讓我放慢速度，但不再阻止我前進。

> 我學會了放下自己「應該」有多努力的想法，根據實際情況做出選擇。

因為我了解了大腦的運作，我從不尊重自己因失敗而感到的挫敗，轉而尊重那些導致失敗的挑戰。最終，這幫助我更尊重我自己。

就像英雄之旅中的英雄，或是在〈未行之路〉中的旅人，我們的力量不在於決定故事的走向，甚至不在於預測它將如何發展。

我們的力量在於評估接收到的訊息，並做出新的選擇。*

現在，我學會了不僅在路途中遇到障礙時讓自己選擇，還要選擇自己所走的路。

有很多警示信號顯示某條路不適合我，或無法帶我到達我想去的地方，但不管遇到多少警示信號，我有時還是會堅持踏上這條路，特別是現在我有這麼多應對路途中障礙的選擇。在某種程度上，我仍在*試著更努力*，只是現在我的工具箱裡有更多適合 ADHD 的選項。

如果我想要真正的賦權，僅在應對障礙的方式上擁有選擇是不夠的。

我需要選擇我前往的道路，也需要選擇是否繼續*走*下去。在悲傷與失落的輔導員支持下，我正在學著給自己這樣的選擇。†

---

* 這個選擇可以涉及一個行動，或是我們對經驗所賦予的意義。正如羅伯特・弗羅斯特在詩中可能暗示的那樣，「我們如何講述自己的故事」是過了選擇道路的日子之後，仍然可以做出的選擇。

† 他溫和地提醒我，我們從來沒有完全的選擇權。但是，學會不再太過依賴於達成結果或避免特定的結果，可以讓我們更能接觸到真正擁有的選擇。

我別無選擇（但必須給自己選擇）

對我來說，完成這本書象徵著一段 7 年旅程的結束。這段時間我將生活暫停，努力學習如何更有效地與自己的大腦合作。在旅程的開始，我的目標是學會如何與大腦合作，而不是對抗它，並將所學內容整理到一個我能再次找到的地方。接著，一旦我完成了這些，就可以回到我的日常生活中，只有此時是「成功的」。*

我規劃旅程的方式，就像大多數人規劃去商店選購晚餐所需的食材一樣。*我會快快出去，馬上回來。你能暫停一下節目嗎？*

然而我很快就清楚，要做出「如何與我的大腦合作」的食譜，比我預期要複雜得多，這涉及了大量的神經科學「調味料」。

直到我走到這條路的盡頭，我都無法完全相信自己能達到這裡。我一直有種感覺，可能會有人意識到我不應該在這裡，然後把我踢出這間店。*一個大學肄業生怎麼能在網路上解釋研究？怎麼能發表 TEDx 演講？怎麼能寫書？*

而且，我一生從未完成過任何長期專案，不論人們多麼常告訴我我有「潛力」做到。

我擔心自己會失敗或是感到無聊，甚或熱情燃燒殆盡。有時，我真的經歷了這些。

但我成功了。我幾乎把自己放進一所神經多樣性的大學裡，我交出了這本書的初稿，我走到了這條路的終點。在達成的那一天我意識到⋯⋯我終於可以回到以往的生活了。

我興奮地瀏覽了曾暫停的目標：

• 為了我媽媽建造那個幾乎完成的漂亮後院，裡頭有一個充滿能量的大營火坑，讓我能用來招待新朋友。

---

* 別擔心！大腦們，我哪裡也不去。

- 種植有機蔬菜園，為後院畫龍點睛。
- 在表演課之*前*能更好地記住我的台詞，這樣我就不必因為忘記台詞而錯過一半的課堂時間。
- 享受和朋友們共度的時光，而不會因為自己在某方面落後感到恐慌。一旦我明白了如何應對社交場合，我對參加同事家裡的泳池派對就會更有信心。
- 讓我的經紀人和選角導演印象深刻，最終獲得我團隊預期我能勝任的主角角色。這樣我就能讓媽媽的生活變得更輕鬆些，並彌補我曾增添在她身上的生活負擔。

這些目標現在大多已不再有意義。自從我開始這段旅程以來，發生了太多變化。

我媽媽去世了，我已經處理好這段痛苦日子。我意識到再也無法讓她的生活變得更輕鬆，這讓我心碎，因為這正是我如此渴望成功的原因，也是我最初開始這段旅程的原因。這種意義的喪失，導致我在「感受、調整與運用你的情緒」這章開頭分享的經歷的主要因素之一。

我們已經賣掉了那座房子，連同那個後院。我現在的居所已沒有後院。

我辭掉了服務員的工作，已沒有同事的泳池派對可參加。我現在住在西雅圖，我在這兒認識的人不多，而且，這裡也不太可能有泳池。

我已經決定，我更喜歡現在的工作大於演戲，所以沒必要再回去上表演課，而且，從這裡到教室的距離*千里迢迢*。

我可以回到我的生活，*除了……*

這*7年*來，我已經沒有任何可以回去的生活了。

這個認知讓我感到震驚。

我一直心繫於旅程「應該」如何結束，以至於沒有注意到它已經無法如此結束。

顯然，我有了一份新職業，住在一座新城市，結交了新伴侶，我熱愛這些生活的變化。我知道已放棄了一些原以為會回去的生活，但全部放棄了嗎？我並沒有做出這樣的選擇。我會這樣選擇嗎？

如果我知道可以依據新資訊做出不同的選擇，我會選擇繼續走這條路嗎？我會在熟悉的生活全部消失之前，就決定我已在這條路上取得足夠的進步而就此打住嗎？如果我沒有如此執著於完成設定的目標，我是否會重新開始原本生活的某些部分？如果我能足夠警覺，注意到我過去的雄心壯志正逐漸消失，我還會繼續為那些已不再現實的目標奮鬥嗎？

或許更重要的是，我對這段旅程的結果是否感到滿意？我是否能接受自己無法回到那心中嚮往的生活？是否接受自己正在用旅途中所創造的生活，來重新塑造未來的生活？

故事中的另一個真理是，角色在故事開頭所追求的，並不一定是他們最後得到的東西。結局是他們可能無法得到那個重要且激勵人心的東西，即便他們願意赴湯蹈火、斬殺巨龍去追求。然而，我們依然有美好的結局。為什麼呢？

在旅程結束時，他們意識到：他們所追求的並不是自己真正需要的。

我現在明白，對我來說也是如此。

當我開始了這段學習關於自己大腦的旅程時，我以為需要的是克服 ADHD 困境的工具和知識，讓我成為「應該」成為的那個人。如果能用這些工具避開隱形障礙，我猜就能獲得快樂、過上充實的生活，並照顧到我愛的人。

實際上，我需要的是放手。我需要放下對於自己「應該」成為什麼的僵化期望，因為這些期望是我不快樂的主因。我必須放下這種想法：我一定要達到某種程度的功能，才能享受生活和照顧我愛的人。

我真正需要「克服」的是這種偏誤的*觀點*，這樣我就能以已經能做到的方式享受生活、照顧我愛的人。我需要接受我自己、我所處的位置，以及我能給予的事物，並在自我的旅程中找到快樂和滿足，即便

> 我必須放下這種想法：我一定要達到某種程度的功能，才能享受生活和照顧我愛的人。

同時在追求「更多」，即便在努力成長的途中。

如果我的自我價值感取決於成為我不是的人，或是在不屬於我的位置，那我可能在讓自己好好*生活*之前，已浪費一輩子去追逐那些東西。即使我試圖達到「夠好／有能力」的起跑線，也可能會（且*的確如此*）失去我想要的生活。

希望有人告訴我，我不需要在*所有事情*上都很出色才能有價值。即使忘了回訊息，我依然可以被視為好朋友；即使無法成功管理車內雜物，我也能經營一個成功的事業。如果有人這樣告訴我，無論如何我都可以接受，包括我的ADHD。我可能忘了，或是因為全世界都在告訴我相反的意見，而忽略了這個聲音。

所以，我現在告訴你，並為你寫下這些話：

你已經是你應該成為的人。你*已經*在運用你擁有的工具、技能和資源，*達到*你的潛力範圍。範圍可能會隨著時間變化，但這就是我們大腦的運作方式。

我們在某些日子的表現會比其他日子更好，我們的專注程度會取決於該任務的吸引力。我們會分心，需要把事情寫下來，以免記不住太多東西。我們會失去時間感，低估完成事情需要的時間。我們在某些事情上會表現得非常出色，而在其他事情上卻極其糟糕。我們擁有很多才能，但可能難以持續發揮。而我們作為人類本身就應該被接納，並非在我們不再有 ADHD 的時候才被接納。你不需要被修理，因為你並不是一個損壞的正常版本。

你的大腦運作方式不同，而目標*不應該是修理這一點*；應該是，*考慮到這一點，我們該怎麼做？*

我們想嘗試什麼？我們想付出什麼？

什麼值得去做？

我想做什麼、想付出什麼？現在我可以做選擇，這真是太棒了。

因為我不會回到那個「應該」過的生活，我可以過上更符合我價值觀的生活，而不是我認為自己「應該」擁有的價值觀。我可以好奇我的真正價值觀是什麼，以及與之相符的生活是什麼樣子。我喜歡從相對空白的狀態開始這一

切，然而，如果這也能夠*選擇*會更好。

　　只用了幾天，我的大腦就構思出了一個新的英雄之旅。再一次，我帶著一個我相信值得赴湯蹈火、與惡龍戰鬥的願景出發：我想成為一位好的團隊領導者，並在我的平台上為其他聲音創造空間。我個人的旅程不再是自我提升，而是自我*實現*（投入 7 年時間執行自我提升已經夠久了）。

　　現在我明白了自己的大腦是如何運作的，我選擇了一條新路：放下與神經典型標準的比較，掌握住我的工具箱，並開始建立一個基於自己狀態的生活。我想學的不僅是如何做事情，而是什麼*值得*去做。我希望能回答一個新的問題，不是「我們如何達到潛力？」而是「我們如何以原廠設定的自己活出充實人生？」

　　這次，我自行設置了一些檢查點。我運用我學到的提示回憶技巧，來幫助自己記住：我可以選擇自己要走的路，並偶爾環顧四周，確保這仍是我想走的

> 我想學的不僅是如何做事情，而是什麼*值得去做*。

路。儘管對未來的想像能夠激勵我，我也努力放下對於它應該成為或應該如何發展的期望。因為我已明白，計畫趕不上變化。

　　我還學會了，直到達成某種成績之前，不必把整個生活和自我實現的追求都擱置一旁。

　　在我人生中的許多時刻，我都這樣做過。在 7 年的旅程中，或是在「我需要先完成這專案」的衝刺期間。

　　如果說我學到了什麼，那就是這世上沒有任何「必然發生」。我不會總是「之後有時間」，我希望達成的結果也不一定總能實現，而我永遠不會成為一個沒有 ADHD 的人。

　　因此，從現在起可以按照我的價值觀過生活，其實從當時就可以開始。當然，我有我的限制，但就像我的 YouTuber 同業暨 ADHD 患者好友哈娜・哈特告訴我的：創意往往在限制中發揮得更好。

嘿，看呀！這是起跑線。原來，我們可以劃定自己的起跑線。

你不必成為你想要成為的人或身處想要的位置，就可以開始享受自我、接納自己、尊重自己，並*照顧*自己。你可以開始按照自己的價值觀生活，不需要具備*所有*能力才能有價值……那是我們曾被教導的謊言。

你已經是你應該成為的人了。現在的你，已經可為他人做出很多貢獻。

這並不意味著你不能成長或追求目標，這意思是你不需要靠「賺取」才配得享受生活、照顧自己、貢獻才華或休息的權利，或是做你之前暫時擱置的事情。你可以現在就開始做這一切，或是只做一小部分，即使這部分比你想要的還要小。

我希望你在這本書中得到的不僅是資訊，而是能夠在自己的故事中識別出更多選擇的能力。

> 你已經是你應該成為的人了。

無論你在旅程的哪個階段，我希望你能放下這本書（希望能放在一個你可以再次找到的地方），回到一個因為我們一起走過這段旅程而變得更好的生活。我希望你能稍微放下你所依賴的成果，放下你已內化的期望。我希望在學習和成長的同時，你能在對你而言相當重要的領域持續進步。

假如你需要更多支持，你知道可以在這本書的哪個部分找到。7 年前，我決定把我所學的事放在一個不會遺失的地方，現在在想想，原來我也把我的大腦和心放在那裡。

無論你是透過 YouTube 頻道、TEDx 演講，還是在這些書頁上第一次與我們連結，請知道，你永遠不會孤單。你是屬於這裡的，我們有一整個社群存在於世界各地。希望在我們走過的各種道路上，我們的大腦和心，都能不斷找到彼此。

當我剛起步時，我對自己想要什麼並不清楚，我同時嘗試做太多事情，而我面對障礙的方式也並不合理。我在這段旅程中獲得最強大工具就是：清楚自己想達成的目標，並以有助於實現該目標的方式來應對遇到的障礙。本書第 292 頁的「克服障礙」工作表，正是為了幫助你做到這一點。

── 等等，還有一件事！！！──

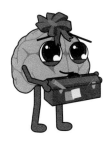

這很重要，我發誓。

──我，因為我有ADHD，總是無法按照順序講述任何故事，

總會漏掉一些重要的內容，顯然，包括我的故事。

發揮你的優勢

當我完成這本書的時候，我決定聯繫奈德・哈洛威博士（Dr. Ned Hallowell）。作為一名精神科醫師、作家和 ADHD 倡議者，他提倡 ADHD 帶來的優勢。他一直非常支持我和我的工作，但我擔心他會討厭我所寫的，因為我旅程中的很多部分都涉及到了解我的障礙（我或許擁有哈洛威的心，但我也得看巴克利的研究）。

在面對這個世界並實現對我有意義的目標時，接受、安慰和鼓勵我 ADHD 讓我與眾不同的相關客套話，都對我毫無幫助。真正有用的是，了解我的大腦如何在經驗和科學層面運作，這些知識讓我能有效地與大腦合作。

我發現，逐步了解自己的缺陷和障礙是一種賦權和認可，然而現在我已將這些資訊集中在一個地方。我擔心，我所描繪的 ADHD 圖像可能過於負面。那個偶然發現這本書的平行宇宙中的我，會因為這些內容感到振奮嗎？還是看

到我們在這世界中運作所需的所有工具和策略，會讓人感到不知所措、沮喪，甚至絕望？

我知道 ADHD 也有其正面之處，我在社群中、甚至在自己身上都看到了這些優勢。只是，我不知道該如何在一本描述學習障礙的旅程之書中，突顯這些優勢。我無法像哈洛威博士經常說的那樣，稱 ADHD 是一份禮物，因為研究明確指出它*並不是*；至少，並非完全如此。即使是我們的「超能力」，例如過度專注，源於注意力調節的困難，而這並非總是愉快的。我們的困境是*真實的*。

我請教哈洛威博士是否有任何關於優勢的研究，以便我能以將其納入書中。「研究其實並不專注於這一點，」他說：「人們常常曲解我的話。我並不是說ADHD是一份禮物，它是一種*潛在*的禮物，但也可能是潛在的災難。不過，仍然要繼續跟他們說些故事，告訴他們那些發揮自己優勢的人的故事。」

他開始列舉一長串利用自己優勢的人。我邊點頭邊做筆記。「妳看看妳！」他說：「看看妳透過發揮自己的優勢達成了多少成就！」

「有嗎？」我眨了眨眼。

「我們經常不去認識自己的優勢，」哈洛威博士解釋說：「但我們需要這樣做。」這就是為*什麼*他要指出這些優勢，否則，我們看不見它們。他有一位聰穎的患者從未意識到自己很聰明，因為她常常覺得自己並不聰明。戴夫・皮爾奇（Dav Pilkey），《內褲超人》漫畫的作者，因在課堂上擾亂秩序且讓其他學生大笑而受到嚴屬懲罰。但他發揮了這個*優勢*，獲得了成功。現在，他讓更多人開心大笑。

我回想起我的旅程是如何開始的。在我還不了解我的 ADHD 之前，在我還不知道如何識別障礙之前，在我還沒有工具、團隊以及過去 7 年所學的語言之前。

我做了什麼？

我用已經擁有的工具、特質、價值觀和技能，做了我能做的許多事情，其

中很多我從未認為是有價值的。

我衝動地開始了一個 YouTube 頻道，沒有考慮其他選項。我沒有意識到這其實是個跳出框架的想法，我只是想著把學到的知識放 YouTube 就不會搞丟了。

我喜歡幫助他人，因此決定將這些影片公開，並熱情地參與相關社群，沒有考慮到在網路世界公開談論我的 ADHD 困境可能帶來的後果。我「天真地」信任人們的態度，幫助我變得真誠、開放，並接受他人的幫助。

無止境的好奇心讓我花了很多時間在網路上搜尋資訊，甚至因此被瑜伽館解僱了志工接待員的職位，但這種好奇心在我貪婪地吸收有關 ADHD 的知識時卻派上用場。

我在剪輯影片時遇到困難，因為我經常偏離主題，並且不斷忘記自己在說什麼，我並沒有試著提升自己即時組織思考的能力，而是開始寫劇本。*

這當然也成為了自己的挑戰。我對記台詞有困難，不過，我喜歡去 Staples 辦公用品連鎖店！加上曾在那些表演課上毫無準備地出現，讓我變得非常擅長即興朗讀。我買了一塊海報板，將劇本用 30 號字體印出來，讀出每一行，並且對著鏡頭朗讀。

我的影片中頻繁的剪接，是為了隱藏每句台詞之間的停頓，這也讓影片對我們的社群來說，變得更加引人入勝。

整個過程中，我的熱情、對關心事物的痴迷一直在驅動著我。當我搞定一個挑戰之後，另一個挑戰又會出現，但因為沒有規則可循，我就以對我而言更容易的方式去處理。

我直覺地避開了自己的弱點，轉而發揮我的優勢，這些優勢往往是我面臨的挑戰的另一面，例如我*經常*進入過度專注的狀態。

---

* 我為此找了一位編輯，當我還負擔不起請編輯的錢時，我進行了以物易物。結果發現，我喜歡幫*別*人洗衣服。

> 在我的募資平台支持者的幫助下，我們整理了一個 ADHD 患者常見（並受到重視）的優勢賓果板，請見第 294 頁。沒有人擁有所有的優勢，但我們大多數人都有幾個，而這些優勢通常與我們的 ADHD 有關。

我也有一些與 ADHD 挑戰無關的優勢。

我的閱讀理解能力達到了天才兒童的水平，這在我試圖在沒接受過訓練下理解那些研究論文派上了用場。

我從演藝生涯中獲得了一些可轉換的技能：如何比別人更能靜止不動、如何展現自己的脆弱、應對批評時該怎麼反應，以及與其他創意者合作。

作為服務生，我的工作時間彈性，當我延遲且需要寫作時可以找人代班。我在工作時總是帶著一本筆記本，常常把新的想法隨手寫下來。

我曾經對自己無法像詩人那樣用優美而複雜的方式描述簡單事物而感到沮喪。即使是最複雜的想法，我也只能用簡單的詞語去描述。結果發現，這是一種在科學傳播上非常有用的才能。能夠將複雜的資訊提煉成任何人都能理解的詞語，而不失去太多的細微差別，這是一種**優勢**。

我開始意識到，許多我曾創造的成功都是在我被允許發揮自己的優勢時實現的。

我因為達到閱讀目標而獲得的披薩（謝謝 Pizza Hut BOOK IT! 計畫）。我用 CorelDRAW 軟體畫的小門票。我在統計課得到 A 的好成績，因為教授同意我和一位我想留下深刻印象的朋友一起上課，即使我根本沒有選到這門課。因為能選擇自己感興趣的主題，使我寫出品質良好的論文。我在服務業表現出色，而那家餐廳對我上班遲到 4 分鐘的情況也比較寬容，我也讓我們團隊得到了很多好評（以及來自總公司的特別嘉許電話）。

我想起了在我 YouTube 職涯中學到的一件事，當時我對自己如何成功感到困惑，甚至我仍然困擾於許多事情。當我因為雇用保潔人員而不試著提高自

己的清潔能力時感到內疚，我會提醒自己這個事實：

最成功的人不是那些在自己不擅長的領域變得優秀的人；而是那些發揮自己優勢的人。

如果有機會，這是我們本能就會做的事。我們不僅可以透過學習困難的事來提升自己，更能透過持續精進已經擅長的事更上一層樓。

我們擁有與他人*不同*的內在優勢、技術、才能和適應能力，且這些特質的組合是獨一無二的。因為我們的大腦運作方式不同，我們不僅*已經擁有*這些優勢，還會發展出別人沒有的優勢，我們以別人不會想到的方式*運用*自己的技能和優勢。理解這一點也幫助我明白，儘管我已經了解 ADHD 可能帶來的困擾，我仍然喜*歡*身為一位神經多樣性者。

隨著世界開始認識到，*邊緣地帶往往充滿驚喜趣事*。正因為我的神經多樣性，我實現了其他人無法做到、甚或不會想去嘗試的事，而我透過發揮自己的優勢做到這一點。

這並不是說我們必須要出色或做出驚人的成就來「彌補」我們有 ADHD 的事實。這種觀念源自已被內化的能力主義，與認為我們「應該是」神經典型的信念一樣。這可能同樣有害，甚至更糟，因為現在我們被期望達到一個相同的標準，甚至還要*超越*它們。

如同哈洛威博士一樣，我想強調我們的優勢，因為如果不這樣做，我們可能會一輩子都專注於自己不擅長的事情。我們可能甚至不明白自己擁有優勢，因為它並不在社會期望中，也因為它往往存在於我們被告知是「壞」特質的另一面。

我們都需要對自己特殊的優勢保持好奇心，並學會如何有效且聯繫緊密地依靠彼此，相互利用我們自己沒有的優勢。這對於那些生活在邊緣、優勢與劣勢都遠離平均水平的人尤其重要。

用《龍與地下城》來比喻，你不會把法師放在前線，也不會期望他們單獨對抗龍，否則他們會死。你需要組織一個擁有不同技能和優勢的隊伍，讓每個

人都能專注於自己擅長的事情。沒有人能在所有事情上都出色，這就是為什麼你千萬不能分開行動。

有時我們需要將那些阻礙進步的數值升級，但這並不意味著要以犧牲我們已經擅長的事情為代價。

我很高興我在開始時不知道這一點，否則肯定不會花 7 年時間專注於「克服」我的挑戰。我也很高興自己學到了這本書中分享的所有工具。我們無法完全逃避那些讓人陷入困境的事，有些事對於過充實的生活是重要的，比如睡眠、交朋友，或者大致了解時間的運作方式。當要應對那些不友善 ADHD 的事情，擁有一些工具是很有用的，例如耗時 2 年時間出版一本書的過程中，我就需要用到*很多*這些工具。擁有工具，並理解如何以及何時使用它們，可以讓我們更容易以獨特且改變世界的方式來運用自己的優勢。

我希望在平行宇宙中的我和你，親愛的讀者們，了解這一點：你不必等到自己擅長使用這些工具才開始與大腦合作，而不是對抗它。如果你忘了這需策略或者找不到它們，也*沒有關係*。與你的大腦合作是隨時都可以開始的，即使你對本書一個字都不記得也無妨。

> 與你的大腦合作是隨時都可以開始的，即使你對本書一個字都不記得也無妨。

你可以透過發揮自己的優勢，做到上述這一點。

雖然這並不是「與你的大腦合作，而不是對抗它」的完整圖像，但正如我謙卑地意識到，這絕對是最重要的部分。我們的優勢就是我們的潛力所在，提升它對我們來說最有意義。此外，學會有效地應對挑戰需要一定時間；而發揮你的優勢可以立即開始。

你可能和我一樣，一開始並不清楚自己的優勢是什麼，因為對你來說，那些只是感覺起來不那麼困難的事情。我們很容易會這樣貶低自己的優勢：「嗯，那只是件簡單的事，對吧？」其實並不是，並不是對每個人而言都簡單。

你可以透過做那些對你來說輕鬆的事情，來開始發揮自己的優勢。

「我覺得什麼事情是輕而易舉的？人們說過他們欣賞我能做到什麼？人們

在什麼事情上會向我尋求幫助？當有機會以我想要的方式做某件困難任務時，我會怎麼做？」

上述問題的答案就是你的優勢，而我們每個人都有一些。這也引出了我想說的重點：這個社群最大的優勢之一就是*彼此*。我們每個人的優勢都不同，我們為別人做某件事往往比為自己做事容易得多。我們喜歡幫助別人，我們知道陷入困境的感受，這個社群在有效的相互依賴方面非常出色。他們教會我，依賴彼此的優勢本身就是一種優勢，當我們能做到這一點時……

我們的怪異並沒有問題。

我們的困境也沒有問題。

我們不需要更加努力。

我們與眾不同，我們很美好，而且我們並不孤單。

附錄 1 ｜ 工具箱工作表

我認為很有幫助的工具：

_____

_____

_____

_____

我正在嘗試的工具：

_____

_____

_____

_____

我工具箱中的工具：

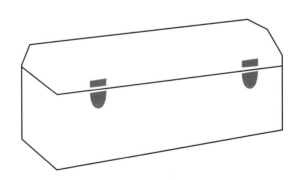

附錄 2 ｜許可證

_____ 允許停止以下行為：
（你的名字）

（勾選所有適用的項目，並可自行添加內容）

☐ 嘗試更加努力

☐ 彌補失去的時間

☐ 你的大腦突然說服你，**現在你有時間去做**的任何其他事

☐ _____

☐ _____

☐ _____

☐ _____

從 _____ 直到（至少圈選一項）你對努力的方向有更好的想法／你已經
（日期）

完成這本書中足夠多的策略，你感到能夠更有效地與自己的大腦合作／你已經

得到了足夠的休息以及自我照顧

_____
（在此寫下你自己的標準）

這份許可證不會過期，並可隨時重新發放。

簽名：你的大腦

見證人： Jessica McCabe

傑西卡・麥凱布

附錄 3 │ 決策平衡工作表

我們考慮做出改變以幫助達成目標時，大多數人並不會全盤考慮所有「方面」。除了可能阻礙我們與動機無關的問題，例如技能差距、資源不足、或是完全忘記目標，我們常常也會忘記始終存在著不會改變的動機。

指示： 填寫工作表。接著環視整體情況，並比對每個工具箱，也許可以和某人討論並尋求反饋。最後問自己：「花在這個改變的成本值得嗎？這是我想要投入精力的地方嗎？」

想達成的目標是：

_____

為了達成目標我考慮做的改變是：

_____

	優點／好處	缺點／成本
不改變	現狀的好處是什麼？ 繼續保持相同行為的好處是什麼？	現狀的缺點是什麼？ 不改變行為的缺點是什麼？
改變	改變行為的好處是什麼？ 會發生哪些好的事情？	改變行為的缺點是什麼？

在考慮改變的優點和缺點之後，請記住：

這是你的決定，最終必須由你決定什麼才能促使你改變。比如，你可以為想要的改變添加獎勵；或者嘗試將這個工作表應用於不同類型的改變，這可能會以對你更有價值的方式幫助你達成目標！

在做出改變的決定時，感到矛盾情緒是很正常的。

附錄 4 │克服障礙工作表

指示：填寫工作表。你可以任意複製這份工作表，想練習幾次就練幾次。你可以在事後檢討，或是預想未來可能遇到的障礙並提前做好準備。當我們能夠識別自己的選擇點，並做出有意識的選擇時，同樣的「場景」往往可以朝著更有幫助的方向發展。

對我來說真正重要的事情是什麼（我正在進行或想開始的英雄之旅）？

_____

_____

為什麼這對我很重要？我希望達成什麼？

_____

_____

當障礙出現並阻礙我達成目標時，會發生什麼情況？這時的「場景」看起來是什麼樣？

_____

_____

我做（行動）：_____

但（面臨的障礙）：_____

因此（不利的行動／選擇）：_____

_____

有什麼不同的方式可以讓這一切更有助於達成你的目標？

我做（行動）：＿＿＿＿＿＿＿＿＿＿＿＿＿＿＿＿＿＿＿＿＿

但（面臨的障礙）：＿＿＿＿＿＿＿＿＿＿＿＿＿＿＿＿＿＿＿

因此（可能有幫助的新行動／選擇）：＿＿＿＿＿＿＿＿＿＿＿

＿＿＿＿＿＿＿＿＿＿＿＿＿＿＿＿＿＿＿＿＿＿＿＿＿＿＿＿＿

請記住，新資訊進入也可能改變我們的選擇。你打算什麼時候重新評估，看看這條路是否仍然有意義？ *

---

* 可將提醒事項加到你的行事曆裡，或是設定手機鬧鐘……等。

附錄 5 ｜優勢賓果板

如果你想從自己的優勢開始，請在這個網格上圈出你欣賞的特質，或者別人欣
賞你的特質。你也可以用以下網格來玩賓果，當你收到關於某個優勢的讚美時
就標記出來。由你自己選擇怎麼玩！

創造力	對新體驗的開放性	隨興	同理心	適應力
獨創性	萬事通	堅持不懈	直覺	高能量
熱忱	在壓力下保持冷靜		幽默感	解決問題
打破常規思考	快速學習	情商	冒險精神	靈活性
好奇心	模式識別	建立聯繫	足智多謀	韌性

想查看我在書中引用的研究文獻

請前往 https://howtoadhd.com/book，或連結下方 QR 碼

詞彙表

　　找到共同的語言使我們的 ADHD 社群得以敞開心扉談論那些曾讓我們感到羞愧的經歷。這個詞彙表中的定義，旨在澄清這些詞彙和短語在目前 ADHD 社群中的用法，以及我在*本書中*的使用方式。話雖如此，語言日異月更，特別是在談論前沿科學和快速演變的文化時，因此這些定義並不一定是正規或是絕對的。

　　* 有星號標示的詞彙源自 How to ADHD 頻道！

能力歧視（ableism／名詞）：對於身心障礙人士（包括 ADHD 患者）的歧視和社會偏見，基於認為（神經）典型的能力或擁有（神經）典型能力的人天生更好或更有價值的信念。

便利設施（accommodations／複數名詞）：對任務、工具、活動或環境進行的修改或調整，為身心障礙人士創造可及性。

述情障礙（alexithymia／名詞）：對於識別和描述自己或他人的感受無能或能力受損。

非自閉症（Allistic／形容詞）：用來描述一個不是自閉症患者的人。

大腦（Brains／名詞）*：一個親切的用語，指稱那些正在學習如何與自己的大腦合作，而不是對抗的 ADHD 及神經多樣性人士。（哈囉，大腦們！）

大腦奶昔（brain smoothie／名詞）*：一個比喻性用語，指個體大腦內特定神經傳遞物質的組成（或當前的混合比例）。

時型（chronotype／名詞）：基於個體的晝夜節律，身體在一天中特定時間保持清醒／警覺，或是困倦／入睡的自然傾向。

晝夜節律（circadian rhythm／名詞）：一種自然、內在的過程，調節一天之內的睡眠 - 覺醒週期和身體機能，有如身體的內部「時鐘」。

決策癱瘓（decision paralysis／名詞）：由於害怕做出錯誤選擇和／或感到不知所措，而無法決定該做什麼。在有 ADHD 的人之中，常見表現為感覺「卡

住」，無法開始一項任務，或者會透過變換做其它事來拖延。

身心障礙（disability ／名詞）：根據《美國身心障礙者法》（ADA），身心障礙被定義為「實質限制一項或多項主要生活活動的心理或生理損傷。」

發散性思維（divergent thinking ／名詞）：一種認知過程，通過探索多種可能的解決方案，或從一個想法跳到另一個想法來產生創意。發散性思維通常是自然地發生，鮮少是連續性的，並且傾向於產生大量獨特的想法。

情緒調節困難（emotion dysregulation ／名詞）：控制情緒反應的能力受損，可能導致極端和／或不成比例的反應，這些反應不一定與現實情況相符。

情緒衝動性（emotional impulsivity ／名詞）：相較於非 ADHD 的同齡人，ADHD 患者對事件和觸發因素的情緒反應的迅速性和強烈程度。這與我們在反應抑制方面的缺陷有關，當刺激出現時，我們會自動做出反應。

執行功能（executive function, EF ／名詞）：一組自上而下的認知過程（執行功能），幫助我們自我調節，使我們能夠有效地規劃、優先排序並持續努力朝著長期目標前進。

外在動機（extrinsic motivation ／名詞）：參與某項活動或完成某項任務的動力，這種動力基於執行（或不執行）該任務的外部後果。

自由回憶（free recall ／名詞）：能夠自發地從記憶中檢索資訊，而不需要任何提示或觸發。也稱為*無提示回憶*（uncued recall）

心（Hearts ／複數名詞）*：一個親切的用語，指那些關心、愛護並希望學習如何支持或改善與 ADHD 患者之間關係的人。

過度專注（hyperfocus ／名詞、動詞）：ADHD 患者因注意力調節的差異，而經歷深度投入、持續專注甚至到達心流的狀態。

身分優先語言（identity-first language ／名詞）：將一個人的神經多樣性視為其身分基本特徵的語言。身心障礙倡議者，特別是聾啞人或自閉症倡議者通常強烈偏好這種語言，因為堅持使用以身分為優先的語言的人，往往將這些狀況視為需要「修正」或「治癒」的問題，而在此背後存在著污名和偏見。

內感受（interoception／**名詞**）：對內部信號的感知，例如饑餓、口渴和疲倦。

身分交織（intersectionality／**名詞**）：一個由美國民權倡導者金柏莉・坎秀（Kimberlé Crenshaw）創造的用語：「身分交織是一個隱喻，用於理解多種不平等或劣勢的形式如何相互交織，並產生不被理解的障礙。」

內在動機（intrinsic motivation／**名詞**）：參與某項活動或完成某項任務的內在動力，僅因為我們覺得這樣做有趣、愉快或令人滿足。

掩飾（masking／**動詞**）：執行預期的神經典型行為，以取代與各種神經發展診斷相關的行為。掩飾是有意識（或潛意識）的選擇，也可以是由社會條件形成的習慣。

神經多樣性人士（neurodivergent, ND／**名詞**）：一個總稱，用於描述神經發展或功能與典型情況不同的人（或群體）。

神經多樣性（neurodiversity／**名詞**）：由社會學家茱蒂・辛格（Judy Singer）創造的術語，旨在提升對大腦結構和功能存在的多樣性（神經類型）的認識。神經多樣人士（neurodivergent/neurodivergence）指的是具有非典型神經發展的個體，而神經多樣性（neurodi¬verse/neurodiversity）指擁有不同大腦類型的人群，包括神經典型的人。

神經辣味（neuro-spicy／**形容詞**）：在神經多樣性網路社群中，用來親切而趣味地描述所有大腦運作不同的人，包括那些尚未被診斷的人。

神經典型（neurotypical, NT／**形容詞**）：用來描述 1. 經歷或正在經歷典型神經發展或功能的人，或 2. 以典型神經發展或功能為假設所設計的事物。

以人為本的語言（person-first language／**名詞**）：一種強調個體性的語言模式。與身分優先語言相反，將身心障礙視為一個人的次要特徵，而非用障礙來定義一個人。

前瞻性記憶（prospective memory／**名詞**）：記住未來要做某事的能力。前瞻記憶有不同的類型，ADHD 患者在*基於時間*的前瞻性記憶受到損害。

拒絕敏感度（rejection sensitivity, RS／**名詞**）：對拒絕，甚至是感知上的拒

絕感到深切痛苦的傾向。拒絕敏感度並非 ADHD 特有，但由於情緒調節困難，以及相比神經典型同齡人更多的實際被拒絕經歷，這在 ADHD 患者中是一種非常普遍的經歷。

自我差距（self-discrepancy ／**名詞**）：我們認為自己是誰（實際自我）與我們希望成為誰（理想自我）之間的差距。自我差距理論指出，這種差距會導致負面情緒，包括失望與不滿、恐懼與被威脅感、羞愧、尷尬，以及感到道德上毫無價值或虛弱無力。能力歧視，包括內化的能力歧視，會加劇這種自我差距。（詳情見「改變，讓世界更友善」）

任務轉換（set-shifting ／**動詞**）：在具有不同認知需求的任務和活動之間切換。

時間盲（time blindness/nearsightedness ／**名詞**）：亦可稱時間近視。無法（或極困難）識別已經過了多少時間和／或估計某件事需要多長時間。

工作記憶（working memory ／**名詞**）：一種記憶類型，使我們有能力在處理訊息同時，暫時將新的訊息保留在腦中。

致謝

感謝我們的倡議者大腦們、以及所有支持我們的 Patreon 募資平台大腦們，讓這本書以及促使它誕生的旅程得以實現。一切都始於 Scot Melville，他在我快要精疲力竭、打算放棄的時候，提供了我所需的素材、支持和鼓勵話語，讓我能夠繼續前行。斯科特以及與他一起合作的優秀大腦們，是《How to ADHD》頻道不僅能生存下來，還能夠蓬勃發展的原因。這個頻道、這本書以及隨之而來的一切，都要感謝他們。

感謝我的編輯 Elysia Liang，她耐心地與我合作，總是包容我的 ADHD、傾聽並學習。當我提交初稿時，她沒有提到我遲交這件事（或者這不是大多數人定義的「完成」）。你知道她怎麼說的嗎？「這是一本好書，妳應該感到驕傲。」這本書確實很棒，我也感到驕傲，這在很大程度上要歸功於她在幫助我打磨內容上所做的努力，週復一週地支持我的眼光，並在需要時提供指導。還要感謝我的經理 Linnea Toney，以及 Rodale 的整個圖書團隊，幫助我實現了製作一本 ADHD 友善之書的願景：Terry Deal、Ethan Campbell、Andrea Lau、Irene Ng、Dustin Amick、Jonathan Sung 和 Ray Arjune。

感謝我的寫作夥伴 Theresa Weiler，兩週前我在寫這本書的時候急忙求助於她，她一直陪伴在我身邊，提供指導和鼓勵的口號 A-de-quate! A-de-quate.（adequate 意即夠好了、品質達標），以及在精心創作每一章時共同享用的通心麵和起司。Theresa 是一位高效互賴的寫作典範：她幫助作者們表達他們想說的內容。

感謝 Patrick LaCount 博士，讓我有信心知道自己在說什麼。作為一名科學傳播者，我所分享的內容有賴於能夠獲得的資訊品質以及對其理解的深度。多年來，Patrick 深切關心 ADHD 的資訊傳遞，幫助我在這兩方面都取得進展。在這本書中，他整理了所有的引用資料、搜尋相關研究、進行了長時間的對話、深入探討前沿的 ADHD 概念，並耐心地審核我寫的每一個字。

感謝 Caroline Maguire，《為什麼沒有人跟我玩？》（*Why Will No One*

Play with Me?）一書作者，她在〈如何與人們交往〉這一章中與我密切合作。她慷慨地分享她的知識，並在整個過程中擔任我的導師。即使在我害怕失敗的時候，她仍相信我有能力出版一本書。Caroline，你是對的！

感謝所有直接貢獻這本書的人：Carolyn Lentzsch-Parcells 博士、Dani Donovan、Brendan Mahan、Ari Tuckman 和 René Brooks。我對他們每個人所做的卓越工作感到驚艷，也感謝他們對本書的貢獻。

感謝 Harley Lohs，《How to ADHD》頻道的社群經理，在我寫作和編輯的最後一個月每天陪伴著我，作為一個任務替身、支持者和夥伴。沒有他們，我無法繼續下去。

感謝 Jessica Via（J2），《How to ADHD》頻道的運營總監，她真是個厲害的人，技術能力超強，甚至有段時間大家都以為她是 AI 人工智慧。事實上不可能，J2 是真正的人類。即使是最先進的 AI 也無法在這個過程中讓《How to ADHD》和我持續前進，但 J2 做到了。

感謝整個《How to ADHD》製作團隊，無論是現在還是過去的每一位，他們幫助將我的影片和想法變成現實。所有一切的指揮者是我們目前的製作人 Eddie Hollenbeck，他真正創造了一個促進創意的環境，與我們整個團隊共同創作，讓影片的製作過程既有趣又充滿創意。

感謝那些精心照顧社群的版主：Scot Melville、Mike Oerlemans、Chris Hendrickson、M. Svindt、Manon M. 和 Jaclyn Curler。感謝你們的善良和慷慨，悉心維護一個讓大腦們能夠做自己的安全網路空間。

感謝每一位在這漫長的寫作過程中主動提出想法、引述、支持、故事和鼓勵的大腦們。你們是《How to ADHD》價值所在的重要部分，這本書如果沒有你們的參與將無法完整。感謝你們讓我看到了我們的優勢。

感謝我的伴侶暨未來孩子的爸，Raffael Boccamazzo 博士。Raffael，你教會了我很多有關如何用心去生活的道理。

最後，感謝我的媽媽，讓我明白身心障礙者不必被排除在他們所關心的活動和工作之外，並教會我每個人都有權利發聲，只要給予他們表達的機會。

關於作者

傑西卡・麥凱布（Jessica McCabe）

ADHD 倡議者、百萬 YouTuber、作家、藝人

　　YouTube 頻道《How to ADHD》的創辦人、編輯和主演。頻道自 2015 年成立，提供基於科學和實踐證明的資訊，幫助人們了解如何與 ADHD 的大腦合作。頻道創立以來屢獲殊榮，並深受 ADHD 治療師、研究者，尤其是 ADHD 社群的廣泛推崇。其文章刊載於《紐約時報》、《華盛頓郵報》、《態度雜誌》、《今日線上》、Upworthy 等多家知名媒體。現在，她被外界稱為「研究 ADHD 界的女王」。

國家圖書館出版品預行編目（CIP）資料

與注意力不足過動大腦和解!ADHD 生活終極指南 /Jessica
McCabe 作；許采齡譯 .-- 初版 .-- 臺北市：墨刻出版股份有
限公司出版：英屬蓋曼群島商家庭傳媒股份有限公司城邦分
公司發行, 2024.11
　　面；　公分
ISBN 978-626-398-097-6（平裝）

1.CST: 過動症 2.CST: 注意力缺失 3.CST: 生活指導

415.9894　　　　　　　　　　　　　　113016389

墨刻出版 知識星球 叢書

與注意力不足過動大腦和解! ADHD 生活終極指南

How to ADHD: An Insider's Guide to Working with Your Brain (Not Against It)

作　　　者	傑西卡‧麥凱布 Jessica McCabe
譯　　　者	許采齡
責 任 編 輯	林宜慧
行 銷 企 劃	周詩嫻
美 術 編 輯	李依靜

發 行 人	何飛鵬
事業群總經理	李淑霞
社　　　長	饒素芬
出 版 公 司	墨刻出版股份有限公司
地　　　址	115 台北市南港區昆陽街 16 號 7 樓
電　　　話	886-2-2500-7008
傳　　　真	886-2-2500-7796
Ｅ Ｍ Ａ Ｉ Ｌ	service@sportsplanetmag.com
網　　　址	www.sportsplanetmag.com

發　　　行	英屬蓋曼群島商家庭傳媒股份有限公司城邦分公司
	地址：115 台北市南港區昆陽街 16 號 5 樓
	讀者服務電話：0800-020-299
	讀者服務傳真：02-2517-0999
	讀者服務信箱：csc@cite.com.tw
	城邦讀書花園：www.cite.com.tw

香 港 發 行	城邦（香港）出版集團有限公司
	地址：香港灣九龍土瓜灣土瓜灣道 86 號順聯工業大廈 6 樓 A 室
	電話：852-2508-6231
	傳真：852-2578-9337

馬 新 發 行	城邦（馬新）出版集團有限公司
	地址：41, Jalan Radin Anum, Bandar Baru Sri Petaling, 57000 Kuala Lumpur, Malaysia
	電話：603-90578822
	傳真：603-90576622

經 銷 商	聯合發行股份有限公司（電話：886-2-29178022）、金世盟實業股份有限公司
製　　　版	漾格科技股份有限公司
印　　　刷	漾格科技股份有限公司
城 邦 書 號	LSK013

Ｉ Ｓ Ｂ Ｎ 9786263980976（平裝）
Ｅ Ｉ Ｓ Ｂ Ｎ 9786263980969（EPUB）
定價 NTD 590
2024 年 11 月初版